W0256112

Die Prüfungsmethoden des Deutschen Arzneibuches

Zum Gebrauch in Apotheken und bei Apothekenrevisionen sowie für Eleven und Studierende der Pharmazie

bearbeitet von

Dr. phil. Max Claasz

Apotheker
Privatdozent für Chemie an der König-
lichen Technischen Hochschule Danzig

Mit 32 Abbildungen im Text

Springer-Verlag Berlin Heidelberg GmbH
1913

ISBN 978-3-662-33659-5   ISBN 978-3-662-34057-8 (eBook)
DOI 10.1007/978-3-662-34057-8

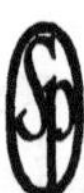

Vorwort.

Das Erscheinen der fünften Ausgabe des Deutschen Arzneibuches hat in Fachkreisen ganz allgemein die Überzeugung hervorgerufen, daß die an den Apothekeninhaber in bezug auf Güte und Beschaffenheit der Arzneimittel bisher gestellten Anforderungen eine ganz beträchtliche Steigerung erfahren haben.

Diese Anforderungen finden nicht nur in der Aufnahme neuer, sehr bemerkenswerter, qualitativer Prüfungen für eine Anzahl von Arzneimitteln ihren Ausdruck, sondern sie gipfeln vielmehr in der Neueinführung quantitativer Ermittlungsmethoden einzelner Bestandteile, den sogenannten Gehaltsprüfungen, denen nunmehr eine eingehende Beachtung und ein breiter Raum im Arzneibuch gewidmet wird.

In der Vorrede des Arzneibuches wird ausdrücklich betont, daß bei Abfassung des Textes der Standpunkt vertreten wurde, dasselbe nicht zum Lehrbuch auszugestalten, vielmehr ihm den Charakter eines amtlichen Vorschriftenbuches zu erhalten, wobei aber gleichzeitig darauf hingewiesen wird, daß es sowohl den Eleven als auch den Studierenden der Pharmazine zu ihrer Ausbildung dienen solle.

Ungeachtet seiner Verwendung, ob als Vorschriftenbuch oder als Lehrbuch, hat sich mit der Einführung der fünften Ausgabe des Arzneibuches das Bedürfnis nach einer Texterläuterung herausgestellt, das besonders seitens der Apothekeninhaber in dem allgemeinen Wunsche sich zeigte, durch an Hochschulen abzuhaltende Fortbildungskurse mit dem Geist des neuen Arzneibuches vertraut gemacht zu werden.

Dieser Wunsch entsprach zuvörderst einem praktischen Bedürfnis, dann aber galt er auch dem Ausbildungsunterricht der Eleven; denn nicht nur die praktische Arzneimittelkontrolle, sondern auch die dem jungen Fachgenossen zu erteilenden Belehrungen erfordern ein erschöpfendes Selbststudium der neuen Materie.

Von dieser Ansicht geleitet und im Zusammenhange mit meiner über dieses Thema abgehaltenen Vorlesung habe ich mich entschlossen, die Prüfungsmethoden des Arzneibuches, sowohl in bezug auf den jeweilig sich ergebenden Reaktionsverlauf als auch mit Rücksicht auf die Berechnung der Analysenresultate, zu erläutern.

Für die Aufgabe, die ich mir damit stellte, war mir vor allem der Gesichtspunkt leitend, den umfangreichen Stoff einheitlich und übersichtlich abzuhandeln. Damit schlug ich einen bisher noch nicht verfolgten Weg ein.

Natürlich mußte aber auch dann mit der alphabetischen Anordnung des Arzneibuches gebrochen werden, was aber ohne Gefahr eines Nachteils um so eher geschehen konnte, als für die Orientierung in einem Buche das Sachregister die beste Stütze bietet.

Als zweckmäßigstes Einteilungsprinzip erschien mir die Gleichheit der Methoden. Alle auf denselben Methoden beruhenden Prüfungen sind deshalb zu Hauptgruppen vereinigt.

Das Gewebe wurde dadurch erheblich gelichtet und einer systematischen Praxis der Boden geebnet.

Aber auch theoretisch erwächst daraus der große Vorteil, daß die im Arzneibuch verstreuten und sich recht oft wiederholenden Prüfungsmethoden sich dem Gedächtnis weit besser einprägen werden, ein Umstand, der besonders den Eleven zum Vorteil gereichen dürfte.

Das größte Gewicht legte ich auf die Erklärung der Reaktionsvorgänge. Die Fähigkeit, diese in Formelbildern wiederzugeben, ist das wissenschaftliche Fundament chemischen Arbeitens. Erst durch solche Erkenntnis wird die Sprache des Arzneibuches verständlich.

Es war mein Bestreben, den ganzen Stoff bei möglichster Kürze dennoch ausführlich zu behandeln, besonders aber das Wesentliche erschöpfend zu erörtern, so daß ich einem Bedürfnis entsprochen zu haben glaube.

Indem ich meine Arbeit der Beurteilung der Fachgenossen unterbreite, gebe ich der Überzeugung Ausdruck, daß auch eine Kritik eine wirksame Förderin unserer wissenschaftlichen Bestrebungen ist.

Danzig-Langfuhr, im März 1913.

M. Claasz.

Inhalt.

Einleitung.

Die Untersuchungen der Arzneistoffe auf ihren vorgeschriebenen Gehalt und ihre Reinheit, wie sie das Arzneibuch fordert, ist für den Apotheker eine überaus wichtige Angelegenheit.

Einmal wird er damit seine Berufspflicht, die Güte und die richtige Beschaffenheit der verabfolgten Medikamente voll und ganz verantworten zu können, gewissenhaft erfüllen, das andere Mal wird er dadurch in der Lage sein, den Wert der aus dritter Hand gekauften Waren richtig zu beurteilen und sich vor materiellem Schaden zu schützen. Schließlich könnte auch der Umstand von einschneidender Bedeutung werden, wenn durch Verwechslungen, infolge von Unachtsamkeit seitens des Lieferanten, folgenschwere Ereignisse eintreten.

Aus allen diesen Gründen ist die Prüfung aller zur Abgabe an das Publikum in den Apothekenräumen untergebrachten Arzneistoffe, soweit eine solche überhaupt möglich ist, nur dringend zu empfehlen.

Eine derartige ständige Kontrolle der zahlreichen Arzneimittel erfordert aber, was nicht zu unterschätzen ist, einen erheblichen Mehraufwand an Zeit und Arbeitsleistung.

Diese Arbeitsleistung wird oder muß zu der sonstigen Tätigkeit des Apothekers in einem gewissen Mißverhältnis stehen, d. h. sie wird größer sein als nötig ist, wenn dabei nicht zweckmäßig verfahren wird.

Und dieses ist wohl auch vielfach der Grund, weshalb den Untersuchungen bisher nur wenig oder gar kein Interesse entgegengebracht ist.

Der Aufwand an Zeit und Arbeit kann aber ganz erheblich herabgemindert werden, wenn für solche Untersuchungen ein besonderer Tisch mit den erforderlichen Apparaten und Reagenzien im Laboratorium eingerichtet wird.

Ist alles gebrauchsfertig zur Hand, sind die Reagenzien auf einem offenen Gestell an der Wand über dem Tisch aufgestellt, sind für jede volumetrische Lösung besondere signierte Büretten in Gestellen vorhanden, sind weiter Schmelzpunktkolben mit Thermometer, Destillationsapparate mit Kühler, Schütteltrichter an Stativen angebracht, und sind schließlich Wasserbad, Bunsenbrenner, Exsikkatoren, Trockenschrank usw. auf dem Arbeitstisch stets gegenwärtig, so fallen die zeitraubenden Vorbereitungen, das Heraussuchen aus Schränken und Schüben fort, wodurch ganz bedeutend an Zeit gespart wird.

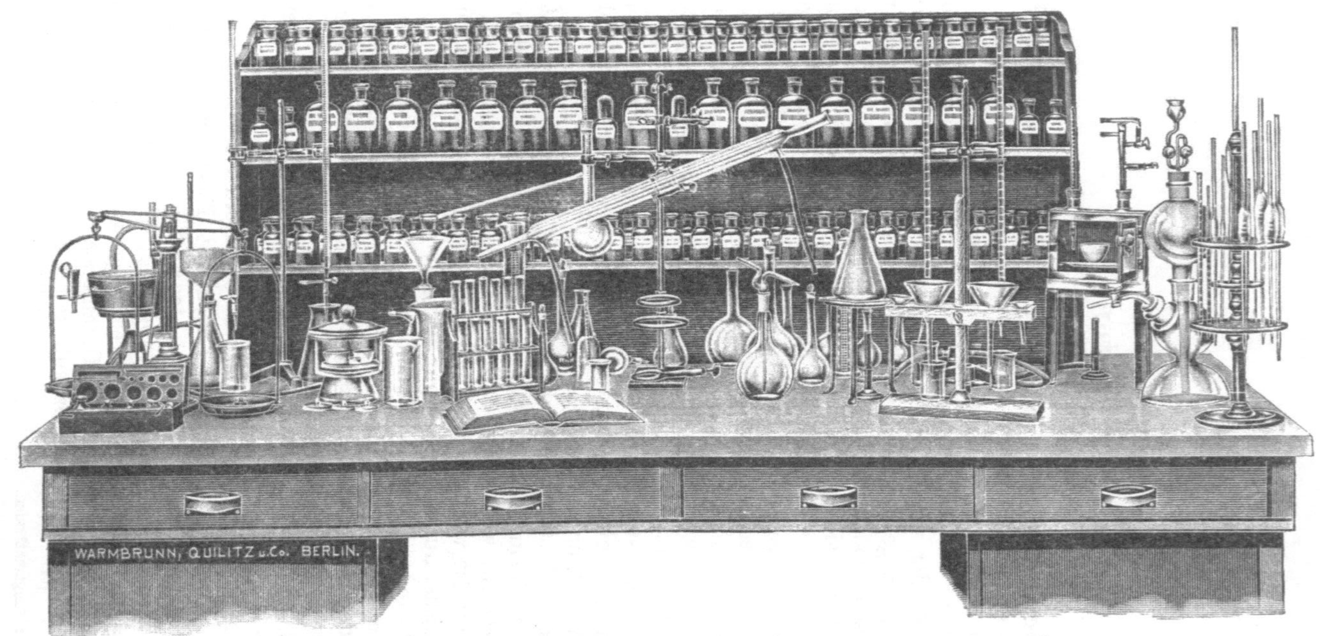

Ausrüstung eines Arbeitstisches für die Untersuchungen der Arzneimittel.
Photogr. Aufnahme der Firma Warmbrunn, Quilitz & Co., Berlin.

Ist man im Besitz eines so eingerichteten Untersuchungstisches, so werden die Untersuchungen selbst in kürzester Zeit ausgeführt werden können, und das Interesse an solchen Arbeiten wird dann auch ein reges werden.

Aus einer Reihe angestellter Untersuchungen an den verschiedensten Präparaten, die sich ja bei erneuten Bezügen immer oder oft wiederholen werden, wird man sehr bald herausfinden, welche Präparate besonders untersuchungsbedürftig sind, denen man in der Folge, anderen gegenüber, eine größere Aufmerksamkeit zu widmen hätte.

Aber auch für die Ausbildung der Eleven wird sich ein ständiger Untersuchungstisch als sehr vorteilhaft erweisen. Der Unterricht in den Prüfungsmethoden wird dann öfter und deshalb auch erfolgreicher stattfinden können.

Auf die zu den Untersuchungen nötigen Utensilien und Apparate hier im einzelnen einzugehen erübrigt sich, da von den einschlägigen Handlungen derartige Zusammenstellungen mit Preisangabe vorliegen.

I. Teil.
Die physikalischen Prüfungen.

Unter physikalischen Prüfungsmethoden des Arzneibuches faßt man eine Reihe von Prüfungsarten an chemischen Stoffen zusammen, bei deren Ausführung entweder Zustandsänderungen, wie bei Ermittelung des Schmelzpunktes, des Erstarrungspunktes und des Siedepunktes, oder der jedem Stoff im Normalzustande eigene, unverändert gebliebene Zustand, wie bei Ermittlung des spezifischen Gewichtes und der Ablenkung des polarisierten Lichtes, mit Hilfe von physikalischen Instrumenten, wie Thermometer, Polarisationsapparat oder Wage, gemessen, beobachtet oder gewogen werden.

In allen diesen Fällen erleidet die Substanz keine chemische Veränderung, und doch geben gerade diese Prüfungsmethoden oft recht exakt Auskunft über die Beschaffenheit oder Reinheit des zu untersuchenden Präparates, weil jedem chemischen einfachen oder zusammengesetzten Stoffe bestimmte physikalische Konstanten eigen sind, welche für sie charakteristische Merkmale bilden.

Natürlich sind solche Prüfungsmethoden nicht imstande, die chemischen Prüfungen zu ersetzen, vielmehr gelten sie in der Regel nur als Vorproben, denen, falls sie unbefriedigend ausfallen, sich chemische Untersuchungen anzuschließen haben. Aber nicht nur für den Apothekenvorstand, sondern ganz besonders für den Revisor dienen sie, ihrer leichten und bequemen Handhabung wegen, als wichtige Anhaltspunkte für sachgemäße Beurteilung vieler Arzneimittel.

Wenn nun auch in manchen Fällen ein von der Norm abweichender Prüfungsbefund, z. B. ein zu hoch oder zu niedrig gefundenes spezifisches Gewicht z. B. des Liquor Plumbi subacetici, zu berechtigten Beanstandungen Veranlassung geben kann, so wird ein an Cera flava festgestellter abweichender Schmelzpunkt oder ein an Acidum carbolicum ermittelter unrichtiger Erstarrungspunkt niemals zu einem sachgemäßen Schluß auf die Qualität solcher Arzneimittel allein ausreichen, vielmehr werden in solchen Fällen nur chemische Prüfungen über die gesetzlich erlaubte Verwendbarkeit solcher Stoffe zu Arzneizwecken entscheiden können.

Aber nicht nur zur Vermeidung von Rügen bei der Revision, sondern zur Kontrolle der aus anderer Hand gekauften Chemikalien oder Zubereitungen wird das wachsame Auge des Apothekenvorstandes besonders auf diese sogenannten Vorprüfungen zunächst gerichtet sein müssen.

Für den praktischen Gebrauch sind, zur schnellen Orientierung, diese physikalischen Prüfungsarten in folgender Übersicht gesondert in

1. Schmelzpunkt F. P. (Fusionspunkt),
2. Erstarrungspunkt E. P.,
3. Siedepunkt K. P. (Kochpunkt),
4. Spezifisches Gewicht Sp. G. 15°,
5. optische Aktivität α_D . 20°, $[\alpha]_D$. 20°.

1. Der Schmelzpunkt.

Man bezeichnet als Schmelzpunkt einer festen Substanz denjenigen Temperaturgrad, bei welchem diese in den flüssigen Aggregatzustand übergeht. In der Regel findet die Umwandlung plötzlich oder wenigstens innerhalb eines kleinen Temperaturintervalls statt. Man spricht dann von scharfen oder unscharfen Schmelzpunkten. Nur an Kohlenstoffverbindungen werden Schmelzpunkte, einerseits zur Charakterisierung, andererseits zur Feststellung des Reinheitsgrades bestimmt. In reinem Zustande kommt jeder organischen Verbindung, wenn sie überhaupt schmelzbar ist, ein bestimmter Schmelzpunkt zu; schon geringe Verunreinigungen, also auch geringfügige Beimischungen anderer Substanzen erniedrigen in der Regel den Schmelzpunkt beträchtlich, wogegen Verunreinigungen oder Vermischungen in größerem Maße stets einen unscharfen Schmelzpunkt bewirken. Natürlich gibt es auch hiervon Ausnahmen, denn man kennt auch absolut reine Körper mit unscharfem Schmelzpunkt.

Es ist leicht einzusehen, daß bei der ungeheuren Anzahl von Kohlenstoffverbindungen viele denselben Schmelzpunkt haben müssen. Um nun zu entscheiden, ob zwei Substanzen von gleichem Schmelzpunkt auch wirklich identisch sind, ermittelt man den Schmelzpunkt eines Gemisches beider (Mischschmelzpunkt), der bei Gleichheit der Substanzen mit dem Einzelschmelzpunkt übereinstimmen, bei Ungleichheit aber ganz bedeutend variieren wird. Hat man z. B. Phenazetin bezogen und dessen Schmelzpunkt mit 135° bestimmt, so wird man es deshalb noch nicht für Phenazetin halten dürfen; es kann auch bei 135° schmelzende Azetylsalicylsäure sein. Vermischt man aber das zu prüfende Phenazetin mit altem oder als solches sicher bekanntem Phenazentin und bestimmt den Mischschmelzpunkt, so darf sich dieser nicht ändern, anderenfalls das zu untersuchende Präparat kein Phenazetin wäro.

Bei einzelnen kristallinischen Kohlenstoffverbindungen beobachtet man zwei Schmelzpunkte. Diese Erscheinung kann zweifache Ursache haben. Sie beruht entweder auf einer physikalischen oder einer chemischen Veränderung der Substanz bei der Schmelztemperatur.

Schmilzt eine feste farblose Substanz bei einer bestimmten Temperatur, ohne dabei klar durchsichtig zu werden, und tritt das Klarwerden erst bei höherer Temperatur ein, so verwandelt sich der Körper in eine höher schmelzende isotrope Form. Man bezeichnet den ersten als Schmelzpunkt, den zweiten als Klärungspunkt, zwischen beiden befindet sich die Substanz in der kristallinisch flüssigen Phase (physikalische Veränderung).

Erleidet dagegen ein fester kristallinischer Körper bei der Schmelztemperatur eine chemische Veränderung, etwa wie das Terpinhydrat bei 116° eine Wasserabspaltung, so wird nach dem Erkalten der Schmelzprobe sich ein vom ersten abweichender zweiter, bei Terpinhydrat bei 102° liegender Schmelzpunkt ergeben (chemische Veränderung).

Findet aber durch die Schmelztemperatur eine weitergehende Zersetzung oder Zerstörung der Substanz ohne Bildung eines einheitlichen Verwandlungsproduktes statt, so bezeichnet man den Schmelzpunkt als „Zersetzungspunkt". Nicht alle Kohlenstoffverbindungen schmelzen bei Wärmezufuhr. Hexamethylentetramin hat keinen Schmelzpunkt, es zerfällt beim Erhitzen in gasförmige Produkte, es verflüchtigt sich.

Ausführung der Schmelzpunktbestimmungen.

Die Genauigkeit aller Schmelzpunktbestimmungen beruht auf Anwendung möglichst geringer Substanzmengen, sowie auf gleichmäßiger, langsamer und gut kontrollierbarer Wärmezufuhr. Das Schmelzen einer Substanz ist die Folge von allmählich, nie plötzlich stattfindender Wärmeaufnahme, und zwar derart, daß bei gegebener Schmelztemperatur die Schmelzdauer vom Schmelzquantum abhängig ist. Da die Schmelzdauer keine allgemeingültige Konstante ist, so ist bei größeren Schmelzquanten die Gefahr einer Überschmelzung naturgemäß größer als bei kleinen.

Die gut getrocknete, fein zerriebene Substanz bringt man in ein an einem Ende zugeschmolzenes Kapillarröhrchen (sogenanntes Schmelzpunktröhrchen) von etwa 5 cm Länge und 1 mm lichte Weite, was am besten dadurch gelingt, daß man das Röhrchen mit dem offenen Ende in die Substanz mehrmals eintaucht und nach dem Umkehren desselben die Substanz durch sanftes Reiben der Glaswand mit einer dreikantigen Feile zum Heruntergleiten bringt. Man wiederholt diese Manipulation mehrmals, bis die Substanz einen Raum von etwa 5 mm im Röhrchen einnimmt. — Als Heizbad ver-

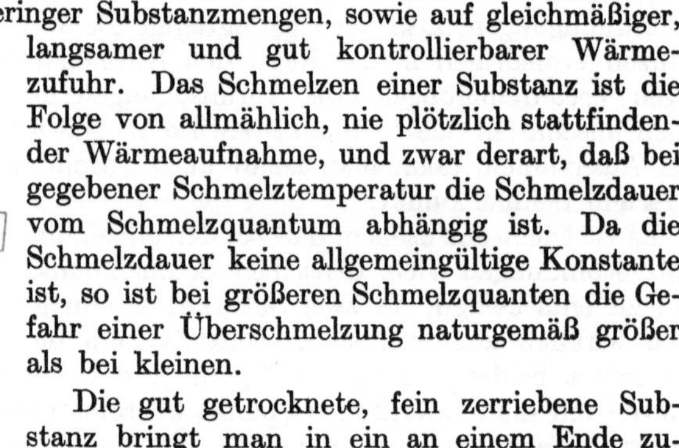

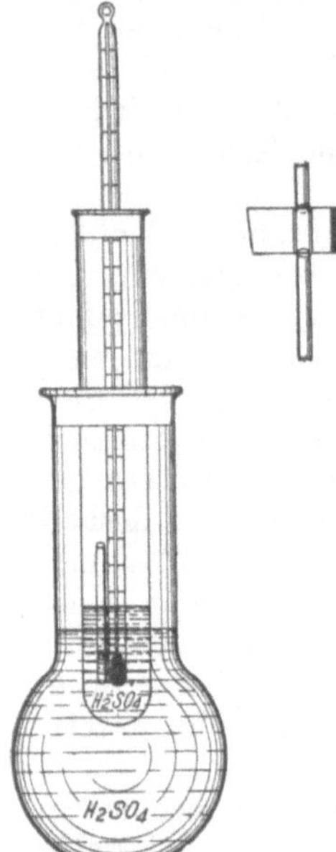

Fig. 1 und 1a.
Schmelzpunktkolben.

wendet man konzentrierte Schwefelsäure (nur für über 260—270° schmelzende Körper flüssiges Paraffin). Man füllt diese in einen Schmelzpunktkolben (Fig. 1; Kolben mit einem 20 cm langen und etwa 3 cm weiten Hals und einer 80—100 ccm fassenden Kugel) bis zu $^1/_3$ des Halses, schiebt in diesen mittels durchbohrten Korkes einen Zylinder von etwa 1,5 cm Weite und 30 cm Länge, der gleichfalls zu etwa $^1/_3$ mit konzentrierter Schwefelsäure gefüllt ist, hinein. In diesem Zylinder befestigt man ebenfalls mittes durchbohrtem Korke das Thermometer, an welchem man vorher durch Benetzung mit Schwefelsäure das Kapillarröhrchen so adhäriert hat, daß sich Substanzmenge und Quecksilberkugel in gleicher Höhe befinden, darauf achtend, daß das Röhrchen zur Hälfte aus der Schwefelsäure herausragt. Durch passendes Verschieben des Zylinders reguliert man den Stand der äußeren Schwefelsäure so, daß er nicht höher als der, der inneren liegt, damit der Meniskus derselben das Ablesen der Temperatur nicht verhindere. Beide Korke müssen am Rande Einschnitte haben, um der erwärmten Luft den Austritt zu gestatten. (Fig. 1a.)

Den ganzen Apparat befestigt man in der Klemme eines eisernen Stativs (Fig. 2) und erhitze mit offener, bewegter, nicht leuchtender Bunsenflamme, anfangs stärker, gegen den zu erwartenden Schmelzpunkt jedoch sehr vorsichtig. Die Befestigung des Kapillarröhrchens mittels Platindraht ist vollkommen überflüssig, mittels eines Gummiringes, wegen Färbung der Schwefelsäure, aber tunlichst zu vermeiden. Dunkel und undurchsichtig gewordene Schwefelsäure kann man durch Zusatz eines Körnchens Salpeter wieder aufhellen.

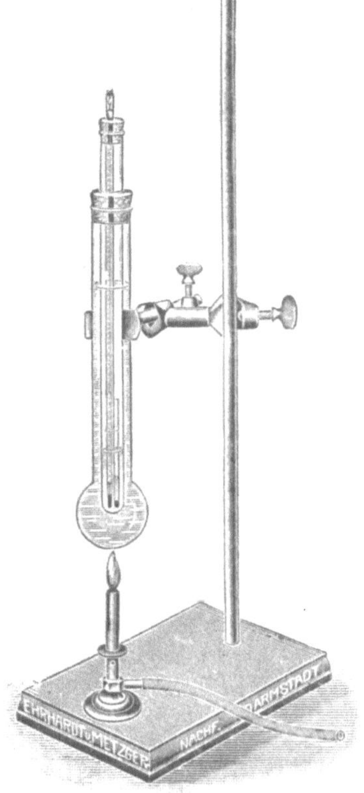

Fig. 2.

Die Anwendung eines doppelten Heizmantels ist eine Vorsichtsmaßregel gegen Überhitzung für Ungeübte. Im allgemeinen verwendet man zu Schmelzpunktbestimmungen einfachbeschickte Schmelzpunktkolben. Die Beschreibung des Apparates ist dem Arzneibuch entlehnt.

Die Schmelzpunktbestimmungen von Fetten oder fettartigen Substanzen erfolgt in etwas abgeänderter Weise.

Schwierigkeiten entstehen hier in dem Hineinbringen der Substanz in das Kapillarröhrchen. Praktische Versuche haben ergeben, daß dieses folgendermaßen verhältnismäßig gut gelingt. Man benutzt S-förmig gebogene Kapillarröhrchen mit langen Schenkeln, schiebt den einen Schenkel in einen fein durchbohrten Gummistopfen bis zur Hälfte und steckt in entgegengesetzter Richtung eine Pipette, so daß diese mit dem Glasröhrchen durch den Gummikork verbunden wird. Den anderen Schenkel des Röhrchens taucht man in das, in einem Schälchen auf dem Wasserbade geschmolzene Fett, nachdem man das Röhrchen in der Flamme gelinde angewärmt hat, und saugt mit der Pipette soviel Fett ein, daß dieses etwa bis zur Marke (Fig. 3) steigt. In wenigen Augenblicken wird das Fett erstarren, dann entfernt man es aus dem Gummikork und legt das gefüllte Röhrchen 24 Stunden beiseite oder 2 Stunden auf

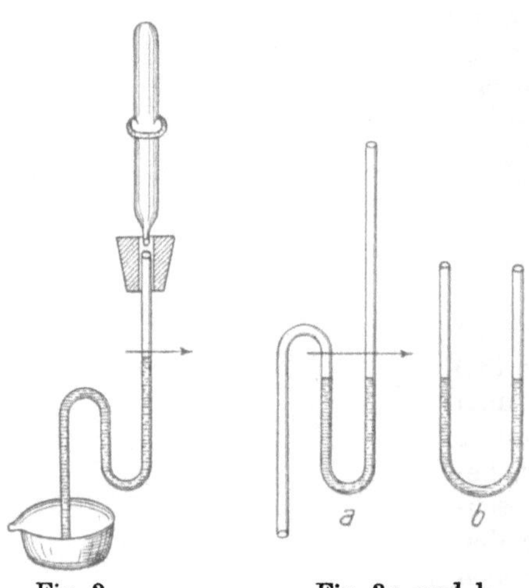

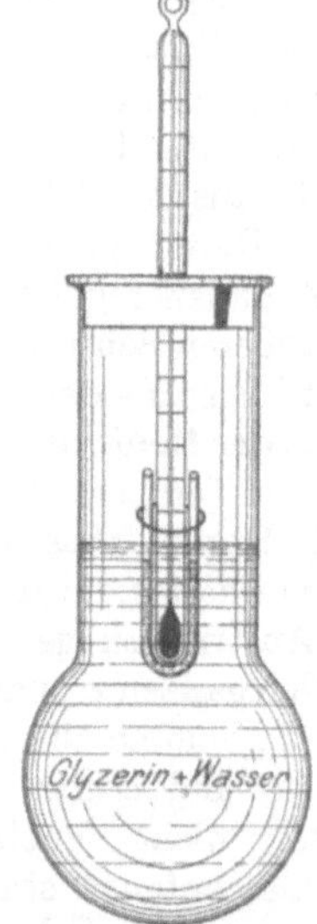

Fig. 3.   Fig. 3 a und b.   Fig. 4. Schmelzpunkt-
                                             kolben für Fette.

Eis; nun schneidet man das Röhrchen an der in Fig. 3 a bezeichneten Stelle mit einer Dreikantfeile durch, erwärmt die oberen Teile der Schenkel gelinde und schleudert das geschmolzene Fett heraus. Man erhält auf diese Weise ein U-förmiges, in beiden Schenkeln gleichmäßig gefülltes Röhrchen (Fig. 3 b). Darauf befestigt man das Röhrchen mit einen Gummiring um die Quecksilberkugel eines Thermometers, welches man mittels durchbohrten Korkes in einem mit einer Mischung aus gleichen Teilen Glyzerin und Wasser beschickten Schmelzpunktkolben oder weiten Zylinder bringt (Fig. 4). Das Erwärmen der Heizflüssigkeit erfolgt auch hier mit offenem bewegten Bunsenbrenner, doch ganz besonders langsam und sehr vorsichtig. Als Schmelzpunkt der Fette gilt gleichfalls der Temperaturgrad, bei welchem dieselben flüssig und klar werden.

Tabelle der Schmelzpunkte (F. P. = Fusionspunkt).

1. Acetanilidum	113—114°
2. Acidum acetyl. salicylicum	135°
3. Acidum camphoricum	186°
4. Acidum diaethylbarbitur.	190—191°
5. Acidum salicylicum	157°
6. Acidum trichloraceticum	ca. 55°
7.*Adeps. suillus	36—46°
8. Aethylmorphin. hydrochloricum	122—123°
9. Agaricin.	140°
10. Anaesthesin.	90—91°
11. Arecolin. hydrobromicum	170—171°
12. Camphora	175—179°
13.*Cera alba	64—65°
14.*Cera flava	63,5—64,5°
15.*Cetaceum	45—54°
16. Chloralum formamidatum	114—115°
17. Chloral. hydrat.	49—53°
18. Cocainum hydrochloricum	183°
19. Coffein	234—235°
20. Diacetylmorphin	230°
21. Homatropin. hydrobromicum	214°
22. Hydrastinin hydrochloricum	ca. 210°
23. Jodoform	ca. 120°
24. Lactylphenitidin	117—118°
25. Menthol	44°
26. Methylsulfonal	75°
27. Naphtalin	80°
28. Naphtol	122°
29. Novocain	156°
30.*Oleum cacao	30—34°
31.*Oleum foeniculi	5—6°
32.*Oleum Nucistae	45—51°
33.*Paraffinum solidum	68—72°
34. Phenacetin	134—135°
35. Phenolphtalein	260°
36. Phenylum salicylicum	ca. 42°
37. Physostygmin salicyl.	ca. 180°
38. Pilocarpin. hydrochlor.	ca. 200°
39. Pyramidon	108°
40. Pyrazolon. phenyldimethyl.	110—112°
41. Pyrazolon. phenyl. dimethyl. salicyl.	91—92°
42. Pyrogallol	131—132°
43. Resorcin	110—111°
44. Santonin	170°
45. Scopolamin. hydrobr.	ca. 190°
46.*Sebum ovile	45—50°
47. Stovaine	175°
48. Sulfonal	125—126°
49. Tannoform	230°
50. Terpinhydrat	116 und 102°
51. Theophyllin	264—265°
52. Tropacocain. hydrochl.	281°
53.*Vaselinum album	35—40°
54.*Vaselinum flavum	35—40°

Anm.: Der Schmelzpunkt der mit * bezeichneten Stoffe wird in U-förmigen Kapillaren bestimmt. Als Heizflüssigkeit dient eine Mischung gleicher Teile Glyzerin und Wasser.

2. Der Erstarrungspunkt.

Als Erstarrungs- oder Gefrierpunkt gilt derjenige Temperaturgrad, bei welchem ein flüssiger Körper in den festen Aggregatzustand übergeht. Seine Bestimmung ist eine Umkehrung der Schmelzpunktbestimmung, die naturgemäß nur an solchen Substanzen ausgeführt werden wird, deren Übergang von der flüssigen in die feste Phase in einem mittleren Temperaturbereich von etwa $+ 50°$ bis $- 10°$ erfolgt.

Vornehmlich wird sie bei Substanzen angewendet, welche dem Einbringen in Kapillarröhrchen Schwierigkeiten in den Weg setzen.

Wurde bei Schmelzpunktbestimmungen Wärme zugeführt (Wärmeverbrauch), so muß bei Erstarrungspunktbestimmungen Wärme entzogen werden (Wärmeabgabe). Dieses geschieht durch Abkühlen der geschmolzenen oder flüssigen Substanz durch Kühlbäder.

$$\text{kristallinisch} \underset{- \text{ Wärme}}{\overset{+ \text{ Wärme}}{\rightleftharpoons}} \text{flüssig}$$

Die Abgabe von Wärme erfolgt gleichmäßig und allmählich an die Umgebung bis zum Moment des Erstarrens. Nimmt der Körper feste Gestalt an, so tritt dann plötzlich eine, durch die Kristallisation erzeugte Wärme auf, die Kristallisationswärme, die sich an dem Steigen des Thermometers bemerkbar macht. Diese Temperatur behält der Körper, bis er vollständig erstarrt ist, und das ist der zu ermittelnde Erstarrungspunkt.

Während Verunreinigungen im allgemeinen den Schmelzpunkt ändern, tritt diese Erscheinung auch beim Erstarrungspunkt auf. Von der Natur der Verunreinigung wird es abhängen, ob der Erstarrungspunkt höher oder tiefer liegt, als bei reiner Substanz. So wird wasserhaltiges Phenol tiefer als normal erstarren und andrerseits anetholhaltiges Anisöl einen höheren Erstarrungspunkt zeigen. Immerhin wird man von Fall zu Fall aus dem Erstarrungspunkt auf die relative Reinheit einer Substanz schließen können.

Ausführung der Bestimmung des Erstarrungspunktes.

Etwa 10 g der Substanz erwärme man in einem 3 cm weiten Reagierzylinder über mäßiger Flamme gelinde bis gerade zum Schmelzen. In einem geräumigen Becherglase hat man zuvor Wasser auf etwa $5°$ tiefer, als der zu erwartende Erstarrungspunkt liegt, erwärmt und bringt nun den Reagierzylinder mit einem Thermometer in das Kühlbad, ständig mit dem Thermometer die geschmolzene Substanz rührend und die Temperatur ablesend.

Sobald die Substanz zu erstarren anfängt, was man unter Umständen durch Impfen mit einem Kristall beschleunigen kann, wird das Thermometer ein wenig steigen, um sich für eine Zeit konstant einzustellen.

Dieser Temperaturgrad ist der gesuchte Erstarrungspunkt.

Tabelle der Erstarrungspunkte (E. P.).

1. Acidum aceticum . . . . nicht unter	9,5°
2. Acidum carbolicum	39—41°
3. Bromoform	5—6°
4. Kreosot . . . . unter	—20°
5. Oleum anisi	15—19°
6. Paraldehyd	6—7°
7. Thymol	49—50°

3. Der Siedepunkt.

Als Siedepunkt oder Destillationspunkt bezeichnet man denjenigen Temperaturgrad oder diejenige Temperaturgrenze, bei oder zwischen welcher die Spannkraft des gesättigten Dampfes einer Substanz den Atmosphärendruck überwindet. Siedepunkt und Atmosphärendruck stehen dabei in einem gegenseitig abhängigen Verhältnis, derart, daß mit abnehmendem Druck auch der Siedepunkt fällt oder bei gesteigertem Druck dieser sich erhöht. Ein Normalsiedepunkt ist ein solcher unter Normalverhältnissen, d. h. unter Normaldruck (1 Atmosphäre = 760 mm). Sämtliche Siedepunkte beziehen sich auf Normalverhältnisse.

Der Siedepunkt ist ebenso wie der Schmelzpunkt für jeden Körper von einheitlicher Zusammensetzung eine physikalische, ihn charakterisierende Konstante, wird aber dazu meist nur bei solchen herangezogen, die im Normalzustande flüssig sind. Er gibt Aufschluß über die Reinheit der Stoffe und wird entweder als „konstant" bezeichnet, wenn die gesamte Flüssigkeit bei einer sich nicht ändernden Temperatur überdestilliert, wie es der Fall bei allen reinen Stoffen von einheitlicher Zusammensetzung sein wird, z. B. bei Äther, Alkohol oder Chloroform, oder er wird als „Intervall" bezeichnet, wenn eine Flüssigkeitsmenge zwischen zwei Temperaturgrenzen, die 10—20° auseinanderliegen können, übergeht, wie z. B. bei Gemengen oder Gemischen, als Benzin Terpentinöl und Kreosot.

Je nachdem man nun eine Substanz auf ihre vorschriftsmäßige Beschaffenheit (Reinheit) oder auf ihre Identität prüfen will, verwendet man die Destillationsmethode (nötiges Materialquantum 80—100 ccm) oder die Methode von Siwoloboff (benötigte Materialmenge 1 bis 2 Tropfen).

Das weitaus wichtigere Verfahren ist das erstere, für welches das Arzneibuch ganz allgemein bestimmt, daß die Substanz ohne „wesentlichen" Verlauf oder Rückstand bei den angegebenen Temperaturen überdestillieren soll. Damit ist aber gesagt, daß sich bei jeder Destillation Vorlauf und Rückstand einstellen werden, was seine Erklärung in folgendem findet.

Bei jeder Destillation wird zwar die Thermometerkugel fast augenblicklich die Temperatur des Dampfes annehmen, es bedarf aber geraumer Zeit, bis der Quecksilberfaden, der durch eine dicke Glasschicht bedeckt ist, sich ins Wärmegleichgewicht stellt. Außerdem rinnt die zuerst an dem oberen Teil des Siedekölbchens kondensierte Flüssigkeit am Thermometer herunter und kühlt die Kugel ab. Dadurch werden die ersten Anteile des Destillats selbst konstant siedender Flüssigkeiten (scheinbar) bei einer unter dem eigentlichen Siedepunkt liegenden Temperatur übergehen. Andererseits wird eine, wenn auch oft nur geringfügige Veränderung, eine teilweise Zersetzung der Substanz während des Siedens, und dieses um so mehr, je höher der Siedepunkt liegt, unvermeidlich sein, ebenso wie sich eine Überhitzung des Dampfes am Schluß der Operation kaum ausschließen läßt. Dadurch wird die Destillationstemperatur schließlich über die eigentliche Siedetemperatur steigen, und das kann die Ursache eines Rückstandes werden.

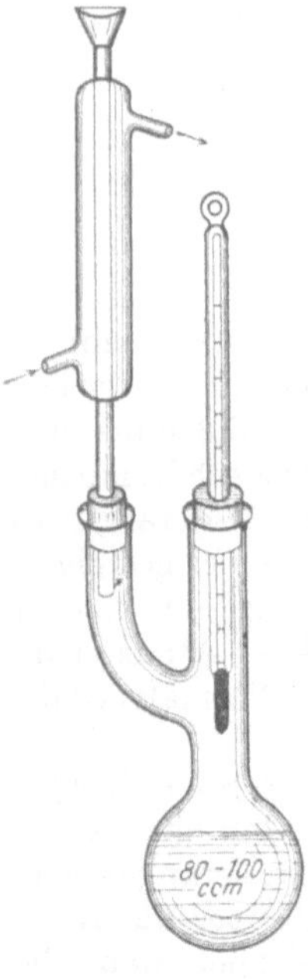

Diese Störungen können verhindert oder wenigstens abgeschwächt werden, wenn man die zu prü-

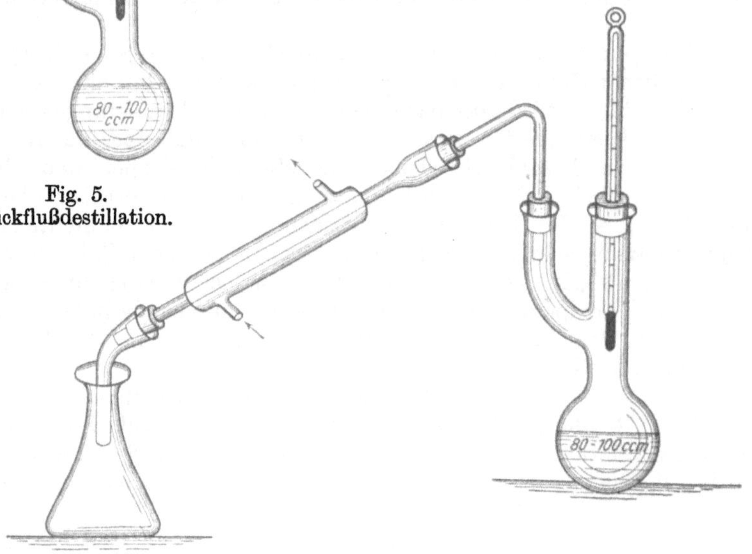

Fig. 5.
Rückflußdestillation.

Fig. 6. Fraktionierte Destillation aus einem Armkölbchen.

fende Flüssigkeit in einem dazu besonders eingerichteten Kölbchen mit seitlichem Arm (s. Fig. 5 und 6) zunächst am Rückflußkühler sieden läßt, dann aber tunlichst schnell einen absteigenden Kühler vorlegt und weiter destilliert. Ein Vorlauf wird dann nicht auftreten. Wird der

Destillierkolben, statt mit freier Flamme, in einem Luft- oder Sandbade erhitzt, und wird in den Destillierkolben ein Stückchen Tonscherben zur Verhütung des Siedeverzuges hineingetan, so kann auch der Destillationsrückstand wesentlich eingeschränkt werden. Nun kann man, zur oberflächlichen Orientierung über die Siedetemperatur, besonders bei Stoffen mit „Siedeintervall", die „Rückflußdestillation" im Apparat (Fig. 5) vornehmen. Eine Abweichung im Siedepunkt wird sich dann schon bemerkbar machen. Zur Gewichtsermittlung einzelner Fraktionen kann man dann mit abwärts gerichtetem Kühler weiter destillieren. Nun verlieren aber die im Arzneibuch geforderten Siedepunktsermittelungen nicht einheitlich zusammengesetzter Stoffe ihren eigentlichen Zweck, wenn nicht eine in den angegebenen Temperaturgrenzen übergehende Destillatmenge (in Gewichtsprozenten) gefordert wird, wie es z. B. beim Cresolum crudum (92% zwischen 192—204°) geschehen ist. Ausdrücke wie beim Benzin: „Bei der Destillation geht Petroleumbenzin „zum größten Teil" zwischen 50 und 75° über, oder wie beim Terpentinöl: „Die Hauptmenge" siedet zwischen 155 und 165°, sind unendlich dehnbar, je nach subjektiver Anschauung über „größte Menge", und verpflichtet daher weder einen Lieferanten noch den Apothekenvorstand auf eine einheitliche, stets gleichmäßige Qualität.

Diese Lücke ließe sich beseitigen durch Vorschreiben eines bei der geforderten Temperatur übergehenden Maximums oder Minimums.

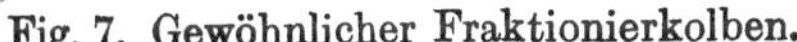

Fig. 7. Gewöhnlicher Fraktionierkolben.

Ausführung der Siedepunktbestimmungen.

1. Durch Destillation.

Im allgemeinen benutzt man Destillierkolben (Fraktionierkolben, Fig. 7) von 150 ccm Inhalt und verwendet 100 ccm Substanz. Sehr zu empfehlen sind Destillierkolben mit seitlich angebrachtem, aufrecht gerichtetem Arm, die man sowohl für aufsteigenden Kühler (Fig. 5) als auch für abwärts gerichteten Kühler (Fig. 6) verwenden kann, in welchem Falle die Verbindung dann mittels rechtwinklig gebogenen Glasrohres erfolgt. In den meisten Fällen wird man durch Apparat Fig. 5 den konstanten Siedepunkt ermitteln können. Ist derselbe ungenau, die Substanz also verdächtig, so wird man mit umgelegtem Kühler fraktionieren, um sich über den Grad der Verunreinigung zu orientieren. Zur Ermittlung von „Siedepunktsintervallen" wird man stets nach Fig. 6 oder 7 verfahren und ein vorher gewogenes Quantum in Arbeit nehmen. Man tariert außerdem 2—3 Vorlegekölbchen, fängt die Fraktionen gesondert auf und ermittelt das Gewicht der Fraktionen.

Aber auch in Ermangelung eines Armkölbchens können einfache Fraktionierkolben (Fig. 7) benutzt werden, doch wird man dann mit einem (scheinbaren) Vorlauf aus den oben angeführten Gründen stets zu rechnen haben.

2. Methode nach Siwoboloff.

Diese Methode lehnt sich eng an die Schmelzpunktbestimmung an. In ein an einem Ende zugeschmolzenes Glasröhrchen von 3 mm Weite bringe man 2—3 Tropfen Substanz, befestige es mittels Gummiring an einem Thermometer und stecke ein 2 mm vom Ende zugeschmolzenes Kapillarröhrchen (Fig. 8a) hinein. Das so beschickte Thermometer (Fig. 8) bringe man in einen mit konzentrierter Schwefelsäure gefüllten Schmelzpunktkolben (wie Fig. 1) und erhitze bis zum Sieden der Substanz, was an dem kontinuierlichen Auftreten von Glasbläschen am unteren Ende des Kapillarröhrchens erkannt wird. Man lese die Temperatur ab, wenn die Gasbläschen kontinuierlich aufsteigen.

Fig. 8 und 8a.
Siedepunktsbestimmung mit kleinen Substanzmengen.

Die Herstellung solcher Kapillarröhrehen erfordert einige Geschicklichkeit und gelingt am besten, wenn man ein Lötrohr am Gasschlauch befestigt und dasselbe in eine Klammer eines Stativs einklemmt. Man erhält so eine ganz kleine Flamme, mit der es gelingt, das Röhrchen dicht am Ende zuzuschmelzen.

Tabelle der Siedepunkte (K. P. = Kochpunkt)
bei 760 mm Druck

1. Acidum carbolicum liquefactum . .	178—182°
2. Acidum trichloraceticum	ca. 195°
3. Aether	35°
4. Aether aceticus	74—77°
5. Aether bromatus	38—40°
6. Aether chloratus	12—12,5°
7. Alcohol absolutus	78—79°
8. Amylen hydrat.	99—103°
9. Amylium nitrosum	95—97°
10. Benzaldehyd	177—179°
11. Benzin. petrolei . . . . . zwischen	50 und 75°
12. Bromoform	148—150°
13. Chloroform	60—62°

Tabelle der Siedepunkte (K. P. = Kochpunkt)
bei 760 mm Druck (Fortsetzung).

14. Cresolum crudum . . .92% zwischen	199 und 204°
15. Kreosot . . . . zwischen	200 und 220°
16. Oleum Terebinth . . . . zwischen	155—165°
17. Oleum Terebinth rectf.	155—162°
18. Paraffin liquid. . . . . .nicht unter	360°
19. Paraldehyd	123—125°

4. Das spezifische Gewicht.

Das spezifische Gewicht ist das Gewicht der mit einer Substanz erfüllten Volumeneinheit; es gibt an, um wievielmal schwerer oder leichter ein Körper als das gleiche Volumen Wasser von 4° ist.

$$\text{Spez. Gew.} = \frac{p}{\text{vol.}} .$$

Mit Ausnahme dreier fester Körper, Cera alba, Cera flava und Cetaceum sind im Arzneibuch spezifische Gewichte nur für Flüssigkeiten angegeben. Ihre Ermittelung soll nicht nur den Zweck haben, die vorschriftsmäßige Beschaffenheit (Reinheit) chemisch einheitlich zusammengesetzter Körper, wie Äther, Chloroform oder Glyzerin festzustellen, sondern sie setzt uns auch in den Stand, den Gehalt von Lösungen (Konzentration), z. B. bei Acidum sulfur. dil., Liq. Plumbi subacetici oder Liq. Ammonii. caust., zu kontrollieren; ja selbst bei Mischungen heterogenster Art, wie es z. B. die ätherischen Öle sind, erweist sich das spezifische Gewicht als charakteristisches Merkmal für Verfälschungen oder Verdünnungen.

Wie das absolute Gewicht der Volumeneinheit mit ansteigender Temperatur abnimmt, so verändert sich auch das spezifische Gewicht bei ansteigender Temperatur. Daraus folgt, daß jeder Körper für jeden Temperaturgrad ein besonderes, aber bestimmtes spezifisches Gewicht haben wird. Aber es ist durchaus nicht nötig, die Bestimmungen etwa bei der Normaltemperatur 4° auszuführen, was oft recht umständlich wäre, sondern man drückt das spezifische Gewicht eines Körpers durch die bei der gewöhnlich herrschenden Temperatur von 15° ermittelte Zahl aus.

Aber auch die Einhaltung dieser Temperatur wird, je nach der Jahreszeit, erhebliche Schwierigkeiten bereiten, besonders wenn man eine Reihe solcher Bestimmungen auszuführen hat. Erwägt man andererseits, daß Temperaturschwankungen von einigen Grad das spezifische Gewicht nur äußerst gering beeinflussen, so wird man diese Schwierigkeiten am besten dadurch umgehen, wenn man einem Temperaturintervall (etwa von 10 bis 25°) ein Gewichtsintervall gegenüberstellt. Das hat das Arzneibuch fast in allen Fällen getan. Es folgt aber daraus mit zwingender Notwendigkeit, daß diese Grenzwerte bei normalen Temperaturverhältnissen nicht überschritten werden dürfen.

Ausführung der Bestimmungen des spezifischen Gewichts.

1. Für feste Körper (Cera alba, Cera flava, Cetaceum).

Prinzip! Ein Körper verliert in einer Flüssigkeit soviel an Gewicht, als das von ihm verdrängte Volumen der Flüssigkeit wiegt. Ist das Gewicht des verdrängten Volumens gleich dem Gewicht des Körpers, so wird das Gewicht dieses scheinbar gleich Null, der Körper wird in der Flüssigkeit schwimmen. Da nun aber dann gleich große Volumina, sowohl des Körpers wie der Flüssigkeit, das gleiche Gewicht haben, so haben sie auch das gleiche spezifische Gewicht, denn das spezifische Gewicht ist ja das Gewicht der Volumeneinheit.

Kennt man das spezifische Gewicht der Flüssigkeit, das sich leicht feststellen läßt, so kennt man auch das spezifische Gewicht des schwimmenden Körpers.

Auf diesem Prinzip beruht die im Arzneibuch angegebene Schwimmermethode.

Man stelle sich von der Substanz Kügelchen in der Weise her, daß man die in einem Schälchen durch gelindes Erwärmen gerade geschmolzene Substanz an einem etwas erwärmten Glasstabe in ein mit Weingeist gefültes Becherglas derart tropfen läßt, daß der Stab sich in ganz geringem Abstande von der Oberfläche des Weingeistes befindet (Fig. 9). Zum Erhärten läßt man die Kügelchen 1—2 Tage an der Luft liegen, wählt die gleichförmigsten aus und bringt sie in einen Maßzylinder mit einer Mischung von etwa 2 Teilen Weingeist und 7 Teilen Wasser. Je nachdem die Kügelchen auf der Oberfläche schwimmen oder zu Boden gesunken sind, gieße man Weingeist oder Wasser hinzu, bis die meisten Kügelchen in der Flüssigkeit schwimmen. Man ermittele dann, entweder mit einem Aräometer oder der Westphalschen Wage, das spezifische Gewicht der alkoholischen Mischung, das gleichzeitig dann dasjenige der Substanz ist.

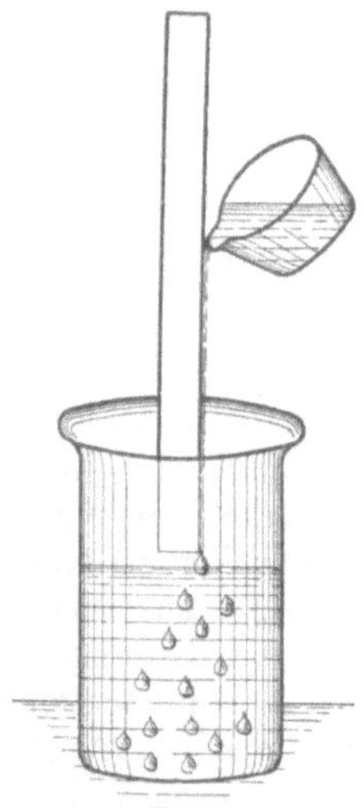

Fig. 9. Herstellung von Wachskügelchen.

2. Für Flüssigkeiten.

Prinzip! Ein in einer Flüssigkeit untergetauchter Körper verliert soviel an Gewicht, als das von ihm verdrängte Flüssigkeitsvolumen wiegt. Man nennt diesen Gewichtsverlust Auftrieb und bestimmt oder mißt ihn mittels der Westphalschen Wage.

Eine solche Wage besteht aus einem auf einem Stativ in Lagern ruhenden Wagebalken, dessen eines Ende zum Aufhängen von Gewichten in 10 Teile geteilt ist, an dessen anderem Ende sich die Zunge zum Einstellen auf den Nullpunkt befindet, was vor Benutzung der Wage

mittels der am Fuß des Stativs befindlichen Schraube geschieht. Die
Gewichte oder Reiter sind entsprechend der Dezimalteilung des Wage-
balkens gleichfalls dem Dezimalsystem angepaßt; als Einheit gilt das
Gewicht der von dem Senkkörper verdrängten Wassermenge von 4°
und das ist Gewicht A. Gewicht A zeigt am Ende des Balkens bei 1
aufgehängt ganze Zahlen, auf dem Balken von 0,1—0,9 aufgehängt
die erste Dezimale an; die Gewichte B und C zeigen die zweite und
dritte Dezimale an (Fig. 10).

Das Gewicht eines jeden Reiters berechnet sich durch Multipli-
kation seines absoluten Gewichts (bezogen auf die Gewichtseinheit

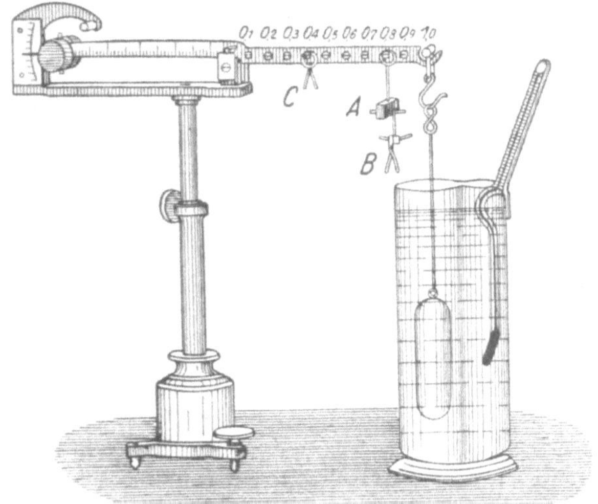

Fig. 10. Westphalsche Wage.

des Reiters A) mit der Balkenlänge zwischen Achsen und Aufhänge-
punkt.

Die Summe aller Gewichte ist das absolute Gewicht des durch den
Senkkörper verdrängten Flüssigkeitsvolumens, mithin sein spezifisches
Gewicht bezogen auf Wasser gleich 1.

Beispiel 1: A gleich 1   aufgehängt in 0,8; $1 \times 0,8 = 0,8$
            B gleich 0,1   aufgehängt in 0,8; $0,1 \times 0,8 = 0,08$
            C gleich 0,01 aufgehängt in 0,4; $0,01 \times 0,4 = 0,004$
            ____
                                      Spez. Gewicht $= 0,884$

Beispiel 2: A gleich 1   aufgehängt in 1; $1 \times 1 = 1,0$
            A gleich 1   aufgehängt in 0,8; $1 \times 0,8 = 0,8$
            B gleich 0,1   aufgehängt in 0,9; $0,1 \times 0,9 = 0,09$
            C gleich 0,01 aufgehängt in 0,3; $0,01 \times 0,3 = 0,003$
            ____
                               Spez. Gewicht Summe $= 1,893$

Die physikalischen Prüfungen.

Tabelle der spezifischen Gewichte
bezogen auf Wasser von 15°.

1. Acetum Scillae	1,020—1,025
2. Acidum aceticum	1,064
3. Acidum aceticum dilutum	1,041
4. Acidum carbolicum liq.	1,068—1,071
5. Acidum formicicum	1,061—1,064
6. Acidum hydrochloricum	1,126—1,127
7. Acidum hydrochloricum crud.	1,061—1,063
8. Acidum lacticum	1,210—1,220
9. Acidum nitricum	1,149—1,152
10. Acidum nitricum crud.	1,380—1,400
11. Acidum nitricum fum.	1,486
12. Acidum phosphoricum	1,153—1,155
13. Acidum sulfuricum	1,836—1,841
14. Acidum sulfuricum crud.	1,823
15. Acidum sulfuricum dil.	1,109—1,114
16. Äther	0,720
17. Aether aceticus	0,902—0,906
18. Aether bromatus	1,453—1,457
19. Alkohol absolut	0,796—0,797
20. Amylenhydrat	0,815—0,820
21. Amylium nitrosum	0,875—0,885
22. Aqua amygdalarum	0,970—0,980
23. Balsamum copaivae	0,980—0,990
24. Balsamum peruvianum	1,145—1,158
25. Benzaldehyd	1,046—1,050
26. Benzin. petrolei	0,666—0,686
27. Bromoform	2,829—2,833
28. Brom	3,1
29. Cera alba	0,968—0,973
30. Cera flava	0,960—0,970
31. Cetaceum	0,940—0,945
32. Chloroform	1,485—1,489
33. Formaldehyd	1,079—1,081
34. Glyzerin	1,225—1,235
35. Kreosot . . . . nicht unter	1,080
36. Liquor Aluminii acetici	1,044—1,048
37. Liquor Aluminii acetico-tartarici	1,260—1,263
38. Liquor Ammonii anisatus	0,866—0,870
39. Liquor Ammonii caustici	0,959—0,960
40. Liquor Cresoli saponatus	1,038—1,041
41. Liquor ferri albuminati	0,986—0,990
42. Liquor ferri oxychlorati	1,043—1,047
43. Liquor ferri sesquichlorati	1,280—1,282
44. Liquor Kali caustici	1,138—1,140
45. Liquor Kalii acetici	1,176—1,180
46. Liquor Kalii carbonici	1,334—1,338
47. Liquor Natri caustici	1,168—1,172
48. Liquor Natri silicici	1,300—1,400
49. Liquor Plumbi subacetici	1,235—1,240
50. Mixtura oleosa balsamica	0,990—1,002
51. Oleum Amygdalarum	0,915—0,920
52. Oleum Anisi . . . . bei 20°	0,980—0,990
53. Oleum Arachidis	0,916—0,921
54. Oleum Calami	0,960—0,970

Tabelle der spezifischen Gewichte (Fortsetzung)
bezogen auf Wasser von 15°.

55. Oleum Carvi	0,907—0,915
56. Oleum Caryophyllorum	1,044—1,070
57. Oleum Cinnamomi	1,023—1,040
58. Oleum Citri	0,857—0,861
59. Oleum Crotonis	0,940—0,960
60. Oleum Foeniculi	0,965—0,975
61. Oleum Jecoris Aselli	0,924—0,932
62. Oleum Juniperi	0,860—0,880
63. Oleum Lavandulae	0,882—0,895
64. Oleum Lini	0,930—0,940
65. Oleum Macidis	0,870—0,930
66. Oleum Menthae piperitae	0,900—0,910
67. Oleum Olivarum	0,915—0,918
68. Oleum Ricini	0,950—0,970
69. Oleum Rosae . . . bei 30°	0,849—0,863
70. Oleum Rosmarini	0,900—0,920
71. Oleum Santali	0,973—0,985
72. Oleum Sesami	0,921—0,924
73. Oleum Sinapis	1,022—1,025
74. Oleum Terebinthinae	0,860—0,877
75. Oleum Terebinthinae rectificatum	0,860—0,870
76. Oleum Thymi . . . nicht unter	0,900
77. Paraffinum liquidum	0,885
78. Paraldehyd	0,998—1,000
79. Spiritus	0,830—0,834
80. Spiritus aethereus	0,805—0,809
81. Spiritus aethereus nitrosi	0,840—0,850
82. Spiritus Angelicae compositus	0,885—0,895
83. Spiritus camphoratus	0,885—0,889
84. Spiritus dilutus	0,892—0,896
85. Spiritus Formicarum	0,894—0,898
86. Spiritus Juniperi	0,885—0,895
87. Spiritus Lavandulae	0,885—0,895
88. Spiritus Melissae compositus	0,885—0,895
89. Spiritus saponatus	0,925—0,935
90. Spiritus sinapis	0,833—0,837
91. Tinctura Jodi	0,902—0,906

5. Die optische Aktivität.

Unter optischer Aktivität versteht man die Eigenschaft verschiedener Körper, die Ebene des polarisierten Lichtes abzulenken, um einen bestimmten Winkel zu drehen; das Maß oder die Stärke dieser Eigenschaft wird ausgedrückt durch den beobachteten Drehungswinkel, den man, der Funktion der betreffenden Substanz entsprechend, ob rechts oder linksdrehend, mit dem Vorzeichen + oder — versieht.

Nicht drehende Körper heißen optisch inaktiv.

Zur Erklärung solcher Erscheinungen ist es nötig, aufeinanderfolgend

1. das Wesen und das Zustandekommen polarisierten Lichtes,

2. die Ursache der Drehung des polarisierten Lichtes,

3. die Methode zur Messung der Drehungsintensität

zu besprechen.

1. Das Wesen und das Zustandekommen des polarisierten Lichts.

Gewöhnliches, weißes Licht wird durch transversale, also zur Fortpflanzungsrichtung senkrecht, jedoch in allen Ebenen erfolgende Ätherschwingungen hervorgerufen.

Polarisiertes Licht schwingt nur in einer Ebene. Eine solche Änderung der Schwingungsebenen gewöhnlichen Lichtes kann durch Reflexion (Spiegelung) oder durch Refraktion (Brechung) hervorgerufen werden.

Nur die letzte Modifikation hat hier Interesse.

Bei dem Eintritt oder Durchgang eines Lichtstrahles in oder durch ein anderes Medium, z. B. von Luft in Glas oder Wasser, erfährt dieser eine Ablenkung. Optisch dichtere Medien brechen den Strahl dem Einfallslot zu, optisch dünnere vom Einfallslot weg, doch steht der Einfallswinkel zu dem Brechungswinkel stets in einem bestimmten Verhältnis, dem Brechungsexponenten (Snelliussches Brechungsgesetz).

$$n = \frac{\sin \alpha}{\sin \beta}$$

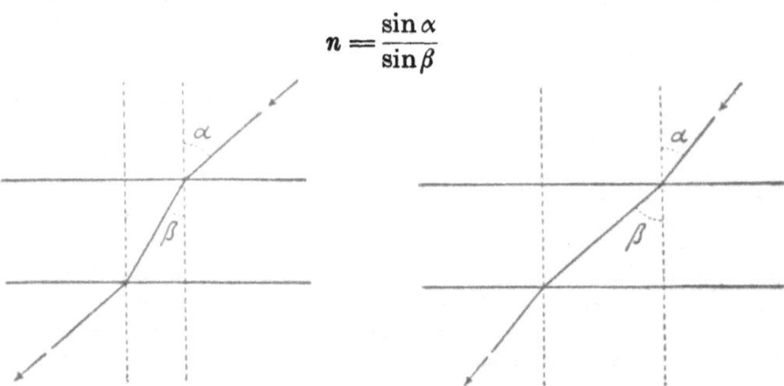

Fig. 11.

optisch dichteres Medium   optisch dünneres Medium
α = Einfallswinkel,
β = Brechungswinkel.

Diese Erscheinung rufen alle isotropen, d. h. alle mit nach allen Richtungen hin gleichen physikalischen Eigenschaften ausgestatteten Körper hervor, also alle regulären Kristalle und die amorphen Körper, wie Glas, Gase und Flüssigkeiten. Der austretende Lichtstrahl ist einfach gebrochen, doch nur teilweise polarisiert.

Vollständige Polarisation des Lichtes erfolgt beim Durchgang durch anisotrope Körper, also durch solche, denen in verschiedenen Richtungen verschiedene physikalische Eigenschaften eigen sind, das sind alle Kristalle des nicht regulären Systems. Solche Kristalle brechen den Lichtstrahl doppelt, und zwar entstehen durch optisch einachsige Kristalle (quadratisches und hexagonales System) zwei Strahlen, von denen nur einer, der ordentliche Strahl (Fig. 12), durch optisch zweiachsige Kristalle ebenfalls zwei Strahlen, von denen jedoch keiner dem Snelliusschen Brechungsgesetz gehorcht (Fig. 13). Das so austretende Licht ist vollständig polarisiert, doch stehen die Schwingungsebenen beider Strahlen senkrecht aufeinander. Ein solches, aus entgegengesetzt polarisierten Strahlen bestehendes Licht ist zu optischen Messungen nicht zu brauchen, denn die Polarisationsebenen würden sich gegenseitig beeinflussen.

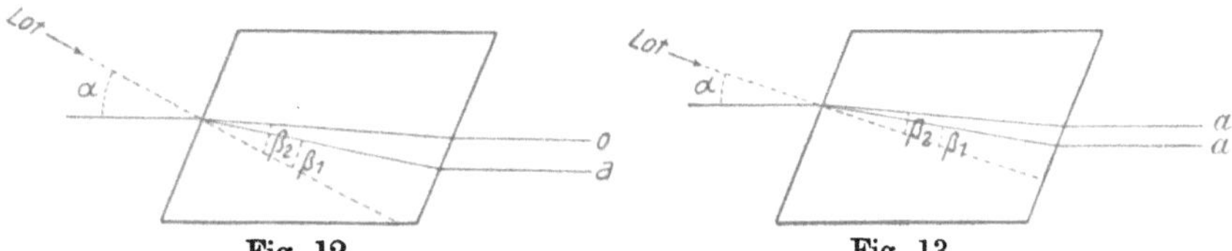

Fig. 12.　　　　　　　　　　　　　　Fig. 13.

o ordentlicher Strahl, a außerordentlicher Strahl.

Der eine polarisierte Strahl muß beseitigt werden, das geschieht auf folgende Weise:

Hexagonal kristallisierender Kalkspat (kohlensaurer Kalk $CaCO_3$), ein anisotroper, optisch aktiver Körper, wird an beiden Enden auf 68° abgeschliffen (Fig. 14), dann im Winkel von 90° zur abgeschliffenen Fläche zerschnitten und durch Kanadabalsam wieder zusammengekittet. Ein so hergerichtetes Kalkspatprisma heißt Nicol. Tritt ein Lichtstrahl in solch ein

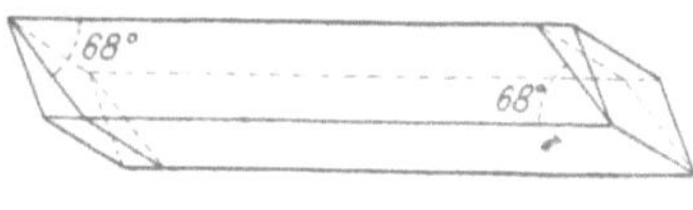

Fig. 14.

Nicol (Polarisator) ein, so wird der dem Snelliusschen Brechungsgesetz gehorchende ordentliche Strahl von der Kanadabalsamschicht wegen Überschreitung des Grenzwinkels[1]) total reflektiert, also ausgelöscht, nur der außerordentliche Strahl geht total polarisiert durch das Nicol

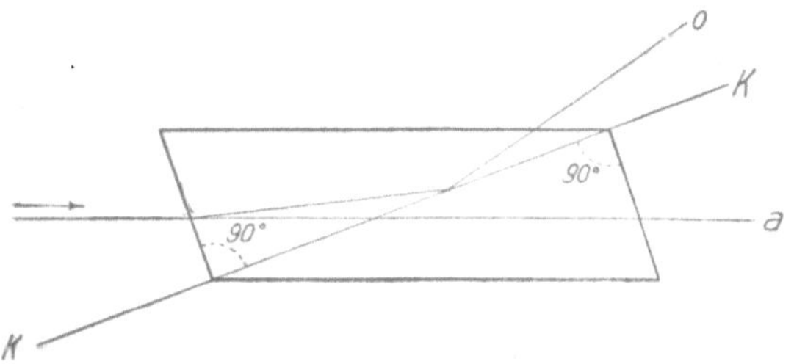

Fig. 15.

Nicol. k k Kanadabalsamschicht.

hindurch (Fig. 15). Die Schwingungsrichtung des aus dem Polarisator austretenden Lichtes steht senkrecht zur Polarisationsebene (P. P. Fig. 16). Homogenes polarisiertes Licht wird dadurch erkannt, daß es beim Auftreffen auf ein zweites Nicol (Analysator) nur dann ungeschwächt hindurchgeht, wenn die Polarisationsebenen beider Nicols

---

[1]) Unter Grenzwinkel versteht man die jeweilige Größe des Winkels α, die einem Winkel β von 90° entspricht.

gleichgerichtet sind. Wird das zweite Nicol um 90° gedreht, fällt also die Polarisationsebene des zweiten mit der Schwingungsebene des ersten zusammen (gekreuzte Nicols), so wird das Licht ausgelöscht, es entsteht Dunkelheit.

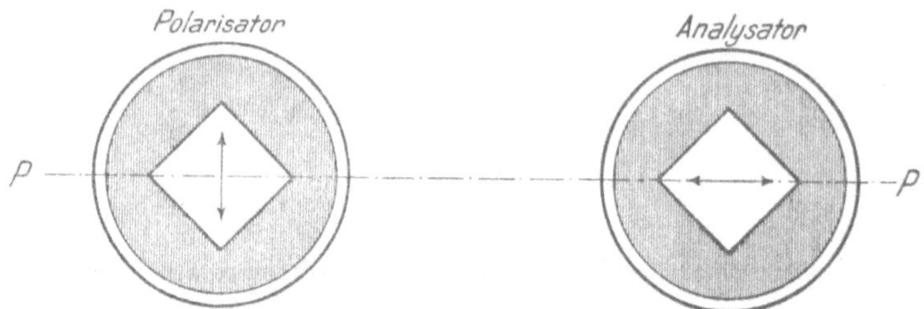

Fig. 16. Gekreuzte Nicols.

2. Die Ursache der optischen Aktivität.

Die optische Aktivität eines Körpers gibt sich dadurch zu erkennen, daß beim Einschalten eines solchen zwischen zwei gekreuzte Nicols das Gesichtsfeld aufgehellt wird. Optisch stark aktive Körper hellen stark auf. Solche Erscheinungen rufen viele kristallische, anorganische Verbindungen, besonders eine Anzahl Mineralien, wie z. B. der Quarz oder Bergkristall (SiO_2), hervor. Doch ist das Drehungsvermögen aller anorganischen Verbindungen an ihren kristallinischen Zustand gebunden; in Lösung sind sie sämtlich inaktiv. Daraus folgt, daß die optische Aktivität anorganischer Verbindungen nicht die Funktion des einzelnen Moleküls ist, sondern, daß sie erst durch eine bestimmte Zusammenlagerung mehrerer Moleküle zu Komplexen oder Aggregaten, was natürlich nur im festen Aggregatszustande möglich ist, hervorgerufen wird.

Ganz anders sind die Verhältnisse bei organischen (Kohlenstoff-) Verbindungen. Alle optisch aktiven organischen Verbindungen sind auch im gelösten oder flüssigen Zustande optisch aktiv. Erklärt kann aber dieses Verhalten nur durch die Annahme einer bestimmten Raumlagerung der Atome im Molekül werden. Die optische Aktivität der organischen Verbindungen ist also die Funktion eines besonderen, ganz bestimmten Molekularbaues, und zwar wird diese Sonderheit durch das Fehlen einer Symmetrieebene im Molekül gekennzeichnet.

Bedingung zum Zustandekommen eines solchen unsymmetrischen Moleküls ist die Absättigung der vier Kohlenstoffvalenzen durch vier untereinander verschiedene Atome oder Radikale. Solche Kohlenstoffatome nennt man „asymmetrisch"; sie können im Molekül einzeln, wie z. B. in der Milchsäure

$$\begin{array}{c} H \\ | \\ CH_3\text{—}C\text{—}OH \\ | \\ COOH \end{array}$$

oder zu zweien, wie z. B. in der Weinsäure

$$\begin{array}{c} COOH \\ OH\text{---}C\text{---}H \\ OH\text{---}C\text{---}H \\ COOH \end{array}$$

oder auch in beliebiger Anzahl, z. B. zu vieren, wie in den Zuckerarten

$$\begin{array}{c} H \quad H \quad H \quad H \quad H \quad H \\ H\text{---}C\text{---}C\text{---}C\text{---}C\text{---}C\text{---}C = O \\ OH \ OH \ OH \ OH \ OH \end{array}$$

auftreten.

Projiziert man das Modell eines optisch inaktiven Körpers, z. B. das Chloroformmolekül (Fig. 17), auf die Ebene des Papiers derart, daß sich die vier Kohlenstoffvalenzen nach den Ecken eines regulären Tetraeders richten, so wird, wenn man sich den Modellkörper mit der

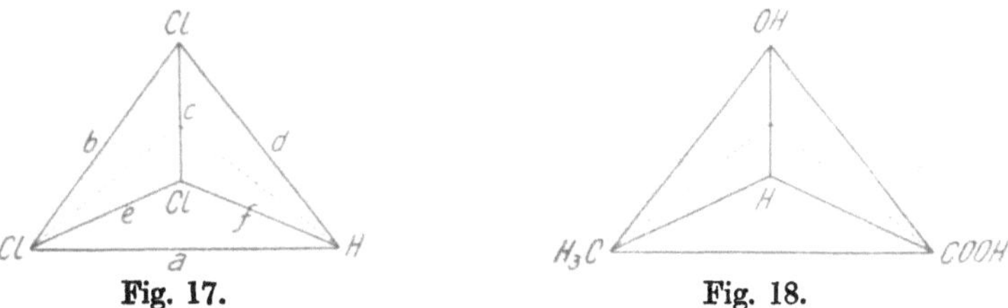

Fig. 17.   Fig. 18.

Kante a auf das Papier gestellt denkt, die zu ihr rechtwinklig laufende Kante c in der Horizontale liegen. Führt man in der Mitte von c einen Vertikalschnitt, so erhält man zwei vollkommen symmetrische Molekülhälften.

Anders bei der Milchsäure (Fig. 18). Durch welche Kante des Tetraeders man auch einen Vertikalschnitt ausführt, immer resultieren durch die

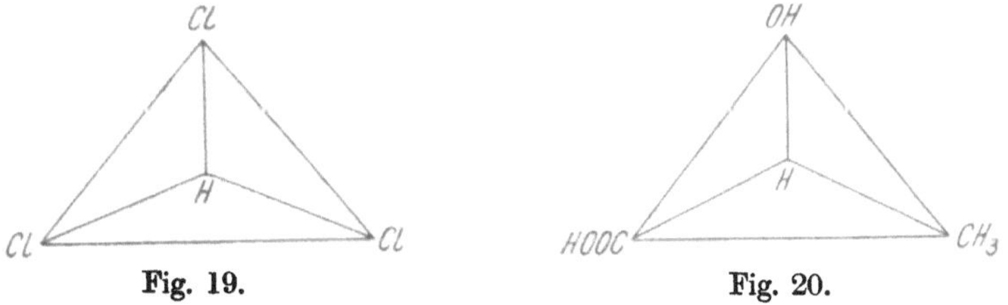

Fig. 19.   Fig. 20.

Art der Substituenten bedingte, unsymmetrische Molekülhälften. Weiter wird man, wie man auch die Stellung der Atome im Chloroformmolekül ändert oder vertauscht (Fig. 19) immer zu einem Modell kommen, das sich von dem ersten nicht unterscheidet, sich vollständig mit ihm deckt.

In keiner Weise lassen sich dagegen die durch Platzvertauschung zweier Radikale veränderten Milchsäuremodelle (Fig. 18 und 20) zur Deckung bringen; sie verhalten sich vielmehr wie Spiegelbilder oder wie die rechte Hand zur linken. Solche Spiegelbildisomerie nennt man Enantiomorphie oder Enantiostereoisomerie. Alle enantiostereoisomeren Verbindungen sind optisch aktiv; die verschiedenen Modifikationen derselben Substanz haben gleiches, aber entgegengesetztes Drehungsvermögen.

Die Ursache optischer Aktivität ist also das asymmetrische Kohlenstoffatom. Das Drehungsvermögen, der Grad und die Art der Ablenkung — ob rechts, ob links — ist die Funktion der an dem Kohlenstoff guppierten Elementaratome oder Radikale. Wenn man auch für diese Funktion Gesetzmäßigkeiten nicht kennt, so muß man doch annehmen, daß in Fällen einer Asymmetrie bestimmte optische Eigenschaften der Elementaratome den Ausschlag geben. Dabei ist es dann auch selbstverständlich, daß ein gewisser Konkurrenzkampf der Substituenten stattfinden wird, was für die Stärke der Drehung entscheidend ist.

3. Die Methoden zur Messung der Drehungsintensität.

Zur Messung der optischen Aktivität oder der Drehungsintensität bedient man sich der Polarisationsapparate, von denen es eine Anzahl Systeme von mehr oder minder verschiedener Konstruktion gibt, auf deren Beschreibung aber hier nicht näher eingegangen werden kann. Für unsere Zwecke genügt der hier abgebildete Mitscherlichsche Halbschattenapparat mit Laurentschen Polarisator. Das Wesentliche bei allen sind die beiden bereits erwähnten Nicols. Durch den Polarisator tritt der Lichtstrahl ein, wird polarisiert, geht durch das mit Substanz gefüllte Rohr hindurch und wird durch Drehen des Analysators auf die zur Polarisationsebene senkrecht stehende Schwingungsebene auf größte Helligkeit gebracht. Die Größe dieser Drehung wird von einer angebrachten Skala abgelesen. Je nachdem der Analysator nach rechts oder links gedreht ist, ist die Substanz rechts- oder linksdrehend. Den Drehungswinkel bezeichnet man mit α und setzt vor die Anzahl Grade das Vorzeichen + (rechts) oder — (links).

Beispiel: Ol. anisi. $\underline{\alpha = -2°}$.

Die Größe des Drehungswinkels ist aber weiter noch von verschiedenen äußeren Faktoren abhängig. Zunächst beeinflußt die Temperatur, wenn auch bei der in Frage kommenden schwankenden Zimmertemperatur nur gering, jede Drehung. Für alle Messungen gilt als Normaltemperatur 20°, man kann selbstverständlich auch bei jeder anderen Temperatur messen, muß dann aber die Temperatur angeben. Weiter ist die Größe der Ablenkung abhängig von der Dicke der Substanzschicht (Länge des Rohrs), sie nimmt in proportionalem Verhältnis mit dieser zu.

Als Einheit betrachtet man die Länge von 1 Dezimeter, worauf sich alle Normalmessungen beziehen.

Schließlich muß die Wellenlänge des angewandten Lichtes entsprechende Berücksichtigung erfahren. Weißes gewöhnliches Licht wird wie bei jeder Brechung, so auch beim Durchgange durch optisch aktive Substanzen dispergiert (zerstreut). Das so entstehende Spektrum besteht aus Lichtstrahlen verschiedener Wellenlänge, von denen die roten Strahlen mit größter Wellenlänge am schwächsten, die violetten Strahlen mit kleinster Wellenlänge am stärksten abgelenkt werden. Bei Anwendung homogenen Lichtes (Emissionslicht) kann Dispersion und ein da-

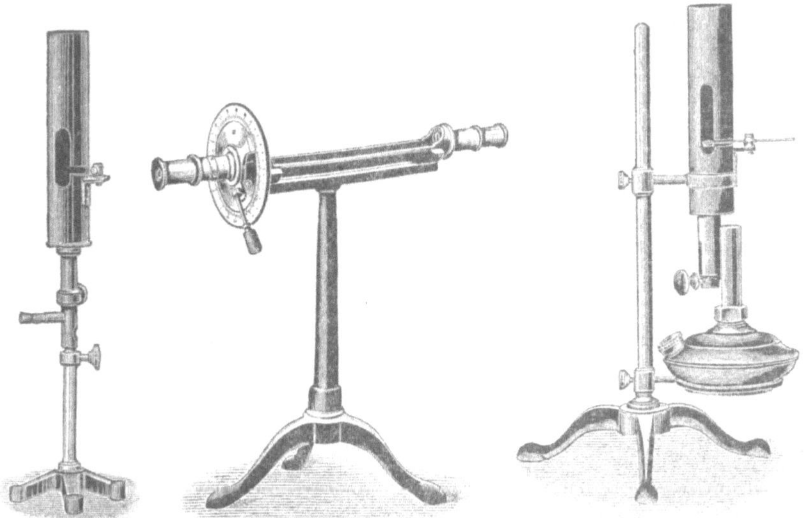

Fig. 21 a.Fig. 21 b.Fig. 21 c.

Fig. 21 a bis c. Polarisationsapparat nach Mitscherlich,
a) Gasnatriumlampe. b) Apparat mit 2 Beobachtungsröhren. c) Spiritus-
Natriumlampe.

mit verbundenes Drehungsintervall nicht auftreten. Man verwendet bei den meisten Polarisationsapparaten gelbes Natriumlicht (Kochsalzflamme), dessen Emissionslinie D des Spektrums eine annähernd mittlere Wellenlänge aufweist.

Trotzdem man den Drehungswinkel optisch aktiver Substanzen stets unter Berücksichtigung dieser rein konventionell festgesetzten Bedingungen bestimmt, bringt man dennoch diese Bedingungen im Resultat noch besonders zum Ausdruck. Für unser Beispiel Ol. anisi formuliert man das Drehungsvermögen dann mit

$$\alpha_{D^{20°}} = -2°.$$

Die Drehung (der Winkel $\alpha_{D20°}$) ist für alle optisch aktiven Verbindungen eine zu ihrer Charakterisierung beitragende konstante absolute Größe.

Dieses „absolute" Drehungsvermögen findet bei den im Arzneibuch enthaltenen optisch aktiven Flüssigkeiten, den ätherischen Ölen, entsprechende Verwendung, besonders zur Erkennung synthetisch hergestellter Beimischungen, die sämtlich inaktiv sind und das Drehungsvermögen erheblich herabdrücken würden.

Handelt es sich aber um Ermittelung des Drehungsvermögens chemisch einheitlich zusammengesetzter optisch aktiver Körper, zu denen die ätherischen Öle nicht gehören, wie z. B. des optisch aktiven Amylalkohols, so drückt man dasselbe durch die relative oder „spezifische" Drehung aus. Wie wir gesehen haben, ist der Drehungswinkel abhängig von der Dicke der Substanzschicht, mithin von der in der Volumeneinheit enthaltenen Masse, also abhängig von der Dichte oder dem spezifischen Gewicht der flüssigen Substanz.

Das spezifische Drehungsvermögen ist diejenige Drehung der Polarisationsebere, welche von 1 g in 1 ccm verteilter Substanz in einer Schicht von 1 dcm hervorgebracht wird, und wird ausgedrückt durch den Quotient aus dem Drehungswinkel α und dem spezifischen Gewicht. Zum Unterschied vom absoluten Drehungswinkel $\alpha_{D20°}$ bezeichnet man die spezifische Drehung mit $[\alpha]_{D20°}$.

Für Ol. anisi würde sich das spezifische Drehungsvermögen zu

$$[\alpha]_{D20°} = \frac{-2°}{0,98} = -2,044°$$

berechnen.

Bei den festen optisch aktiven offizinellen Arzneistoffen (s. Tabelle), die sämtlich chemisch einheitliche Individuen darstellen, wird das Drehungsvermögen als „spezifische Drehung" angegeben.

Da feste Körper nur in gelöstem Zustande (in Wasser oder Alkohol) der Bestimmung zugänglich sind, der Drehungswinkel aber von der Konzentration der Lösung abhängig ist, muß bei Berechnung der spezifischen Drehung diese berücksichtigt werden.

Verwendet man eine volumenprozentige Lösung, also eine solche, die in 100 ccm x g Substanz gelöst enthält, so berechnet sich die spezifische Drehung aus dem Ausdruck

$$[\alpha]_{D20°} = \frac{\alpha \cdot 100}{p \cdot l}.$$

Verwendet man eine gewichtsprozentige Lösung, also eine solche, die aus x g Substanz und 100 — x g Lösungsmittel besteht, so berechnet sich die spezifische Drehung aus dem Ausdruck

$$[\alpha]_{D20°} = \frac{\alpha \cdot 100}{d \cdot p \cdot l},$$

worin α der abgelesene Drehungswinkel, p die Gewichtsmenge Substanz, d das spezifische Gewicht der Lösung und l die Länge des Rohrs bedeuten.

Diese konstanten Beziehungen zwischen spezifischer Drehung und Konzentration machen es möglich, wenn die spezifische Drehung des betreffenden Körpers bekannt ist, durch Polarisation den Gehalt solcher Lösungen zu ermitteln.

Die Konzentration eines Kampferspiritus oder eines Zuckersaftes ergibt sich aus dem abgelesenen Drehungswinkel α nach folgendem Ausdruck:

$$p = \frac{\alpha \cdot 100}{[\alpha] \cdot d},$$

worin bei Kampferspiritus $[\alpha] = 44,22$ und bei Zuckerlösungen $[\alpha] = 66,5$ einzusetzen ist.

Tabelle der optisch aktiven Körper.

1. Absolute Drehung bei 20° im 100-mm-Rohr und Natriumlicht.

$$\alpha_{D^{20°}}.$$

1. Oleum Anisi	bis —2°
2. Oleum Calami	+9 bis +31°
3. Oleum Carvi	+70 bis +80°
4. Oleum Caryophyllorum	bis —1,25°
5. Oleum Cinnamomi	bis —1°
6. Oleum Citri	+58 bis +65°
7. Oleum Foeniculi	+12 bis +24°
8. Oleum Lavandulae	—3 bis —9°
9. Oleum Macidis	+7 bis +30°
10. Oleum Menthae piperitae	—25 bis —30°
11. Oleum Rosae	—1 bis —3°
12. Oleum Santali	—16 bis —20°
13. Oleum Terebinthinae	+15 bis —40°

2. Spezifische Drehung bei 20° im 100-mm-Rohr und Natriumlicht.

$$[\alpha]_{D^{20°}}.$$

1. Acidum camphoricum	+ 47° 35′
2. Camphora[1]	+ 44° 22′
3. Saccharum	+ 66° 46′
4. Scopolaminum hydrobromicum $[\alpha]_{D^{15°}}$	— 24° 45′

[1] Synthetischer Kampfer ist optisch inaktiv.

II. Teil. Die chemisch-qualitativen Prüfungsmethoden.

Tabellarische Übersicht der im Deutschen Arzneibuch angegebenen Reaktionen zur Erkennung (Identität) und zum Nachweis (Prüfung) von Säuren und Basen.

Bezeichnung	Formel	Erkennungsreaktion (Identität)	Nachweisreaktion (Prüfung)
		I. Säuren und deren Salze.	
1. Chlorwasserstoff oder Chloride.	HCl	Konzentrierte Salzsäure mit Mangansuperoxyd erwärmt entwickelt Chlor. $MnO_2 + 4\,HCl = MnCl_4 + 2\,H_2O$ $MnCl_4 \longrightarrow MnCl_2 + Cl_2$. Verdünnte Salzsäure oder wässerige Lösungen von Chloriden geben mit Silbernitratlösung einen weißen, beim Erwärmen käsig zusammenballenden Niederschlag von Chlorsilber, der sich in Ammoniak, aber nicht in Salpetersäure löst. $HCl + AgNO_3 = AgCl + HNO_3$ $NaCl + AgNO_3 = AgCl + NaNO_3$	Wie nebenstehend.
2. Bromwasserstoff oder Bromide.	HBr	Lösungen von Bromwasserstoff oder von Bromiden geben mit Silbernitratlösung einen gelblichen, in Ammoniak schwer löslichen, aber in Salpetersäure unlöslichen Niederschlag von Bromsilber. $HBr + AgNO_3 = AgBr + HNO_3$ $NaBr + AgNO_3 = AgBr + NaNO_3$	Werden wässerige Lösungen von Bromwasserstoff oder mit Schwefelsäure angesäuerte Lösungen von Bromiden mit Chlorwasser und mit Chloroform geschüttelt, so nimmt letzteres eine braune Farbe, von freigemachtem Brom, an. $HBr + Cl = HCl + Br$ $2\,NaBr + H_2SO_4 + Cl_2 = Na_2SO_4 + 2\,HCl + Br_2$
3. Jodwasserstoff oder Jodide.	HJ	Lösungen von Jodwasserstoff oder von Jodiden geben mit Silbernitratlösung einen gelben in Ammoniak und Salpetersäure unlöslichen Niederschlag von Jodsilber. $HJ + AgNO_3 = AgJ + HNO_3$ $NaJ + AgNO_3 = AgJ + NaNO_3$	Werden wässerige Lösungen von Jodwasserstoff oder mit Schwefelsäure angesäuerte Lösungen von Jodiden mit Chlorwasser und mit Chloroform geschüttelt, so färbt sich letzteres violett durch freigemachtes Jod. $2\,NaJ + H_2SO_4 + Cl_2 = Na_2SO_4 + 2\,HCl + J_2$ Jodwasserstoff wird in wässeriger verdünnter Lösung mit Eisenchloridlösung (3—4 Tropfen) zu Jod oxydiert, das zugefügte Stärkelösung blau färbt. $HJ + FeCl_3 = FeCl_2 + HCl + J$

4. Chlor.	Cl	Chlorwasser färbt sich auf Zusatz von Jodkaliumlösung braun, infolge freigemachten Jods, das im Überschuß von Jodkalium gelöst bleibt. $$KJ + Cl = KCl + J$$	Freies Chlor in verdünnter wässeriger Lösung färbt Jodzinkstärkelösung blau, infolge freigemachten Jods. $$ZnJ_2 + Cl_2 = ZnCl_2 + J_2$$
5. Brom.	Br		Freies Brom in verdünnter wässeriger Lösung, färbt Jodzinkstärkelösung blau, infolge freigemachten Jods. $$ZnJ_2 + Br_2 = ZnBr_2 + J_2$$
6. Jod.	J	Zerriebenes Jod mit Wasser geschüttelt und filtriert, färbt Stärkelösung blau. Die Farbe verschwindet beim Erhitzen, tritt aber beim Erkalten wieder auf.	Wird Jod in wässeriger Suspension mit Eisenpulver geschüttelt und filtriert und das Filtrat mit einem Tropfen Eisenchloridlösung versetzt, so entsteht auf Zusatz von Stärkelösung eine blaue Farbe. $$Fe + J_2 = FeJ_2$$ $$FeJ_2 + 2\,FeCl_3 = 3\,FeCl_2 + J_2$$
7. Chlorsäure oder Chlorate.	$HClO_3$ $Cl{\stackrel{O}{{<}}}{\stackrel{O}{{}}}{OH}$	Chlorate lösen sich in konzentrierter Salzsäure mit grüngelber Farbe. Die Lösung entwickelt beim Erwärmen Chlor. $$KClO_3 + 6\,HCl = KCl + 3\,H_2O + 3\,Cl_2$$	
8. Bromsäure oder Bromate.	$HBrO_3$ $Br{\stackrel{O}{{<}}}{\stackrel{O}{{}}}{OH}$		Werden wässerige Lösungen von Bromaten mit Kaliumbromidlösung versetzt, mit Schwefelsäure angesäuert, Chloroform hinzugefügt und durchgeschüttelt, so färbt sich letzteres infolge von freigemachtem Brom braun. $$KBrO_3 + 5\,KBr + 3\,H_2SO_4$$ $$= 3\,K_2SO_4 + 3\,H_2O + 3\,Br_2$$
9. Jodsäure oder Jodate.	HJO_3 $J{\stackrel{O}{{<}}}{\stackrel{O}{{}}}{OH}$		Mit Schwefelsäure angesäuerte und mit Kaliumjodidlösung und Stärkelösung versetzte Jodatlösungen färben sich, infolge freigemachten Jods, blau. $$KJO_3 + 5\,KJ + 3\,H_2SO_4$$ $$= 3\,K_2SO_4 + 3\,H_2O + 3\,J_2$$

Bezeichnung	Formel	Erkennungsreaktion (Identität)	Nachweisreaktion (Prüfung)
10. Schwefelwasserstoff oder Alkalisulfide	H_2S	Mit Essigsäure angesäuerte wässerige Lösungen von Alkalisulfiden entwickeln Schwefelwasserstoff. Alkalipolysulfide scheiden daneben Schwefel ab. $$K_2S + 2\,CH_3 - COOH$$ $$= 2\,CH_3 - COOK + H_2S$$ $$K_2S_5 + 2\,CH_3 - COOH$$ $$= 2\,CH_3 - COOK + H_2S + 4\,S$$ Werden wässerige Lösungen von Alkalisulfiden mit Silbernitratlösung versetzt, so scheidet sich schwarzes Silbersulfid ab. $$K_2S + 2\,AgNO_3 = Ag_2S + 2\,KNO_3$$	Werden wässerige Lösungen von Alkalisulfiden oder Polysulfiden mit Mineralsäuren versetzt, so entweicht Schwefelwasserstoff, der einen mit Bleiazetat getränkten Wattebausch, mit dem das Reagensglas verschlossen ist, schwarz färbt (Bildung von Bleisulfid). $$\begin{array}{l}CH_3 - CO - O\\ CH_3 - CO - O\end{array}\!\!\!\bigg\rangle Pb + H_2S = PbS + 2\,CH_3 - COOH$$
11. Schweflige Säure oder Sulfite.	H_2SO_3 $S \begin{array}{l} H \\ O \\ O \\ OH \end{array}$		Wird eine wässerige Lösung von Alkalisulfit mit einigen Tropfen Kaliumpermanganatlösung versetzt, so tritt sofort Entfärbung ein. Kaliumpermanganat oxydiert Sulfite zu Sulfaten. $$2\,KMnO_4 + 5\,K_2SO_3 + 3\,H_2O$$ $$= 2\,MnSO_4 + 3\,K_2SO_4 + 6\,KOH$$
12. Schwefelsäure oder Sulfate.	H_2SO_4 $S \begin{array}{l} OH \\ O \\ O \\ OH \end{array}$	Wässerige Lösungen von Schwefelsäure oder von Sulfaten erzeugen mit Barytsalzlösungen (Bariumchlorid oder Bariumnitrat) versetzt einen in Wasser, auch in Säuren unlöslichen, schweren weißen Niederschlag von Bariumsulfat. $$H_2SO_4 + BaCl_2 = BaSO_4 + 2\,HCl$$	Wie nebenstehend
13. Thioschwefelsäure, nur in Salzen beständig.	$Na_2S_2O_3$ $S \begin{array}{l} ONa \\ O \\ O \\ SNa \end{array}$	Werden wässerige Lösungen mit Mineralsäure versetzt, so bildet sich schweflige Säure und Schwefel infolge Zersetzung der in freiem Zustande nicht beständigen Thioschwefelsäure $$Na_2S_2O_3 + 2\,HCl$$ $$= 2\,NaCl + SO_2 + S + H_2O$$	Fügt man zu einer wässerigen Natriumthiosulfatlösung mit Salpetersäure angesäuerte Silbernitratlösung, so scheidet sich schwarzes Silbersulfid ab. $$2\,H_2S_2O_3 + 2\,AgNO_3$$ $$= Ag_2S + SO_2 + S + H_2SO_4 + 2\,HNO_3$$

14. Selenige Säure und Selensäure.	H_2SeO_3 H_2SeO_4 $Se\!\!\raisebox{0pt}{$<$}\!\!\begin{smallmatrix}OH\\O\\O\\OH\end{smallmatrix}$		Überschichtet man selensäurehaltige konzentrierte Schwefelsäure mit konzentrierter Salzsäure, die mit einem Körnchen Natriumsulfit versetzt ist, so bildet sich eine rote Zone oder ein roter Niederschlag von Selen. Die aus dem Sulfit entstandene schweflige Säure reduziert Selen- und selenige Säure zu Selen, sich selbst zu Schwefelsäure oxydierend. $H_2SeO_3 + 2\,H_2SO_3 = 2\,H_2SO_4 + Se + H_2O$
15. Salpetrige Säure oder Nitrite.	HNO_2 $N\!\!\raisebox{0pt}{$<$}\!\!\begin{smallmatrix}O\\OH\end{smallmatrix}$	Übergießt man Alkalinitrite in einem Schälchen mit verdünnter Mineralsäure, so entwickeln sich gelbrote Dämpfe von Stickoxyden (NO und NO_2) $2\,NaNO_2 + 2\,HCl = 2\,NaCl + 2\,HNO_2$ $\begin{matrix}NOO\boxed{H}\\NO\boxed{OH}\end{matrix} \longrightarrow H_2O + \underset{\text{farblos}}{NO} + \underset{\text{braun}}{NO_2}$ $NO + \text{Luftsauerstoff} = NO_2$	Fügt man zu einer Nitritlösung Kaliumjodidlösung und Stärkelösung und säuert an, so wird die Mischung blau, infolge Oxydation des Jodwasserstoffs zu Jod, das Stärke bläut. $KJ + HCl = KCl + HJ$ $HJ + HNO_2 = NO + H_2O + J$ Fügt man zu einer Nitritlösung einige Tropfen Kaliumpermanganatlösung, so tritt sofort Entfärbung ein. Nitrit wird zu Nitrat oxydiert. $2\,KMnO_4 + H_2O = 2\,MnO_2 + 2\,KOH + 3\,O$ $3\,NaNO_2 + 3\,O = 3\,NaNO_3$
16. Salpetersäure oder Nitrate.	HNO_3 $N\!\!\raisebox{0pt}{$\lessgtr$}\!\!\begin{smallmatrix}O\\O\\OH\end{smallmatrix}$	Erwärmt man starke Salpetersäure mit metallischem Kupfer, so entsteht eine blaue Lösung von Kupfernitrat unter Ausstoßung gelbroter Dämpfe von Stickstoffoxyd. $2\,HNO_3 + Cu = CuO + 2\,NO_2 + H_2O$ $CuO + 2\,HNO_3 = Cu(NO_3)_2 + H_2O$ Beim trocknen Erhitzen der Schwermetallnitrate entwickeln sich gelbrote Dämpfe. Es entstehen Stickoxyde $2\,Bi\!\!\raisebox{0pt}{$<$}\!\!\begin{smallmatrix}NO_3\\NO_3\\NO_3\end{smallmatrix} \longrightarrow Bi_2O_3 + 6\,NO_2 + 3\,O$ Zur Identifizierung von verdünnter Salpetersäure oder Nitratlösungen kommt auch die oben rechts angeführte FerrosulfatSchwefelsäureprobe in Anwendung	Wird eine wässerige Lösung von Salpetersäure oder eines Nitrats mit gleichen Teilen konzentrierter Schwefelsäure gemischt und darauf eine Lösung von Ferrosulfat vorsichtig geschichtet, so entsteht an der Berührungsfläche, infolge der oxydierenden Wirkung der Salpetersäure eine braune Zone von Eisenoxydsalzen. $2\,FeSO_4 + H_2O + O_2 = H_2SO_4 + Fe_2O_3$ $Fe_2O_3 + 3\,H_2SO_4 = Fe_2(SO_4)_3 + 3\,H_2O$ Erwärmt man eine wässerige Lösung von Nitraten mit Zink und Eisenfeilen und Natronlauge, so tritt der Geruch von Ammoniak auf. Der aus Zink und Natronlauge gebildete Wasserstoff reduziert die Salpetersäure zu Ammoniak. $Zn + 2\,NaOH = Zn(ONa)_2 + H_2$ $NaNO_3 + 4\,H_2 + H_2O = NaOH + NH_3 + 3\,H_2O$

Bezeichnung	Formel	Erkennungsreaktion (Identität)	Nachweisreaktion (Prüfung)
17. Unterphosphorige Säure oder Hypophosphite.	H_3PO_2 $P\diagdown\genfrac{}{}{0pt}{}{H}{H}\genfrac{}{}{0pt}{}{O}{OH}$	Fügt man zu einer Hypophosphitlösung einige Tropfen Silbernitratlösung, so entsteht eine schwarze Fällung von metallischem Silber. $H_3PO_2 + 4\,AgNO_3 + 2\,H_2O$ $= H_3PO_4 + 4\,HNO_3 + 4\,Ag$	
18. Phosphorige Säure oder Phosphite.	H_3PO_3 $P\diagdown\genfrac{}{}{0pt}{}{H}{O}\genfrac{}{}{0pt}{}{OH}{OH}$ oder $P\diagup\genfrac{}{}{0pt}{}{OH}{OH}\,OH$		Erwärmt man eine Phosphitlösung mit Silbernitratlösung, so wird sie braun oder es fällt in konzentrierter Lösung ein schwarzer Niederschlag von metallischem Silber aus. Phosphorige Säuren und ihre Salze wirken reduzierend. $H_3PO_3 + 2\,AgNO_3 + H_2O$ $= H_3PO_4 + 2\,HNO_3 + 2\,Ag$
19. Phosphorsäure oder Phosphate.	H_3PO_4 $P\diagdown\genfrac{}{}{0pt}{}{O}{OH}\genfrac{}{}{0pt}{}{OH}{OH}$	Gibt man zu einer wässerigen Lösung von Phosphorsäure oder von Phosphat einige Tropfen Silbernitratlösung, so entsteht ein gelber, in Ammoniak und Salpetersäure löslicher Niederschlag von Silberphosphat. $H_3PO_4 + 3\,AgNO_3 = Ag_3PO_4 + 3\,HNO_3$	In Phosphatlösungen erzeugt Bleiacetatlösung und Essigsäure einen weißen Niederschlag von Bleiphosphat $Pb_3(PO_4)_2$, der in Kalilauge sich zu Kaliumplumbit löst. $Pb_3(PO_4)_2 + 12\,KOH$ $= 3\,PbO_2K_2 + 2\,K_3PO_4 + 6\,H_2O$
20. Cyanwasserstoff oder Cyanide.	HCN $C\diagdown\genfrac{}{}{0pt}{}{N}{H}$		In einer Cyanidlösung entsteht nach Zugabe eines Körnchens Ferrosulfat, einem Tropfen Eisenchloridlösung und zwei Tropfen Natronlauge nach dem Erwärmen und darauf folgenden Ansäuern mit Salzsäure eine blaue Fällung von Berlinerblau. $\overset{II}{Fe}SO_4 + 6\,KCN = \overset{II}{Fe}(CN)_2\cdot 4\,KCN + K_2SO_4$ $3\,K_4\overset{II}{Fe}(CN)_6 + 4\,\overset{III}{Fe}Cl_3$ $= \overset{III}{Fe_4}\left[\overset{II}{Fe_3}(CN)_6\right]_3 + 12\,KCl$
21. Rhodanwasserstoff oder Rhodanide.	$CNSH$ $C\diagdown\genfrac{}{}{0pt}{}{N}{SH}$		Mit Salzsäure angesäuerte Rhodanidlösungen werden auf Zusatz einiger Tropfen Eisenchloridlösung intensiv rot gefärbt (Bildung von Eisenrhodanid). $3\,CNSH + FeCl_3 = Fe(SCN)_3 + 3\,HCl$

22. Kohlensäure oder Karbonate.	CO_2	Werden wässerige Karbonatlösungen mit Mineralsäuren versetzt, so wird Kohlensäure entwickelt, die als solche erkannt wird, wenn man das Reagensglas mit einem Kork verschließt, durch welchen ein gebogenes Glasrohr eingeführt wird, das in einem zweiten Reagensglas mit Kalkwasser mündet. Es erfolgt Trübung des Kalkwassers durch ausgeschiedenen kohlensauren Kalk. $K_2CO_3 + 2\,HCl = 2\,KCl + CO_2 + H_2O$ $CO_2 + Ca(OH)_2 = CaCO_3 + H_2O$	
23. Arsenige Säure oder Arsenite.	As_2O_3 H_3AsO_3 $As{\stackrel{O}{\scriptstyle O}}$ $As{\stackrel{O}{\scriptstyle O}}$ $As{\stackrel{OH}{\stackrel{OH}{OH}}}$ $As{\stackrel{O}{OH}}$ Metarsenige Säure	Wird arsenige Säure auf Kohle vor dem Lötrohr erhitzt, so verflüchtigt sie sich unter Verbreitung eines knoblauchartigen Geruches. Wird arsenige Säure mit Natriumazetat vermischt und auf Kohle vor dem Lötrohr geschmolzen, so entsteht ein intensiver Geruch nach Kakodyl. $As_2O_3 + 4\,CH_3 - COONa$ $= As_2(CH_3)_4 + 2\,Na_2CO_3 + 2\,CO_2 + O$ $\begin{array}{l} O{=}As{+}\!\begin{array}{l}CH_3 - COONa\\ CH_3 - COO\,Na\end{array} \\ O{=}As{+}\!\begin{array}{l}CH_3 - COO\,Na\\ CH_3 - COONa\end{array}\end{array} = {CH_3 \atop CH_3}\!{>}As{-}As{<}\!{CH_3 \atop CH_3} + 2\,Na_2CO_3 + 2\,CO_2 + O$ In Lösungen von arseniger Säure oder von Arseniten erzeugt Silbernitratlösung einen gelben, in Ammoniak und Salpetersäure löslichen Niederschlag von Silberarsenit. $H_3AsO_3 + 3\,AgNO_3 = Ag_3AsO_3 + 3\,HNO_3$	In sehr verdünnten Lösungen von arseniger Säure erzeugt salzsaure Zinnchlorürlösung eine braune Färbung von ausgeschiedenem metallischen Arsen. Zinnchlorür hat stark reduzierende Eigenschaft; es entzieht der arsenigen Säure den Sauerstoff und geht in Gegenwart von Salzsäure in Zinntetrachlorid über. $As_2O_3 + 3\,ZnCl_2 + 6\,HCl = 3\,ZnCl_4$ $+ 2\,As + 3\,H_2O$
24. Arsensäure oder Arsenate.	As_2O_5 H_3AsO_4 $As{\stackrel{O}{\stackrel{O}{O}}}$ $As{\stackrel{O}{\stackrel{O}{O}}}$ $As{\stackrel{OH}{\stackrel{OH}{OH}}}$		In wässerigen Lösungen von Arsensäure oder Arsenaten erzeugt Silbernitratlösung einen rotbraunen, in Ammoniak und in Salpetersäure löslichen Niederschlag von Silberarsenat. $H_3AsO_4 + 3\,AgNO_3 = Ag_3AsO_4 + 3\,HNO_3$

Bezeichnung	Formel	Erkennungsreaktion (Identität)	Nachweisreaktion (Prüfung)
25. Borsäure oder Borate.	B_2O_3 H_3BO_3 $B\begin{smallmatrix}O\\O\\O\end{smallmatrix}B$ $B\begin{smallmatrix}OH\\OH\\OH\end{smallmatrix}$	Kurkumapapier wird durch wässerige Borsäurelösungen oder mit Mineralsäure angesäuerte Boratlösungen braun gefärbt. Diese Färbung geht durch Ammoniak in Grünschwarz über. Eine weingeistige Borsäurelösung brennt mit grüner Flamme.	
26. Chromsäure oder Chromate.	CrO_3 $Cr\begin{smallmatrix}O\\O\\O\end{smallmatrix}$	Wird eine wässerige Chromsäurelösung mit Salzsäure erwärmt, so entwickelt sich Chlor. $2\,CrO_3 + 12\,HCl = Cr_2Cl_6 + 6\,H_2O + 3\,Cl_2$ Werden wässerige Chromsäurelösungen oder mit Schwefelsäure angesäuerte Dichromatlösungen mit Alkohol erwärmt, so nimmt die Mischung eine grüne Farbe, von gebildetem Chromisulfat an. Chromsäure oxydiert den Alkohol zu Aldehyd bzw. Essigsäure, wodurch sie selbst zu Chromisalz reduziert wird. $2\,K_2Cr_2O_7 + 5\,H_2SO_4 + 9\,CH_3 \cdot CH_2OH$ $= 2\,K_2SO_4 + Cr_2(SO_4)_3$ $+ 9\,CH_3COH + 14\,H_2O$	
27. Essigsäure oder Acetate.	$CH_3 - COOH$	Freie Essigsäure oder mit Mineralsäure angesäuerte Azetatlösungen färben sich durch Zusatz von einigen Tropfen Eisenchloridlösung blutrot (Bildung von Eisenazetat).	Wie nebenstehend.
28. Weinsäure oder Tartrate.	$\begin{matrix}COOH\\|\\CH(OH)\\|\\CH(OH).\\|\\COOH\end{matrix}$	Wird eine Weinsäurelösung mit Kaliumazetatlösung versetzt, so entsteht ein weißer, schwer löslicher Niederschlag von Kaliumbitartrat. $\begin{matrix}COOH\\|\\CH(OH)\\|\\CH(OH)\\|\\COOK\end{matrix}$	Beim Erwärmen einer Mischung von Weinsäurelösung und Kalkwasser scheidet sich weißer kristallinischer, weinsaurer Kalk aus, der sich beim Abkühlen der Mischung wieder löst. $\begin{matrix}CH(OH)-COO\\CH(OH)-COO\end{matrix}\!\!>\!Ca$

29. Zitronensäure oder Zitrate.	CH_2—COOH | $C(OH)$—COOH | CH_2—COOH		Ebenso wie bei Weinsäure
30. Oxalsäure oder Oxalate.	COOH | COOH		Werden Oxalsäure oder Oxalatlösungen mit Kalziumchloridlösung versetzt, so entsteht ein in Essigsäure unlöslicher weißer Niederschlag von oxalsaurem Kalk $\begin{matrix} COO \\ \| \\ COO \end{matrix}\!\!>\!Ca$
31. Gerbsäure oderTannate.	$C_6H_2\!\!<\!\!\begin{matrix}OH\\OH\\OH\end{matrix}$ | CO—O—$C_6H_2\!\!<\!\!\begin{matrix}OH\\OH\\COOH\end{matrix}$	In Gerbsäure oder Tannatlösungen erzeugt ein Tropfen Eisenchloridlösung blau-schwarze Färbung oder Fällung von Eisentannat.	Wie nebenstehend.

II. Basen und deren Salze.

1. Ammoniak oder Ammonsalze.	NH_3	Ein mit Salzsäure befeuchteter Glasstab über ein Gefäß mit Ammoniaklösung gehalten, erzeugt weiße Nebel von Chlorammonium. $NH_3 + HCl = NH_4Cl$ Werden konzentrierte Ammonsalzlösungen mit konzentrierter Natronlauge erwärmt, so entweichen Ammoniakdämpfe, die rotes Lackmuspapier bläuen. $NH_4Cl + NaOH = NaCl + NH_3 + H_2O$	In Ammoniaklösungen erzeugt Quecksilberchloridlösung einen weißen Niederschlag von Quecksilberpräzipitat (Quecksilberchloramid). $Hg\!\!<\!\!\begin{matrix}Cl\\Cl\end{matrix} + 2\,NH_3 = Hg\!\!<\!\!\begin{matrix}Cl\\NH_2\end{matrix} + NH_4\,Cl$ In sehr verdünnten Ammoniaklösungen erzeugt Neßlers Reagens (eine Lösung von Quecksilberjodid in Jodkalium KJ mit Zusatz von Natronlauge NaOH) eine gelbe Färbung oder einen gelben Niederschlag von Oxydimerkurammoniumjodid. $2\,Hg\,J_2 + NH_3 + 3\,NaOH$ $= N\!\!<\!\!\begin{matrix}Hg\\Hg\end{matrix}\!\!>\!O,\ \begin{matrix}H\\H\\J\end{matrix} + 3\,NaJ + 2\,H_2O$

Bezeichnung	Formel	Erkennungsreaktion (Identität)	Nachweisreaktion (Prüfung)
2. Kaliumsalze.	K—	In Kaliumsalzlösungen erzeugt konzentrierte Weinsäurelösung nach einiger Zeit einen weißen, schwer löslichen kristallinischen Niederschlag von Kaliumbitartrat. Werden Kaliumsalze an einem Platindraht in die Bunsenflamme gebracht, so färbt sich diese violett, durch ein Kobaltglas betrachtet erscheint sie rot.	
3. Natriumsalze.	Na—	Ein Körnchen eines Natriumsalzes in die Bunsenflamme gebracht, färbt dieselbe gelb.	
4. Lithiumsalze.	Li—	Ein Körnchen eines Lithiumsalzes in die Bunsenflamme gebracht, färbt dieselbe karminrot.	
5. Magnesiumsalze.	Mg<	Werden Magnesiumsalzlösungen mit Ammoniumchloridlösung, Ammoniak und Natriumphosphatlösung versetzt, so entsteht ein weißer kristallinischer Niederschlag von phosphorsaurer Ammoniakmagnesia. $$P \begin{cases} O \\ O \\ O \\ O \end{cases} \begin{matrix} \\ \diagdown O \diagup Mg \\ \diagdown O{-}NH_4 \end{matrix}$$	Wie nebenstehend.
6. Bariumsalze.	Ba<	Werden Bariumsalzlösungen mit verdünnter Schwefelsäure versetzt, so entsteht eine weiße unlösliche Fällung von Bariumsulfat. $BaCl_2 + H_2SO_4 = BaSO_4 + 2\,HCl$	Wie nebenstehend.
7. Kalziumsalze.	Ca<	Werden Kalziumsalzlösungen mit Ammoniumoxalatlösung versetzt, so entsteht ein weißer, in Essigsäure unlöslicher, in Salzsäure leicht löslicher Niederschlag von oxalsaurem Kalk. $$CaCl_2 + \begin{matrix} COONH_4 \\ | \\ COONH_4 \end{matrix} = \begin{matrix} CO{-}O \\ | \\ CO\cdots O \end{matrix} \diagdown Ca + 2\,NH_4Cl$$	Wie nebenstehend.

8. Eisensalze, Ferrosalze, Ferrisalze.	$Fe\diagdown$ $Fe\diagdown$	Werden Ferrosalzlösungen mit Kaliumferrizyanidlösung (rotes Blutlaugensalz) versetzt, so entsteht ein blauer Niederschlag von Turnbulsblau. $3\overset{II}{Fe}SO_4 + 2\,K_3\overset{III}{Fe}(CN)_6 = \overset{II}{Fe_3}\cdot\left[\overset{III}{Fe}(CN)_6\right]_2 + 3\,K_2SO_4$ Werden Ferrisalzlösungen mit Kaliumferrozyanidlösung (gelbes Blutlaugensalz) versetzt, so entsteht ein blauer, unlöslicher Niederschlag von Berlinerblau. $4\overset{III}{Fe}Cl_3 + 3\,K_4\overset{II}{Fe}(CN)_6 = \overset{III}{Fe_4}\cdot\left[\overset{II}{Fe}(CN)_6\right]_3 + 12\,KCl$	Schwefelwasserstoff erzeugt in ammoniakalischen Lösungen von Eisensalzen eine schwarze Fällung von Eisensulfid. $FeSO_4 + H_2S = FeS + H_2SO_4$ Alkalien fällen aus Ferrosalzlösungen grünlichweißes, an der Luft sich schnell bräunendes Eisenhydroxydul $Fe(OH)_2$, aus Ferrisalzlösungen rotbraunes Eisenhydroxyd. $FeSO_4 + 2\,NaOH = Na_2SO_4 + Fe(OH)_2$ $2\,Fe(OH)_2 + O + H_2O = 2\,Fe(OH)_3$ $FeCl_3 + 3\,NH_3 + 3\,H_2O = Fe(OH)_3 + 3\,NH_4Cl$
9. Aluminiumsalze.	$Al\diagdown$	In Aluminiumsalzlösungen entsteht auf Zusatz von Natronlauge ein weißer gallertartiger Niederschlag, der sich im Überschuß von Natronlauge zu Natriumaluminat löst, auf Zusatz von überschüssiger Ammoniumchloridlösung aber wieder gefüllt wird. $Al_2(SO_4)_3 + 6\,NaOH = 3\,Na_2SO_4 + 2\,Al(OH)_3$ $Al(OH)_3 + 3\,NaOH = Al(ONa)_3 + 3\,H_2O$ $Al(ONa)_3 + 3\,NH_4Cl = Al(OH)_3 + 3\,NH_3 + 3\,NaCl$	Ammoniakflüssigkeit scheidet aus Aluminiumsalzlösungen gallertartiges Aluminiumhydroxyd aus, daß sich im Überschuß von Ammoniak nicht löst. $Al_2(SO_4)_3 + 3\,NH_3 + 6\,H_2O = 3\,(NH_4)_2SO_4 + 2\,Al(OH)_3$
10. Silbersalze.	$Ag-$	In Silbersalzlösungen erzeugt verdünnte Salzsäure eine weiße käsige Ausscheidung von Silberchlorid, die in Ammoniak leicht, in Salpetersäure nicht löslich ist. $AgNO_3 + HCl = AgCl + HNO_3$	Aus, mit Salpetersäure schwach angesäuerten Silbersalzlösungen wird durch Schwefelwasserstoff schwarzes Silbersulfid gefällt. $2\,AgNO_3 + H_2S = Ag_2S + 2\,HNO_3$

Bezeichnung	Formel	Erkennungsreaktion (Identität)	Nachweisreaktion (Prüfung)
11. Bleisalze.	$Pb\big\langle$	Aus Bleisalzlösungen fällt 1. Salzsäure weißes, in heißem Wasser lösliches Bleichlorid. $$(CH_3 - COO)_2Pb + 2\,HCl = PbCl_2 + 2\,CH_3 - COOH$$ 2. Jodkaliumlösung gelbes, in heißem Wasser lösliches Bleijodid. $$(CH_3{-}COO)_2Pb + 2KJ = PbJ_2 + 2CH_3{-}COOK$$ 3. Verdünnte Schwefelsäure weißes in Wasser unlösliches Bleisulfat. $$(CH_3 - COO)_2Pb + H_2SO_4 = PbSO_4 + 2\,CH_3 \cdot COOH$$ 4. Kaliumchromatlösung gelbes Bleichromat. $$(CH_3 - COO)_2Pb + K_2CrO_4 = PbCrO_4 + 2\,CH_3 \cdot COOK$$ Alle diese Fällungen des Bleis lösen sich beim Erwärmen mit Natronlauge zu Natriumplumbat. $$PbSO_4 + 4\,NaOH = Pb(ONa)_2 + Na_2SO_4 + 2\,H_2O$$	Aus, mit Salpetersäure schwach angesäuerten Bleisalzlösungen fällt Schwefelwasserstoff schwarzes Bleisulfid. $$Pb(NO_3)_2 + H_2S = PbS + 2\,HNO_3$$
12. Kupfersalze.	$Cu\big\langle$	Alle Kupfersalzlösungen werden auf Zusatz von Ammoniakflüssigkeit blau gefärbt. Anfangs entsteht ein grüner Niederschlag von basischem Salz, der auf weiteren Zusatz von Ammoniak sich in grünblaues Hydroxyd verwandelt, sich aber im Überschuß von Ammoniak mit tiefblauer Farbe zu komplexen Salzen löst. So z. B. $CuSO_4 \cdot 4\,NH_3 \cdot H_2O$.	Aus schwach mineralsauren Kupfersalzlösungen fällt Schwefelwasserstoff schwarzes Kupfersulfid. $$CuSO_4 + H_2S = CuS + H_2SO_4$$
13. Zinksalze.	$Zn\big\langle$	Aus Zinksalzlösungen wird durch verdünntes Ammoniak oder durch verdünnte Natronlauge weißes voluminöses Zinkhydroxyd gefällt, das im Überschuß von Ätzalkalien löslich ist. $$ZnCl_2 + 2\,NaOH = Zn(OH)_2 + 2\,NaCl$$ $$Zn(OH)_2 + 2\,NaOH = Zn(ONa)_2 + 2\,H_2O$$	Aus neutralen oder mit Essigsäure angesäuerten Zinksalzlösungen fällt Schwefelwasserstoff weißes voluminöses Zinksulfid. $$ZnSO_4 + H_2S = ZnS + H_2SO_4$$

Tabellarische Übersicht

der im Deutschen Arzneibuch angegebenen Schwefelwasserstoffällungen.

I. Fällungen aus schwachsaurer, erwärmter Lösung.

Beim Digerieren des Niederschlages mit Ammoniak oder mit Schwefelammonium gehen in Lösung	Das Filtrat wird mit Salzsäure versetzt. Es fallen aus	Der abfiltrierte und ausgewaschene Niederschlag wird mit konzentrierter Ammoniumkarbonatlösung erwärmt und filtriert	Das Filtrat 2 wird mit Salzsäure übersättigt und die Fällung abfiltriert	Der Rückstand 2 wird durch Kochen mit Salzsäure gelöst und ein Stück Zink in der Lösung aufgelöst. Vom ausgeschiedenen Metall wird abgegossen	Die abgegossene Lösung 4 wird mit Quecksilberchloridlösung versetzt
	1	2	3	4	5
1. Arsen As_2S_3 gelb. . . As_2S_5 gelb. . .	As_2S_3 As_2S_5	geht in Lösung	Das ausgefällte Arsensulfid wird durch Kochen mit konzentrierter Salzsäure und Kaliumchlorat in Lösung gebracht und dann mit Ammoniak und Magnesiumchloridlösung versetzt. Es scheidet sich weiße kristallinische arsensaure Ammoniakmagnesia aus $As\diagdown\!\!\begin{array}{l}O\\ O\diagdown\\ O\diagup\\ ONH_4\end{array}\!\!Mg$		
2. Antimon Sb_2S_3 orange . Sb_2S_5 orange .	Sb_2S_3 Sb_2S_5	Rückstand	—	Das ausgeschiedene metallische Antimon wird in Königswasser gelöst, der Überschuß der Säure verdampft, mit Wasser verdünnt und mit Schwefelwasserstoff gefällt. Orangeroter Niederschlag von Sb_2S_5	
3. Zinn SnS braun. . . SnS_2 gelb . . .	SnS SnS_2	Rückstand	—	bleibt in Lösung	Es entsteht ein grauer Niederschlag von metallischem Quecksilber. $SnCl_2 + HgCl_2 = Hg + SnCl_4$

<table>
<tr>
<th rowspan="2">Beim Digerieren des Niederschlages mit Ammoniak oder Schwefelammonium bleiben ungelöst zurück</th>
<th>Der abfiltrierte Rückstand wird mit konzentrierter Salpetersäure erwärmt, mit Wasser verdünnt und dann filtriert</th>
<th>Der Rückstand von 1 wird in Königswasser gelöst. Die Säure nach dem Verdünnen mit Wasser möglichst fortgekocht und dann mit Kalilauge stark übersättigt und filtriert</th>
<th>Die Lösung von 1 wird mit Schwefelsäure versetzt und dann vom Niederschlage abfiltriert</th>
<th>Das Filtrat von 3 wird mit verdünnter Salzsäure versetzt und dann vom Niederschlage abfiltriert</th>
<th>Das Filtrat von 4 wird mit Ammoniak übersättigt und dann vom Niederschlage abfiltriert</th>
<th>Das Filtrat von 5 wird mit Zyankaliumlösung versetzt und mit Schwefelwasserstoff gesättigt, dann vom Niederschlage abfiltriert</th>
<th colspan="2">Das Filtrat von 6 wird mit verdünnter Salzsäure versetzt</th>
</tr>
<tr>
<th>1</th><th>2</th><th>3</th><th>4</th><th>5</th><th>6</th><th colspan="2">7</th>
</tr>
<tr>
<td>1. Quecksilber HgS schwarz</td>
<td>Rückstand</td>
<td colspan="3">Gelber Niederschlag von Quecksilberoxyd
$HgCl_2 + 2\,KOH = HgO + 2\,KCl + H_2O$</td>
<td colspan="4">Legt man in die abgedampfte und verdünnte Säurelösung ein Stück blankes Kupferblech, so überzieht sich dieses mit weißem Quecksilberbeschlag</td>
</tr>
<tr>
<td>2. Blei PbS schwarz</td>
<td>geht in Lösung</td>
<td>—</td>
<td colspan="2">Niederschlag von weißem Bleisulfat $PbSO_4$</td>
<td colspan="4">In Natronlauge ist der Niederschlag löslich. Auf Zusatz von Kaliumjodidlösung entsteht gelber, in heißem Wasser löslicher Niederschlag von Bleijodid PbJ_2</td>
</tr>
<tr>
<td>3. Silber Ag$_2$S schwarz</td>
<td>geht in Lösung</td>
<td>—</td>
<td>bleibt in Lösung</td>
<td>Weißer Niederschlag von Silberchlorid AgCl</td>
<td colspan="4">Der Niederschlag löst sich in Ammoniakflüssigkeit, wird aber wieder durch überschüssige Salpetersäure gefällt</td>
</tr>
<tr>
<td>4. Wismut Bi$_2$S$_3$ braun</td>
<td>geht in Lösung</td>
<td>—</td>
<td>bleibt in Lösung</td>
<td>bleibt in Lösung</td>
<td>Weißer Niederschlag von Wismuthydroxyd Bi(OH)$_3$</td>
<td colspan="3">Wird der Niederschlag in Salzsäure gelöst und mit viel Wasser verdünnt, so fällt weißes Wismutoxychlorid aus
$BiCl_3 + H_2O = BiOCl + 2\,HCl$</td>
</tr>
<tr>
<td>5. Cadmium CdS gelb</td>
<td>geht in Lösung</td>
<td>—</td>
<td>bleibt in Lösung</td>
<td>bleibt in Lösung</td>
<td>bleibt in Lösung</td>
<td>Gelber Niederschlag von Kadmiumsulfid CdS</td>
<td colspan="2">Wird in Salpetersäure gelöst und mit Kalilauge versetzt. Weißer Niederschlag von Kadmiumhydroxyd Cd(OH)$_2$</td>
</tr>
<tr>
<td>6. Kupfer CuS schwarz</td>
<td>geht in Lösung</td>
<td>—</td>
<td>bleibt in Lösung</td>
<td>bleibt in Lösung</td>
<td>Bei Anwesenheit von Kupfer ist die Lösung blaugefärbt</td>
<td>Bei Gegenwart von Kaliumzyanid wird Kupfer nicht gefällt</td>
<td>Schwarzer Niederschlag von Kupfersulfid CuS</td>
<td>Der Niederschlag wird in Salpetersäure gelöst und mit Kaliumferrozyanidlösung versetzt, dann entsteht eine braunrote Fällung von Ferrozyankupfer Cu$_2$Fe(CN)$_6$</td>
</tr>
</table>

II. Fällung aus ammoniakalischer Lösung in Gegenwart von Ammoniumchlorid.

Beim Digerieren des Niederschlages mit verdünnter Salzsäure ($1 + 6\ H_2O$) gehen in Lösung	Die Lösung wird mit verdünnter Natronlauge digeriert und dann vom Niederschlage abfiltriert — 1	Der Rückstand von 1 wird in wenig Salzsäure gelöst, mit Natronlauge neutral gemacht und mit Natriumazetatlösung gekocht, bis die überstehende Flüssigkeit farblos erscheint und dann filtriert — 2	Das Filtrat von 2 wird mit Ammoniak übersättigt und Schwefelwasserstoff eingeleitet und der Niederschlag abfiltriert — 3	Das Filtrat von 1 (nur zu $1/_3$) wird mit Schwefelwasserstoff gesättigt und der Niederschlag abfiltriert — 4	Das zweite Drittel des Filtrats von 1 wird mit Salzsäure übersättigt und dann mit Ammoniak versetzt und der Niederschlag abfiltriert — 5	Das letzte Drittel des Filtrats von 1 wird mit Essigsäure übersättigt und mit Silbernitratlösung oder mit Bleiazetatlösung versetzt — 6
1. Eisen FeS schwarz	Rückstand	Braunroter Niederschlag von basischem Eisenazetat $CH_3—COO—FeO$	Der Niederschlag wird in verdünnter Salzsäure gelöst und mit Kaliumferrozyanidlösung versetzt; es entsteht ein blauer Niederschlag von Berlinerblau			
2. Mangan: MnS fleischfarbig	Rückstand	geht in Lösung	Fleischfarbiger Niederschlag von Mangansulfid MgS	Der Niederschlag wird in Essigsäure gelöst und unterchlorigsaure Natronlösung zugefügt; es entsteht braunschwarze Fällung von Mangansuperoxyd MnO_2		
3. Zink ZnS weiß	geht in Lösung	—	—	Weiße Fällung von Zinksulfid ZnS	Der Niederschlag löst sich in Natronlauge und wird durch Essigsäure wieder gefällt	
4. Aluminium Al(OH)$_3$ weiß	geht in Lösung	—	—	—	Flockig weißer Niederschlag von Aluminiumhydroxyd Al(OH)$_3$	
5. Chrom, Cr(OH)$_3$ blaugrau	geht in Lösung	Bei Anwesenheit von Chrom ist die Lösung grün oder violett gefärbt	—	—	—	Braunroter Niederschlag von Silberchromat, Ag_2CrO_4, oder gelber Niederschlag von Bleichromat $PbCrO_4$

Bei dem Digerieren des Niederschlages mit verdünnter Salzsäure (1 + 6 H_2O) bleiben ungelöst zurück	Der Rückstand wird in Salpetersäure gelöst und zur Trockne verdampft	Der Abdampfrückstand aus 1 wird mit wenig Wasser aufgenommen, mit konzentrierter Essigsäure und mit konzentrierter Kaliumnitritlösung versetzt und einige Stunden stehen gelassen, dann der Niederschlag abfiltriert	Das Filtrat von 2 wird mit Natronlauge versetzt
	1	2	3
1. Kobalt CoS schwarz	$Co(NO_3)_2$	Gelber pulveriger Niederschlag von salpetrigsaurem Kobaltoxydkali $CoK_3(NO_2)_6$	
2. Nickel NiS schwarz	$Ni(No_3)_2$	bleibt in Lösung	apfelgrüner Niederschlag von Nickelhydroxydul $Ni(OH)_2$

III. Teil.

Die chemisch-quantitativen Prüfungsmethoden.

A. Die Maßanalyse.

Die **Maßanalyse** ist eine Methode zur quantitativen Ermittelung chemischer Stoffe.

Ihre Bezeichnung hat die Maßanalyse von der Art ihrer Ausführung. Sie ist eine Meßmethode, deren Prinzip auf der momentanen Umsetzung molekularäquivalenter Gewichtsmengen gewisser chemischer Verbindungen, deren Ausführung jedoch auf der Verwendung von Lösungen bestimmten Gehaltes solcher Verbindungen beruht. Die Menge des in Reaktion tretenden Stoffes wird also nur indirekt gewogen, direkt aber gemessen.

Der Endpunkt solcher chemischen Umsetzungen ist meist nur mit Hilfe eines dritten Reagens wahrzunehmen, das Indikator genannt wird. Die Messung der angewendeten Reagenslösungen erfolgt durch in $^1/_{10}$ ccm geteilte Meßapparate, sogenannte Büretten, oder Pipetten. Erstere werden mittelst eines kleinen Trichters gefüllt. Mit letzteren saugt man das abzumessende Flüssigkeitsvolumen bis zur Marke auf.

Die im Deutschen Arzneibuch aufgenommenen maßanalytischen Gehaltsbestimmungen kann man in direkte, indirekte und in Differenzbestimmungen einteilen.

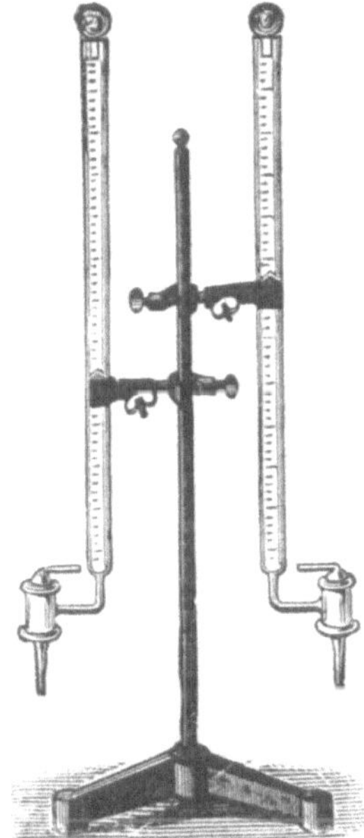

Fig. 22. Büretten. (Warmbrunn, Quilitz & Co., Berlin.)

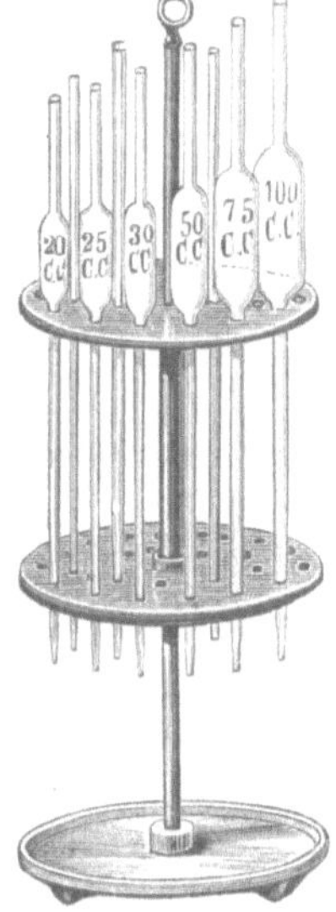

Fig. 23. Pipetten.

1. Direkte Bestimmungen sind diejenigen, bei denen der Gehalt eines Stoffes in irgend einer Verbindung durch eine bestimmte Menge eines, mit ihm direkt in Reaktion tretenden Reagens ermittelt wird.

Beispiel: 1. Titration von Essigsäure durch Kaliumhydroxyd.

2. Titration von Kaliumkarbonat durch Salzsäure.

3. Titration von Jodtinktur durch Natriumthiosulfat.

2. Indirekte Bestimmungen sind solche, bei denen der zu ermittelnde Stoff mit einem Zwischenreagens in Reaktion tritt und das dadurch entstehende äquivalente Umsetzungsprodukt dann durch eine Maßflüssigkeit ermittelt wird.

Beispiel: 1. Formaldehyd setzt sich mit Natriumsulfit um in formaldehydschwefligsaures Natron und Ätznatron. Dieses entstandene Ätznatron wird mit Salzsäure titriert.

2. Chlorwasser macht aus Kaliumjodid Jod frei; dieses wird mit Natriumthiosulfat titriert.

3. Differenzbestimmungen erfolgen dann, wenn der zu bestimmende Stoff einen Teil eines zugesetzten Reagensquantums derart verbraucht, bindet oder verändert, daß er bei der folgenden Titration nicht mehr in Reaktion tritt.

Beispiel: 1. Alkaloidbestimmungen. Die isolierte, freie Alkaloidbase verbraucht einen Teil zugefügter Salzsäure zur Bildung von salzsaurem Salz; der verbleibende Teil Säure wird mit Kalilauge zurücktitriert.

2. Zur Bestimmung der Esterzahl wird ein Teil der zugesetzten Kalilauge zur Verseifung des Esters verbraucht, der Rest wird mit Salzsäure zurücktitriert.

1. Theorie chemischer Umsetzungen.

Als Ursache aller chemischen Umsetzungen gilt die jedem Element eigene Polarität, das ist der Gegensatz der elektrischen Ladungen.

Das Maß oder die Stärke der Polarität ist für den Fall, daß mehrere verbindungsfähige Elemente oder Atomgruppen zusammentreffen, bestimmend für das Endergebnis chemischer Umwandlung. Solche Umwandlungen vollziehen sich aber meist nur in Lösungen, und man führt sie, gemäß der Lehre von der elektrolytischen Dissoziation, darauf zurück, daß in wässrigen Lösungen (Wasser hat von allen Lösungsmitteln die größte dissoziierende Kraft) alle Elektrolyte zweiter Klasse — Säuren, Basen, Salze — zum Teil, und zwar mit wachsender Verdünnung in zunehmendem Grade dissoziiert sind, d. h. sie verhalten sich so, als wenn sie in ihre Ionen zerfallen wären.

Ionen sind aufzufassen als selbständige Massenteilchen der Moleküle; ihre stark elektrischen Ladungen entgegengesetzten Vorzeichens halten sie in der gegenseitigen Nachbarschaft fest und verhindern sie die Lösung zu verlassen. Ein Ion kann der Lösung in keiner Weise entzogen werden.

Sie büßen dagegen ihre Eigenschaft als Ion ein, wenn entweder solche verschiedenen Vorzeichens in eine nicht dissoziierende Verbindung übergeführt werden, z. B. entsteht beim Vermischen einer Natriumchloridlösung mit einer Silbernitratlösung aus den positiven Ionen $Ag^{\cdot}$ und den negativen Ionen Cl' die nicht dissoziierte Verbindung AgCl Chlorsilber, oder wenn solche gleichen Vorzeichens mit Hilfe des elektrischen Stromes zu einem gleichen Atompaar als Molekül zusammentreten, wie es z. B. die Abscheidung von metallischem Quecksilber bei der Elektrolyse einer Quecksilbernitratlösung zeigt.

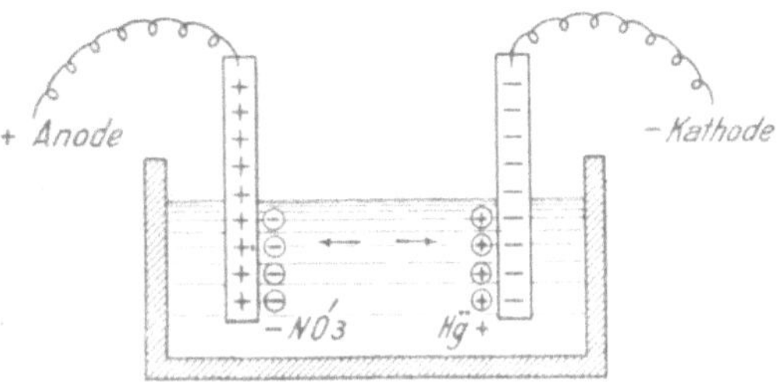

Fig. 24.

Die elektrochemische Natur eines Ions, ob positiv oder negativ, ergibt sich in einfacher Weise durch die Elektroyse und man bezeichnet das positive Ion als Kation, das negative Ion als Anion, weil der elektrische Strom das erstere nach der negativen Kathode, das letztere nach der positiven Anode transportiert.

Das Ionenschriftzeichen unterscheidet sich vom Atomschriftzeichen durch Anfügung eines oder mehrerer Punkte rechts oben, je nach Wertigkeit der Kationen, und eines oder mehrerer Apostrophen für die Anionen an die Atomzeichen, z. B.: $H^{\cdot}$; $Na^{\cdot}$; $Fe^{\cdot\cdot}$; $Fe^{\cdot\cdot\cdot}$; $Cu^{\cdot\cdot}$ für Kationen, Cl'; Br'; O''; SO_4''; NO_3'; PO_4'''; OH' für Anionen.

Aus dem Gesagten ergibt sich, daß zu Maßlösungen nur ionisierbare Verbindungen (Elektrolyte) verwendbar sind, daß ferner nur ionisierbare Verbindungen direkt titriert werden können, und daß schließlich nicht ionisierbare Verbindungen nur der indirekten Titriermethode zugänglich sind.

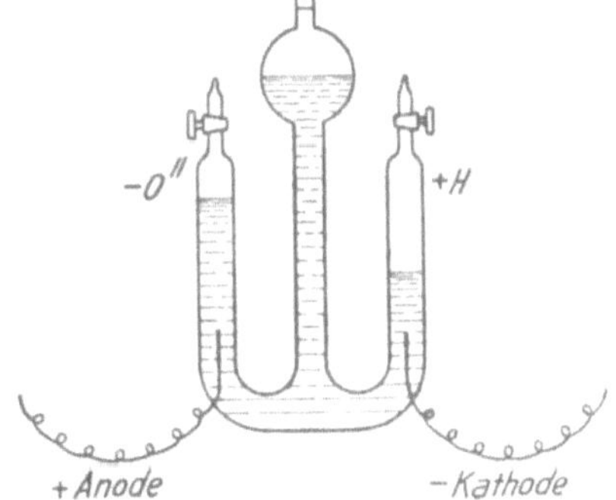

Fig. 25.

Auch die Wirkung der Indikatoren findet ihre Erklärung durch die Stärke der Polarität der Ionen des Maßflüssigkeitsreagens gegenüber denen des zu titrierenden Stoffes einerseits und denen der Indikatoren andererseits (darüber Näheres bei den Indikatoren).

Es kann also z. B. Salzsäure direkt mit Normalkalilauge titriert werden,
$$H^{\cdot} + Cl' \text{ und } K^{\cdot} + OH' = K^{\cdot} + Cl' \text{ und } H^{\cdot} + OH',$$
$$+ \quad - \quad + \quad - \quad + \quad - \quad + \quad -$$

dagegen kann das Chlor im Chloroform oder in der Trichloressigsäure durch Titrieren mit Kalilauge nicht ermittelt werden, denn in diesen Verbindungen ist das Chlor nicht ionisiert. Aus demselben Grunde reagiert auch bei der Phenolbestimmung das kernsubstituierte Brom nicht mit Jodkalium (bzw. mit Jodwasserstoff in saurer Lösung), schaltet deshalb bei der Rücktitration mit Thiosulfat aus.

2. Prinzip der Titriermethode.

Die Titriermethode beruht auf dem Prinzip der äquivalenzmolekularen Umsetzung gelöster Stoffe. Als Valenzeinheit gilt die des Wasserstoffions. Verbindungen mit einem vertretbaren Wasserstoff gelten als einwertig

$$HCl \text{ Salzsäure.}$$

Solche mit zwei vertretbaren Wasserstoffen sind zweiwertig

$$H_2SO_4 \text{ Schwefelsäure}$$

und endlich sind Verbindungen mit drei vertretbaren Wasserstoffen dreiwertig.

$$H_3PO_4 \text{ Phosphorsäure.}$$

Dieselbe Wertigkeit wird den, von diesen Säuren sich ableitenden Salzen zukommen, wenn ihre Wasserstoffe durch Metall ersetzt sind.

$NaCl$ Natriumchlorid einwertig,
Na_2SO_4 Natriumsulfat zweiwertig;
Na_3PO_4 Natriumphosphat dreiwertig.

Desgleichen sind Basen wie

KOH Kaliumhydroxyd einwertig,
$Ca(OH_2)$ Kalziumhydroxyd zweiwertig,
$Fe(OH_3)$ Eisenhydroxyd dreiwertig.

Denn bei der Einwirkung von Säuren auf diese Basen bindet jedes Hydroxyl je ein Wasserstoffatom der Säure.

$$KOH + HCl = KCl + H_2O\,,$$
$$Ca(OH)_2 + 2\,HCl = CaCl_2 + 2\,H_2O\,,$$
$$Fe(OH)_3 + 3\,HCl = FeCl_3 + 3\,H_2O\,.$$

Treten nun chemische Verbindungen in gegenseitige Reaktion, so wird das Resultat solcher Umsetzungen in zweiter Linie von den absoluten Gewichtsmengen der reagierenden Stoffe abhängen. Eine restlose Umsetzung wird nur erfolgen, wenn die Stoffe in äquivalenzmolekularen Mengen vorhanden sind.

Bringt man etwa $100\,g$ (15%) Kalilauge $= 15\,g$ KOH und $100\,g$ (25%) Salzsäure $= 25\,g$ HCl zusammen, so kann man sich mit Lackmuspapier leicht davon überzeugen, daß die Mischung stark sauer reagiert. Durch einen Versuch kann man ermitteln, daß zur Neutralisation von $15\,g$ KOH nur ca. $39\,g$ (25%) Salzsäure oder $\dfrac{39}{4} = 9{,}75\,g$

Chlorwasserstoff (HCl), dagegen ca. 52,5 g (25%) Schwefelsäure oder $\dfrac{52,5}{4} = 13,11$ g Schwefelsäure (H_2SO_4) erforderlich sind.

Diese absoluten Gewichtsmengen werden durch das Molekulargewicht der betreffenden Stoffe ausgedrückt. Das Molekulargewicht einer Verbindung ist aber die Summe der Atomgewichte der sie zusammensetzenden Elemente.

Berechnet man die Molekulargewichte von Kaliumhydroxyd, Salzsäure und Schwefelsäure

$$
\begin{array}{lll}
K = 39,1 & H = 1,008 & H_2 = 2,016 \\
O = 16,0 & Cl = 35,46 & S = 32,07 \\
\underline{H = 1,008} & & \underline{O_4 = 64,00} \\
KOH = 56,11 & \overline{HCl = 36,47} & H_2SO_4 = 98,09
\end{array}
$$

und bezieht die angewendete Menge Kaliumhydroxyd auf das Molekulargewicht, so sind 15 g KOH = 0,267 Mol. oder 267 Milli-Mol. — $\dfrac{15}{56,11} = 0,267$; $267 \times 56,11 =$ rund 15 000 mg oder 15 g KOH.

Die zur Neutralisation von 15 g KOH erforderliche Menge Säure wird gleichfalls 267 Milli-Mol. sein.

HCl Mol. = 36,47.

$36,47 \times 267 =$ rund 9750 Milli-Mol. oder 9,75 g HCl.

H_2SO_4 Mol. $= 98,09$; $98,09 \times 267 = 26\,200$ mg.

Da Schwefelsäure gegen Kaliumhydroxyd aber zweiwertig ist, wird nur die Hälfte $\dfrac{26\,200}{2} = 13\,100$ mg oder 13,1 g H_2SO_4 erforderlich sein, was mit dem Versuch übereinstimmt.

Beispiel 2: Fügt man zu 100 g Jodtinktur (10%) also zu 10 g Jod von abgewogenen Natriumthiosulfat bis zur Entfärbung des Jod hinzu, so wird sich ergeben, daß ungefähr 19,5 g zu der Entfärbung erforderlich sind.

Die Molekulargewichte von Jod und Natriumthiosulfat sind:

$$
\begin{array}{ll}
 & 2\,Na = 46,00 \\
 & 2\,S = 64,14 \\
 & 3\,O = 48,00 \\
 & \underline{9\,H_2O = 90,08} \\
J = 126,92 & Na_2S_2O_3 + 9\,H_2O = 248,22
\end{array}
$$

10 g Jod sind 0,078 Mol. $\left(\dfrac{10}{126,92} = 0,078\right)$ oder 78 Milli-Mol. 78 Milli-Mol. Natriumthiosulfat sind $248,22 \cdot 78 = 19361$ mg oder 19,36 g[1]).

Unter äquivalenzmolekularer Umsetzung versteht man also die

---

[1]) Natriumthiosulfat ist zu Jod einwertig. Nur ein Natriumatom, und zwar das an Schwefel gebundene, tritt in Reaktion, während das andere nicht reagiert. Siehe dazu das Schema auf Seite 51.

Wechselwirkung zweier Substanzen im Verhältnis ihrer Molekulargewichte bezogen auf die Valenzeinheit.

3. Herstellung von Normallösungen und Urlösungen.

Unter Normallösung irgendeiner Substanz versteht man eine solche,
die das Molekulargewicht dieser Substanz, ausgedrückt in der Gewichtseinheit 1 g, in der Volumeneinheit 1 Liter gelöst enthält. 1 ccm einer
solchen Lösung entspricht dann dem tausendsten Teil
des Molekulargewichts oder einem Milli-Mol.

Werden solche Normallösungen auf das doppelte, zehn-
und hundertfache Volumen verdünnt, so sind sie halb,
zehntel oder hundertstel normal. Demnach enthält:

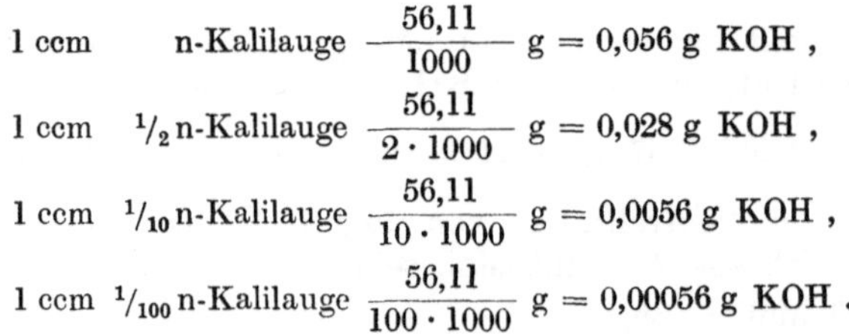

$$1 \text{ ccm} \qquad \text{n-Kalilauge} \qquad \frac{56{,}11}{1000} \text{ g} = 0{,}056 \text{ g KOH },$$

$$1 \text{ ccm} \quad {}^1\!/_2 \text{ n-Kalilauge} \quad \frac{56{,}11}{2 \cdot 1000} \text{ g} = 0{,}028 \text{ g KOH },$$

$$1 \text{ ccm} \quad {}^1\!/_{10} \text{ n-Kalilauge} \quad \frac{56{,}11}{10 \cdot 1000} \text{ g} = 0{,}0056 \text{ g KOH },$$

$$1 \text{ ccm} \quad {}^1\!/_{100} \text{ n-Kalilauge} \quad \frac{56{,}11}{100 \cdot 1000} \text{ g} = 0{,}00056 \text{ g KOH }.$$

Fig. 26.
Meßkolben.   Zu den im Deutschen Arzneibuch angegebenen maßanalytischen Gehaltsbestimmungen kommen volumetrische Lösungen von Salzsäure und Kaliumhydroxyd
für die Acidimetrie, von Jod und Natriumthiosulfat für die Jodometrie,
von Silbernitrat und Rhodanammonium für die Fällungsmethode in
Anwendung.

Ferner werden gebraucht volumetrische Lösungen von Kaliumbromat
und von Natriumchlorid.

Oxydimetrische Bestimmungen, mittels Kaliumpermanganat, sind
nicht vorgeschrieben, auf solche einzugehen wird deshalb hier verzichtet.

Urlösungen sind solche Normallösungen, die durch direckte Wägung
des Maßreagens hergestellt werden können. Auf diese Urmaße lassen
sich dann andere Maßlösungen in entsprechender Weise einstellen.

Als Urmaße sind aber nur solche Reagenzien verwendbar, die in
absoluter Reinheit erhältlich sind und die sich genau abwägen lassen.

Aus diesem Grunde dienen für die Acidimetrie chemisch reines
Natriumkarbonat oder chemisch reine Oxalsäure als Urmaß, auf welche
Salzsäure und Kalilauge eingestellt werden.

Für die Jodometrie dient chemisch reines Kaliumdichromat als
Urmaß, auf das Jod und Natriumthiosulfat eingestellt werden.

In der Fällungsmethode dient Silbernitrat selbst als Urmaß, auf
welches Rhodanammonium und Natriumchlorid eingestellt werden.
Das Schema gestaltet sich folgendermaßen.

	Azidimetrie		Jodometrie	Fällungsmethode
Urmaß genau gewogen	Natriumkarbonat Na_2CO_3 (Mol. 106)	Oxalsäure $\begin{array}{l}COOH\\ \mid \qquad +2\,H_2O\\ COOH\end{array}$ (Mol. 126,05)	Kaliumdichromat $K_2Cr_2O_7$ (Mol. 294,2)	Silbernitrat $AgNO_3$ (Mol. 169,89)
Darauf werden eingestellt, daher nur annähernd gewogen	Salzsäure HCl (Mol. 36,47)	Kaliumhydrooxyd KOH (Mol. 56,11)	Natriumthiosulfat $Na_2S_2O_3+9H_2O$ (Mol. 248,22)	Rhodanammonium $CNSNH_4$ (Mol. 76,12) und Natriumchlorid NaCl (Mol. 58,46)
	—	—	—	
Darauf werden eingestellt, daher nur annähernd gewogen	Kaliumhydrooxyd KOH (Mol. 56,11)	Salzsäure HCl (Mol. 36,47)	Jod J (Atomgew. 126,92) und Kaliumbromat $KBrO_3$ (Mol. 167,02)	—
	—	—		—

Azidimetrische Meßflüssigkeiten. Weder Salzsäure noch Kaliumhydroxyd sind als Urmaß zu verwenden, erstere läßt sich nicht genau abwägen, letzteres ist nie absolut rein. Man geht deshalb vom chemisch reinen Natriumbikarbonat aus, von welchem man ca. 20 g in einem geräumigen Porzellantiegel über freier Flamme oder in einer Porzellanschale auf dem Sandbade ca. 1 Stunde lang auf 300° (Bildung von Natriumkarbonat Na_2CO_3) bis zur Gewichtskonstanz erhitzt und nach dem Abkühlen im Exsikkator auf einem Urglase genau 5,3 g abwägt. Diese Menge spült man mit Hilfe eines Trichters in einen 100-ccm-Kolben und füllt bis zur Marke auf. Eine solche Lösung hält sich in gut verschlossener Flasche unbegrenzt.

Nun wägt man ungefähr 150 g offizinelle Salzsäure (25%) 36,47 × 4 = 145,88 rund 150 ab und füllt zum Liter auf.

Andererseits löst man 60 g Kaliumhydroxyd im Liter auf.

Halbnormal weingeistige Kalilauge, wie sie zur Bestimmung der Ester- oder Verseifungszahl erforderlich ist, bereitet man durch Auflösen von ca. 30—35 g Kaliumhydroxyd in ca 100 g Wasser und Verdünnen mit absolutem Alkohol auf 1 Liter. Diese Lösung wird öfters durchgeschüttelt, nach 2 Tagen filtriert und am Licht aufbewahrt.

Einstellung auf das Urmaß. In ein Becherglas messe man mit einer Vollpipette 10 ccm, der wie oben angegeben hergestellten $^1/_1$ n-Natriumkarbonatlösung, verdünne mit ca. 100 ccm Wasser, füge einige Tropfen Dimethylaminoazobenzollösung hinzu und lasse aus einer Bürette die einzustellende Salzsäure bis zur Rotfärbung hinzutropfen. Von einer Normalsalzsäure müßten genau 10 ccm verbraucht werden.

Da die hergestellte Salzsäure aber stärker ist, muß sie auf normal verdünnt werden. Angenommen es sind zu obigem Versuch nur 9,6 ccm verbraucht, so müssen 960 ccm mit 40 ccm Wasser verdünnt werden. Man mißt also 40 ccm Wasser ab und füllt mit der Salzsäurelösung zum Liter auf. Die so verdünnte Lösung ist noch einmal, wie oben angegeben, zu titrieren. Genau so verfährt man mit der Kalilauge, welche man nun auf die hergestellte Normalsalzsäure einstellt. Die weingeistige $^1/_2$n-Kalilauge erfordert natürlich nur die Hälfte der $^1/_1$n-Salzsäure, da sie halbnormal sein soll. Als Indikator verwende man hier Phenolphthaleïn.

Um die Herstellung chemisch reinen Natriumkarbonats zu umgehen, kann man als Urmaß auch chemisch reine Oxalsäure, aus einer zuverlässigen Bezugsquelle, verwenden, wovon genau 6,302 g abzuwägen und zu 100 ccm aufzulösen sind. Natürlich erfolgt die Einstellung der Normallösungen dann in umgekehrter Reihenfolge, zuerst die Kalilauge und auf diese die Salzsäure.

Sowohl Natriumkarbonat als auch Oxalsäure sind gegen Salzsäure bzw. Kaliumhydroxyd zweiwertig, ihre Normallösungen enthalten daher das halbe Molekulargewicht in Gramm im Liter.

$$Na_2CO_3(Mol.106) = \frac{106}{2} = 53 \text{ g zum Liter oder } 5,3 \text{ g in } 100 \text{ ccm} = Normal.$$

$$\begin{matrix} COOH \\ | \\ COOH \end{matrix} + 2H_2O\,(Mol.\,126,05) = \frac{126,05}{2} = 63,02 \text{ g zum Liter}$$

oder 6,302 g in 100 ccm = Normal.

Jodometrische Meßflüssigkeiten. Als Urmaß verwendet man Kaliumdichromat, das chemisch rein leicht zu erhalten und dessen Lösung auch unbegrenzt haltbar ist.

Kaliumdichromat ist zu Jod sechswertig, denn 1 Mol. Kaliumdichromat macht in saurer Lösung aus Jodkalium 6 Atome Jod frei.

$$K_2Cr_2O_7 + 4\,H_2SO_4 = \quad K_2SO_4 + Cr_2(SO_4)_3 + 4\,H_2O + 3\,O,$$
$$6\,KJ + 3\,H_2SO_4 = 3\,K_2SO_4 + 6\,HJ,$$
$$6\,HJ + 3\,O = 3\,H_2O + 6\,J.$$

Ein Atom Jod wird dann durch $^1/_6$ Mol. Kaliumdichromat in Freiheit gesetzt.

Das Urmaß Kaliumdichromat wird also $^1/_6$ Mol. $= \dfrac{294,2}{6} = 49,03$ g gelöst im Liter sein.

Man wäge genau 4,903 g reines Kaliumdichromat, das zuvor fein zerrieben und im Exsikkator getrocknet ist, und löse zum Liter $= ^1/_{60}$ Normallösung.

Sodann löse man annähernd 25—26 g Natriumthiosulfat zum Liter.

Die Jodlösung stelle man her aus annähernd 13—14,0 g Jod, welches man mit 20 g Jodkalium in 100—150 ccm Wasser zur Lösung bringt und verdünne zum Liter. Die Kaliumbromatlösung findet als $^1/_{100}$ normal Anwendung, man wird also zur Einstellung annähernd 1,7 g (Mol. 167) im Liter lösen.

Einstellung auf das Urmaß. Von der $^1/_{60}$ n-Kaliumdichromatlösung messe man mit einer Pipette 20 ccm genau in ein Becherglas ab, füge 1 g Jodkalium, 10 ccm verdünnte Schwefelsäure (1 + 5) und ungefähr 50 ccm Wasser hinzu und titriere nach Ablauf von 10 Minuten mit der einzustellenden Natriumthiosulfatlösung bis auf hellgelb, gebe dann 5 ccm Stärkelösung hinzu und titriere zu Ende bis zum Verschwinden der blauen Farbe. Die Lösung wird nicht ganz farblos, sie behält, wegen des entstandenen Chromisulfats, einen bläulichgrünen Schein. Dennoch ist das Verschwinden der blauen Jodstärke deutlich zu erkennen.

Angenommen, es wären 19,3 Natriumthiosulfatlösung verbraucht, so sind 1930 ccm mit 70 ccm Wasser zu verdünnen, also 35 ccm Wasser mit der Thiosulfatlösung auf 1 l aufzufüllen. Die so bereitete $^1/_{10}$ Normallösung ist nochmals zu prüfen.

Zur Einstellung der Jodlösung auf diese $^1/_{10}$ n-Natriumthiosulfatlösung mißt man 10 ccm der eingestellten Jodlösung mit einer Pipette in ein Becherglas genau ab, verdünnt mit ungefähr 100 ccm Wasser, titriert mit der $^1/_{10}$ n-Natriumthiosulfatlösung auf hellgelb, fügt 5 ccm Stärkelösung hinzu und titriert auf farblos.

Angenommen die 10 ccm Jodlösung verbrauchten, weil zu stark, 11,5 ccm Natriumthiosulfat, so sind 100 ccm Jodlösung mit 15 ccm Wasser zu verdünnen, oder 130 ccm Wasser mit der Jodlösung zum Liter. aufzufüllen

$$\frac{10 \cdot 1000}{11,5} = 870$$

$$1000 - 870 = 130.$$

Zur Kontrolle titriere man noch einmal. Natriumthiosulfat ist zu Jod einwertig. Auf 1 Mol. Natriumthiosulfat wird 1 Atom Jod verbraucht nach folgender Gleichung

$$
\begin{array}{ccc}
\text{ONa} & & \text{ONa} \\
\big| & & \big| \\
\text{SO}_2 & & \text{SO}_2 \\
\big| & & \big| \\
\text{S} \;[\text{Na} + \text{J}] & & \text{S} \\
\big| & = & \big| \quad + 2\,\text{NaJ} \\
\text{S} \;[\text{Na} + \text{J}] & & \text{S} \\
\big| & & \big| \\
\text{SO}_2 & & \text{SO}_2 \\
\big| & & \big| \\
\text{ONa} & & \text{ONa}
\end{array}
$$

2 Natriumthiosulfat + 2 Jod = 1 Tetrathionsaures Natrium + 2 Natriumjodid.

Die Kaliumbromatlösung soll auf $^1/_{100}$ n eingestellt werden. Kaliumbromat ist aber zu Jod und auch zu Natriumthiosulfat sechswertig, denn durch 1 Mol. Kaliumbromat werden in saurer Lösung aus Jodkalium 6 Atome Jod frei.

$$\text{KBrO}_3 + 5\,\text{KBr} + 3\,\text{H}_2\text{SO}_4 = \text{HBrO}_3 + 5\,\text{HBr} + 3\,\text{K}_2\text{SO}_4$$
$$\text{HBrO}_3 + 5\,\text{HBr} = 6\,\text{Br} + 6\,\text{H}_2\text{O}$$
$$6\,\text{Br} + 6\,\text{KJ} = 6\,\text{KBr} + 6\,\text{J}$$

Mithin werden 100 ccm $^1/_{100}$ n-Kaliumbromatlösung 60 ccm $^1/_{10}$ n-Jod oder 60 ccm $^1/_{10}$ n-Natriumthiosulfatlösung entsprechen.

Zur Einstellung der Kaliumbromatlösung messe man mit einer Pipette genau 50 ccm in ein mit Glasstopfen verschließbares Kölbchen ab, füge ungefähr 0,3 g Kaliumbromid hinzu und setze nach völliger Lösung 5 ccm Schwefelsäure hinzu. Nach 15 Minuten füge man 2 g Kaliumjodid hinzu, titriere nach Ablauf von 5 Minuten mit Natriumthiosulfat auf hellgelb und versetze dann mit 5 ccm Stärkelösung, worauf man auf farblos zu Ende titriert. Es müssen zu 50 ccm $^1/_{100}$ n-Kaliumbromatlösung 30 ccm $^1/_{10}$ n-Natriumthiosulfat verbraucht werden.

Angenommen es wären nur 28 ccm Natriumthiosulfatlösung verbraucht, so sind 68 ccm Wasser mit Kaliumbromatlösung auf 1 Liter aufzufüllen.

$$50 : 30 = x : 28.$$
$$x = \frac{50 \cdot 28}{30} = \frac{1400}{30} = 466.$$
$$466 \times 2 = 932.$$
$$1000 - 932 = 68.$$

Meßflüssigkeiten für die Fällungsmethode. Silbernitrat ist in chemisch reinem Zustande erhältlich. Man wäge davon 16,989 g auf einem Uhrglase genau ab, löse in Wasser und fülle zum Liter auf. Die Lösung ist dann $^1/_{10}$ normal.

Ammoniumrhodanid löse man ungefähr 8 g zum Liter und Natriumchlorid ungefähr 6 g zum Liter auf. Diese Reagenzien sind zu Silbernitrat einwertig.

$$AgNO_3 + NaCl = AgCl + NaNO_3 ,$$
$$AgNO_3 + NH_4SCN = AgSCN + NH_4NO_3 .$$

Einstellung auf das Urmaß. Man messe mit einer Pipette 10 ccm $^1/_{10}$ n-Silbernitratlösung in ein Becherglas, verdünne mit ca. 50 ccm Wasser, füge einige Tropfen Ferriammoniumsulfatlösung hinzu und titriere mit der einzustellenden Ammoniumrhodanidlösung auf schwach rötlich.

Angenommen es seien nur 9,2 ccm Ammoniumrhodanidlösung verbraucht, so müssen 920 ccm mit 80 ccm Wasser verdünnt werden. Man mißt 80 ccm Wasser ab und füllt mit der einzustellenden Lösung auf 1 Liter auf. Sodann kontrolliere man die Ammoniumrhodanidlösung durch abermalige Titration. Mit der einzustellenden Natriumchloridlösung verfährt man genau so, nur verwendet man als Indikator hier Kaliumchromatlösung.

Es ist manchmal etwas umständlich, zumal wenn Lösungen ihren Gehalt verändern, wie es z. B. bei weingeistiger Kalilauge vorkommen kann, besonders aber, wenn die Lösungen schwächer werden, z. B. bei Jodlösung, jedesmal dieselbe auf normal bez. $^1/_{10}$ n einzustellen.

Man stellt dann an Hand der Urlösung den Gehalt der Lösungen fest und zieht die Gehaltsdifferenz bei der Verwendung in Rechnung.

Den Differenzgehaltsfaktor nennt man „Titer", den man auf dem Gefäß notiert.

Angenommen es werden von einer $^1/_2$ n-Kalilauge zur Neutralisation von 10 ccm $^1/_2$ n-Salzsäure 9,8 ccm verbraucht, so ist der Titer dieser Kalilauge $\frac{9,8}{10} = 0,98$, d. h. die bei der Ausführung einer Titration verbrauchten Kubikzentimeter $^1/_2$ n-Kalilauge oder verbrauchten Milligramm Kaliumhydroxyd sind mit 0,98 zu multiplizieren. Angenommen es wären bei einer Bestimmung 16,7 ccm einer Kalilauge mit dem Titer 0,98 verbraucht, so entsprächen diese $16,7 \times 0,98 = 16,3$ ccm $^1/_2$ n-Kalilauge oder $16,7 \times 0,98 \times 28,05 = 457$ mg Kaliumhydroxyd.

Angenommen eine $^1/_{10}$ n-Jodlösung wäre zu schwach geworden und es entsprächen 10 ccm $^1/_{10}$ n-Natriumthiosulfat 10,6 ccm dieser Jodlösung, so wäre der Titer der Jodlösung $\frac{10,6}{10} = 1,06$.

Auch in diesem Falle wären bei Verwendung der Jodlösung die Anzahl der verbrauchten Kubikzentimeter mit dem Titer 1,06 zu multiplizieren.

4. Die Indikatoren.

Als Indikatoren läßt das Arzneibuch verwenden:

I. In der Azidimetrie.

1. Phenolphthaleinlösung: 1 + 99 verdünnter Weingeist.
2. Dimethylaminoazobenzollösung: 1 + 199 Weingeist.
3. Jodeosinlösung: 1 + 499 Weingeist.
4. Hämatoxylinlösung: Bei Bedarf ein Körnchen in 1 ccm Weingeist zu lösen.
5. Lackmuspapier.

II. In der Jodometrie.

6. Stärkelösung: 1 + 99 siedendes Wasser.

III. In der Fällungsmethode.

7. Ferriammoniumsulfatlösung: 1 + 8 Wasser + 1 verdünnte Schwefelsäure (1 + 5).
8. Kaliumchromatlösung: 1 + 19 Wasser.
9. Kaliumjodidlösung: 1 + 9 Wasser.

Wie aus ihrer Benennung hervorgeht, sind Indikatoren Reagenzien, die irgendetwas anzeigen sollen, was ohne weiteres nicht wahrnehmbar ist. Bei Titrationen ist es der Endpunkt, der ohne Indikatoren nicht erkennbar sein würde.

Indikatoren werden also Stoffe sein, die, dem Reaktionsgemisch zugefügt, den geringsten Überschuß einer volumetrischen Lösung dadurch verraten, daß sie entweder farbig oder farblos werden, oder ihre Farbe verändern.

Die Ursache solcher Farberscheinungen werden nun, je nach der Natur der Indikatoren, verschieden sein.

Bei den anorganischen Indikatoren 7—9 beruht die Färbung auf Bildung gefärbter Ionen, bei denen organischer Herkunft 1—4 auf dem Übergang in den chinoiden Zustand[1]).

In allen Fällen aber tritt der Indikator mit der volumetrischen Lösung erst dann in Reaktion, wenn der zu titrierende Stoff mit dieser sich vollständig umgesetzt hat.

1. **Phenolphthaleïn**, ist ein farbloser, in Weingeist löslicher Körper von sehr schwach saurem Charakter, der mit Ätzalkalien, nicht mit Ammoniak oder Stickstoffbasen, rot gefärbte Salze liefert. Solche Alkalisalze werden jedoch schon durch Kohlensäure zerlegt, auch ist Phenolphthaleïn gegen starke Mineralsäuren und gegen konzentriertes Ätzalkali nicht beständig. Aus diesen Gründen eignet sich Phenolphthaleïn nicht zur Titration, weder von Ammoniak oder Aminbasen (Alkaloiden) noch von Karbonaten oder starken Mineralsäuren. Das Arzneibuch läßt Phenolphthaleïn hauptsächlich nur bei der Titration organischer Säuren verwenden. Seiner chemischen Konstitution nach gehört das Phenolphthaleïn, das an sich kein Farbstoff ist, in die Klasse der Triphenylmethanfarbstoffe. Es wird erhalten durch Kondensation von Phthalsäureanhydrid mit Phenol und hat folgende Strukturformel:

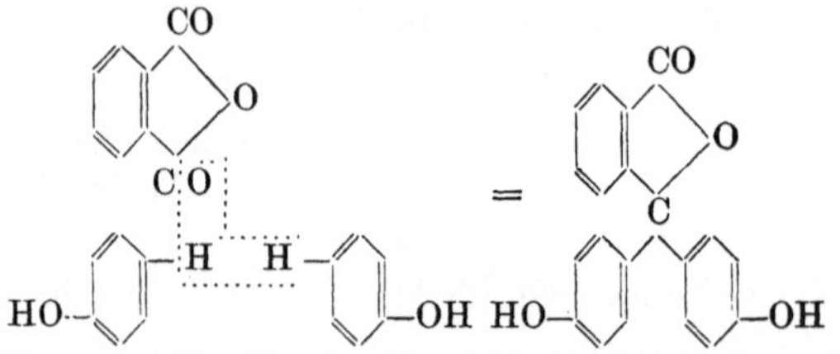

Phthalsäureanhydrid + Phenol = Phenolphthaleïn, laktoide Form, **farblos**

In ätzalkalischer Lösung entsteht unter Öffnung des laktoiden Ringes

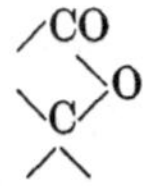

---

[1]) Im Benzolkern werden im Normalzustande drei Doppelbindungen angenommen. Dieser benzoide Zustand wird chinoid, wenn diese drei Doppelbindungen sich in zwei verwandeln. Man unterscheidet

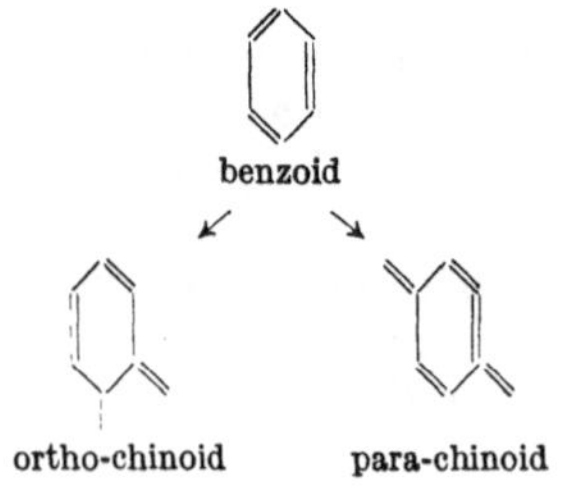

benzoid

ortho-chinoid   para-chinoid

und Umlagerung der Kohlenstoffbindung eines Phenolkernes in die Färbung hervorrufende chinoide Form, das rot gefärbte Alkalisalz, das folgende Konstitution hat.

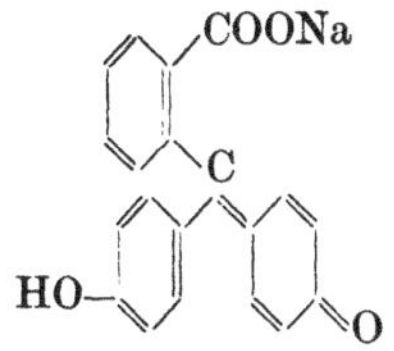

Phenolphthaleïn Natrium, chinoide Form, rot

2. **Dimethylaminoazobenzol** sind in Alkohol lösliche, goldgelbe Blättchen, welche sich durch Spuren von Mineralsäuren rot färben, d. h. in einen Farbstoff verwandelt werden. Die Unempfindlichkeit gegen Kohlensäure und die Beständigkeit gegen konzentrierte Mineralsäuren und Ätzalkalien machen den Farbstoff zum brauchbaren Indikator beim Titrieren von Karbonaten, starken Mineralsäuren, freiem Ammoniak, sowie von starken Ätzalkalien, also da, wo Phenolphthaleïn versagt. Der Indikator gehört zur Klasse der Azofarbstoffe und entsteht durch Kuppelung von diazotiertem Anilinchlorhydrat mit Dimethylanilin.

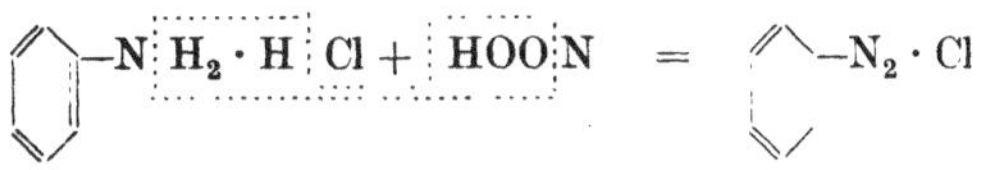

Anilinchlorhydrat   Salpetrige Säure   Diazoniumchlorid

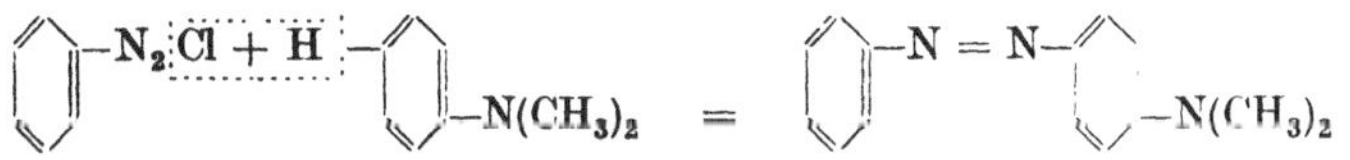

Diazoniumchlorid   Dimethylanilin   Dimethylaminoazobenzol
Farbbase, gelbliche Blättchen

Diese **Farbbase** gibt mit Mineralsäuren rot gefärbte Salze, Farbstoffe von chinoider Struktur, so z. B. mit Salzsäure das Chlorhydrat.

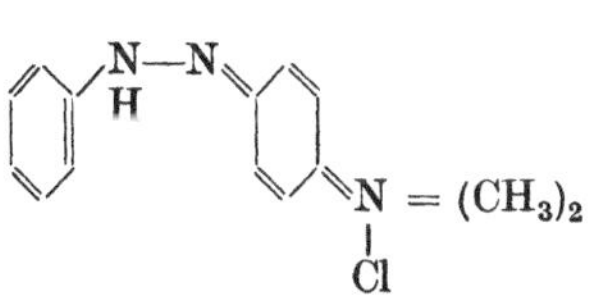

Dimethylaminoazobenzolchlorhydrat, rot

3. **Jodeosin** ist ein in Alkohol mit roter Farbe lösliches rotes Pulver. Äther nimmt es mit schwachbräunlicher Farbe auf. Es wird zur Titration von Alkaloiden verwendet, weil es mit Aminbasen, auch mit Ammoniak intensiv rot gefärbte Salze bildet.

Seiner Konstitution nach gehört das Jodeosin zu einer Klasse von

Farbstoffen, die sich vom Xanthen ableiten und Xanthenfarbstoffe heißen.

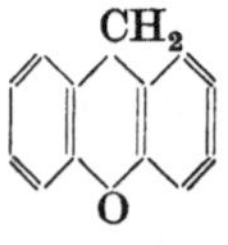

CH$_2$

O

Xanthen

Zu diesen Xanthenfarbstoffen gehört auch das Fluoreszein, dessen Tetrabromderivat das gewöhnliche Eosin ist. Werden an Stelle von 4 Brom 4 Jod in das Eosin eingeführt, so entsteht das Jodeosin.

Das Fluoreszein wird erhalten durch Kondensation von Phthalsäureanhydrid mit Resorzin.

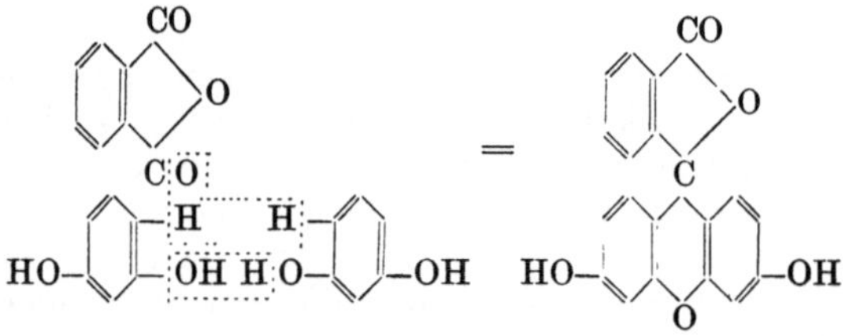

CO

O

C:O

H   H

HO—   —OH HO—   —OH

=

CO

O

C

HO—   —OH

O

Unter Öffnung des laktoiden Ringens lagert es sich um in die chinoide Form.

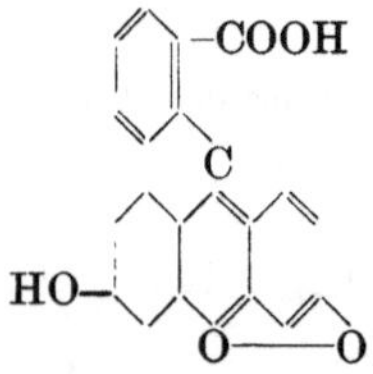

—COOH

C

HO—

O——O

Fluoreszein

Wird Fluoreszein bromiert oder jodiert, so entsteht Eosin bez. Jedeosin.

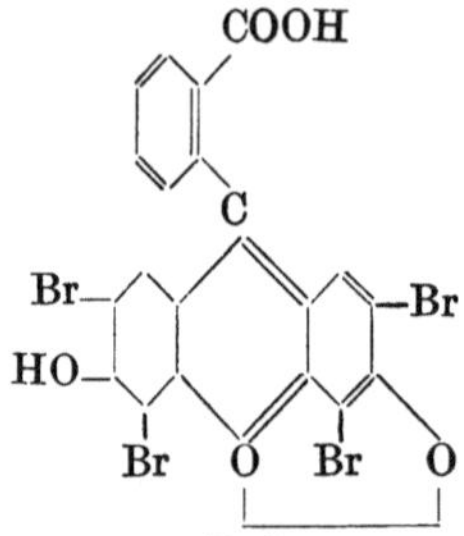

COOH

C

Br—   —Br

HO—

Br   O   Br   O

Eosin

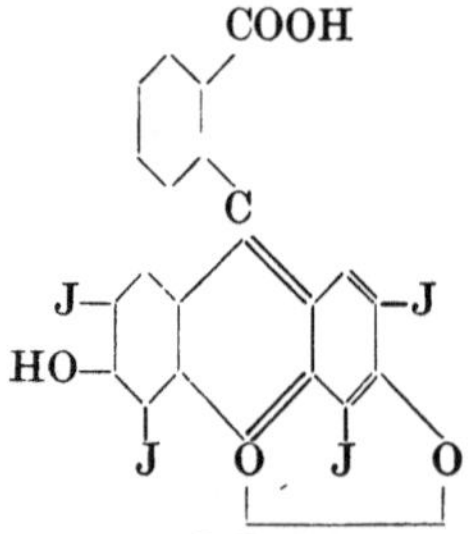

COOH

C

J—   —J

HO—

J   O   J   O

Jodeosin

Jodeosin hat amphoteren Charakter, es bildet sowohl mit Basen als auch mit Mineralsäuren Salze. Jene haben Farbstoffcharakter

und sind rot gefärbt. Diese sind nicht Farbstoffe und nicht chinoid
gebaut. Man gibt ihnen die Formel von Oxoniumsalzen.

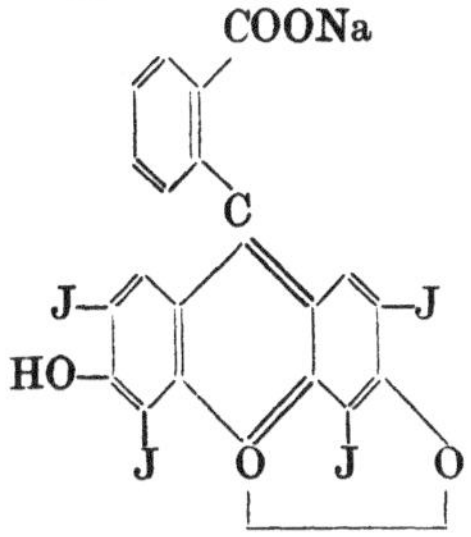

Jodeosinnatrium, rot

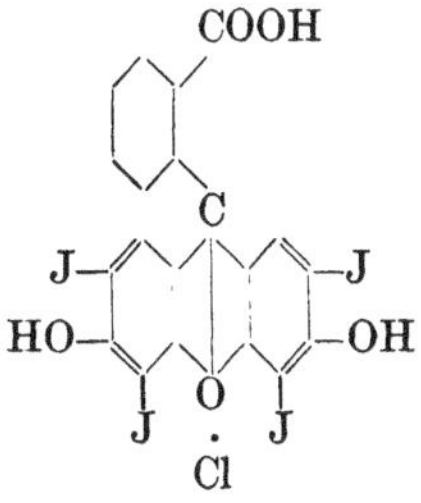

Jodeosinchlorhydrat, farblos

Solche Oxoniumsalze dissoziieren aber leicht. Aus ihrer wäßrigen,
mineralsauren Lösung kann das freie Jodeosin mit Äther ausgeschüttelt werden. Wird in einem solchen Gemisch die überschüssige
Mineralsäure mit Kalilauge neutralisiert, so geht bei dem geringsten
Überschuß an Kali rotes Jodeosinkalium in die wäßrige untere
Schicht. Enthält nun aber die wäßrige Lösung neben freier Salzsäure noch salzsaure Salze von Alkaloiden, so ist die Umsetzung
eine doppelte. Der geringste Überschuß von Kali reagiert nicht
zuerst mit Jedeosin, sondern mit dem Alkaloidchlorhydrat, es in freie
Base und Alkalichlorid spaltend. Diese Spur freigewordener Base
vereinigt sich dann mit Jedeosin zu rotgefärbtem Salz. Das ist der
Endpunkt der Alkaloidtitration.

Phenolphthaleïn ist, da es, wegen seiner geringen Azidität, sich
nicht mit Ammoniak auch nicht mit Aminbasen zu Salzen zu ver-
binden vermag, zur Titration von Alkaloiden nicht zu verwenden.

Mit Phenolphthaleïn würde erst nach vollständiger Zerlegung
des Alkaloidchlorhydrats mit Kali Rotfärbung durch Phenolphthaleïn-
kalium eintreten. In diesem Falle würde man also nicht die überschüssige Salzsäure, sondern die ursprünglich zugesetzte Salzsäure titrieren.

4. Hämatoxylin ist eine weiße kristallinische Substanz von
schwach saurem Charakter. Es kommt als Glykosid, also in loser Verbindung, mit einer Zuckerart im Blauholz vor und oxydiert sich in al-
kalischer Lösung durch den Luftsauerstoff zu dem Blauholzfarbstoff
Hämatin.

Diese Eigenschaft, beim kräftigen Durchschütteln einer alkalischen
Lösung bläulichviolett zu werden, macht das Hämatoxylin zu einem
wertvollen Indikator, besonders bei Alkaloiden, speziell bei dem Chinin.

Das Hämatoxylin gehört in die Farbstoffklasse der Flavone

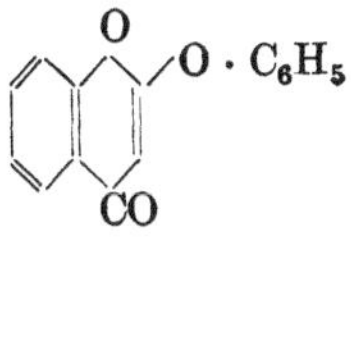

wird synthetisch dargestellt und besitzt die Konstitution

$$\begin{array}{c}\text{OH}\\ \text{OH}—\fbox{}{\overset{|}{\underset{}{}}}\text{CH}—\text{OH}\end{array}$$

eines vierwertigen Phenols mit je 2 leicht oxydablen Hydroxylen in
Orthoposition, so daß dem blauvioletten Hämatin folgende Konstitution
mit orthochinoider Bindung zukommen dürfte:

5. **Lackmus** ist der blaue Farbstoff verschiedener Flechten (Rocella-
tinctoria und Lecanora Arten), dessen Konstitution noch unbekannt ist.

Seine Verwendung als Indikator beruht darauf, daß er durch Säuren
rot wird. Man verwendet ihn als Tinktur (weingeistige Lösung) oder
als Papier, das mit einer solchen Lösung getränkt ist.

6. **Stärke** ist ein Kohlehydrat von der empirischen Zusammensetzung $(C_6H_{10}O_5)x$ das die Eigenschaft besitzt mit Jod lockere additio-
nelle Verbindungen von intensiv blauer Farbe zu bilden.

Gewöhnliche Stärke ist in kaltem Wasser unlöslich, erwärmt entsteht Kleister. Stärke erhält die Eigenschaft, sich in heißem Wasser
klar zu lösen, wenn sie mit verschiedenen Agenzien wie Eisessig, Glyzerin,
auch Kieselfluorwasserstoffsäure auf höhere Temperatur erhitzt wird.
Solche Stärke ist im Handel erhältlich und heißt lösliche Stärke, wohl
zu unterscheiden von Dextrin, das aus Stärke durch Erhitzen mit Salpetersäure auf 110° entsteht und gleichfalls wasserlöslich ist, als Indikator aber nicht anzuwenden ist.

7. **Ferriammoniumsulfat**, Eisenammoniakalaun, $Fe_2(NH_4)_2(SO_4)_4$
$+ 24 H_2O$, hellviolette, derbe Kristallmasse, dient als Indikator bei
der Titration mit Ammoniumrhodanid. Erst nach vollständiger Ausfällung der zu titrierenden Substanz, als unlösliches farbloses Rhodan-
salz, bildet der Indikator mit überschüssigem Ammoniumrhodanid
blutrotes Eisenrhodanid.

a) $2\,NH_4SCN + Hg(NO_3)_2 = Hg(SCN)_2 + 2\,NH_4NO_3.$
weißes unlösliches Quecksilberrhodanid

b) $3\,NH_4SCN + FeNH_4(SO_4)_2 = Fe(SCN)_3 + 2\,(NH_4)_2SO_4.$
blutrotes Eisenrhodanid

8. **Kaliumchromat** K_2CrO_4 gelbes in Wasser leicht lösliches Salz,
dient als Indikator bei der Titration mit Silbernitrat. Erst nach voll-

ständiger Ausfällung der zu titrierenden Substanz als unlösliches farbloses Silbersalz bildet der Indikator mit überschüssigem Silbernitrat braunrotes Silberchromat.

a) $AgNO_3 + NaBr = AgBr + NaNO_3$.

weißes unlösliches Silberbromid

b) $2 AgNO_3 + K_2CrO_4 = Ag_2CrO_4 + 2 KNO_3$.

braunrotes Silberchromat

9. **Kaliumjodid.** KJ. weiße in Wasser leicht lösliche Würfel, dient als Indikator bei der Titration von Zyanverbindungen in ammoniakalischer Lösung mit Silbernitrat. Erst nach vollständiger Umsetzung allen Zyans zu, allerdings in Ammoniak löslichen, Zyansilbers entsteht mit überschüssigem Silbernitrat gelbliches, unlösliches Jodsilber.

a) $AgNO_3 + 2 NH_4CN = AgCN \cdot NH_4CN + NH_4NO_3$.

löslich

b) $AgNO_3 + KJ = AgJ + KNO_3$.

unlösliches gelbliches Silberjodid

B. Spezielle Bestimmungen.

Zur Charakterisierung einer Kategorie offizineller Naturprodukte, nämlich der Fette, fetten Öle, Wachse, Balsame und Harze ist in der fünften Auflage der Deutschen Arzneibuches eine Reihe von Bestimmungen neu eingeführt. Es sind das die Ermittlungen des **Säuregrades**, der **Säurezahl**, **Esterzahl**, **Verseifungszahl** und der **Jodzahl**.

Wenngleich diese Prüfungen auch auf chemisch quantitativer Basis beruhen, so weicht doch ihr Zweck von dem der üblichen Gehaltsermittlungen wesentlich ab.

Während die Gehaltsprüfungen die Frage nach dem tatsächlichen Vorhandensein bestimmter Substanzquanta ziffermäßig beantworten und damit für exakte Dosierung Gewähr leisten sollen, gehen die obenerwähnten Spezialbestimmungen nur Anhaltspunkte zur Beurteilung auf Reinheit und Güte dieser Stoffe.

Soweit aber für diese Stoffe bestimmte Zahlenwerte im Arzneibuch vorgeschrieben sind, werden selbstverständlich auch nur solche Qualitäten arzneiliche Verwendung finden dürfen, die diesen Anforderungen entsprechen.

Andererseits wird man aber aus stimmenden Werten nicht immer mit Sicherheit einen Schluß auf ihre Unverfälschtheit ziehen können.

So kann z. B. ein künstlich hergestellter Perubalsam die vorgeschriebene Verseifungszahl, als auch den verlangten Cinnameingehalt haben, auch kann ferner ein mit Sesamöl und Talg verfälschtes Schweinefett die richtige Jodzahl zeigen, und schließlich ist Leinöl von Lebertran allein durch die Jod- und Verseifungszahl nicht zu unterscheiden.

Die im Arzneibuch angeführten Prüfungen werden also in vielen Fällen zu einer sachgemäßen Beurteilung nicht ausreichen; andere, noch zu Gebote stehende Prüfungen aber hier zu besprechen, verbietet der Zweck dieses Buches, es soll genügen darauf hingewiesen zu haben.

1. Säuregrad (S. G.).

Unter Säuregrad versteht man diejenige Anzahl Kubikzentimeter n-Kalilauge, die zur Neutralisation der in 100 g Fett enthaltenen freien Fettsäuren erforderlich ist. Ihrer chemischen Zusammensetzung nach sind Fette Glyzerinester der Fettsäuren, sollten also demnach freie Säuren überhaupt nicht enthalten. Einer solchen Anforderung werden die Fette aber nur in den seltensten Fällen gerecht werden; im allgemeinen enthalten sie wohl durchweg mehr oder minder freie Fettsäuren, entstanden durch freiwillige Spaltung der Ester bei längerem Lagern oder infolge eines größeren Wassergehalts. Fette, auch Öle mit wahrnehmbar oder nachweisbar hohem Fettsäuregehalt werden als „ranzig" bezeichnet und gelten als minderwertig oder als verdorben. Der höchst zulässige Gehalt von freien Fettsäuren wird durch den Säuregrad ausgedrückt.

Tabelle der Säuregrade (S. G.).

1. Adeps suillus	höchstens 2
2. Sebum ovile.	höchstens 5

1. Adeps suillus: Schweineschmalz ist ein Gemenge, im wesentlichen von Tripalmitin, Tristearin und Triolein; das sind die Glyzerinester der gesättigten Fettsäuren, Palmitin und Stearinsäure und der ungesättigten Ölsäure.

$$
\begin{array}{l}
CH_2\!-\!O\!-\!CO\!-\!C_{15}H_{32} \\
CH\ \,\!-\!O\!-\!CO\!-\!C_{15}H_{32} \\
CH_2\!-\!O\!-\!CO\!-\!C_{15}H_{32}
\end{array}\Bigg\}\ \text{Tripalmitin}
$$

$$
\begin{array}{l}
CH_2\!-\!O\!-\!CO\!-\!C_{17}H_{36} \\
CH\ \,\!-\!O\!-\!CO\!-\!C_{17}H_{36} \\
CH_2\!-\!O\!-\!CO\!-\!C_{17}H_{36}
\end{array}\Bigg\}\ \text{Tristearin}
$$

$$
\begin{array}{l}
CH_2\!-\!O\!-\!CO\!-\!C_{17}H_{34} \\
CH\ \,\!-\!O\!-\!CO\!-\!C_{17}H_{34} \\
CH_2\!-\!O\!-\!CO\!-\!C_{17}H_{34}
\end{array}\Bigg\}\ \text{Triolin}
$$

Diese Ester werden bei gewöhnlicher Temperatur durch Kalilauge nicht augenblicklich verseift. Unter Verseifung versteht man die Spaltung eines Esters in Alkohol und Säure. Nur die „freie" Säure wird durch Alkali neutralisiert. Man wäge in einem kleinen Erlenmeyer ungefähr 5 g Substanz genau ab und notiere das Gewicht, löse in ungefähr 20 ccm Alkohol und 20 ccm Äther und titriere nach Zusatz von 20 Tropfen Phenolphthaleïnlösung mit $^1/_{10}$ n-Kalilauge auf schwach rosa.

Berechnung: Angenommen es seien 5,43 g Schweineschmalz abgewogen und zur Titration 0,8 ccm $^1/_{10}$ n-Kalilauge verbraucht, so berechnet sich der Säuregrad wie folgt:

$$5,43 \text{ g verbrauchen } 0,8 \text{ ccm } ^1/_{10}\text{ n-KOH}$$

oder
$$0,08 \text{ ccm n-KOH},$$

$$1 \text{ g verbraucht } \frac{0,08}{5,43} = 0,0147 \text{ ccm n-KOH},$$

$$100 \text{ g verbrauchen } 0,0147 \cdot 100 = 1,47 \text{ ccm n-KOH}.$$

Der Säuregrad beträgt also 1,47.

2. Sebum ovile: Hammeltalg hat im allgemeinen dieselbe Zusammensetzung als Schweineschmalz, doch ist das Mengenverhältnis der drei Glyzeride ein anderes. Das niedrigschmelzende Triolein ist zu ca. 25% durch das höherschmelzende Tristearin ersetzt (Ausführung und der Titration Berechnung wie bei Adeps).

2. Säurezahl (S. Z.).

Die Säurezahl ist diejenige Anzahl Milligramme Kaliumhydroxyd, die zur Neutralisation der in 1 g einer Substanz (Wachs, Harz oder Balsam) vorhandenen Menge freier Säure erforderlich ist. Im Gegensatz zu den Fetten, in welchen die freie Säure als Zersetzungsprodukt bestimmt wird und in Säuregraden ausgedrückt wird, gehört die freie Säure in den Wachsen, Harzen und Balsamen zu den normalen Bestandteilen und wird durch die Säurezahl ermittelt. Methodisch sind beide Bestimmungen dieselben, nur das Ergebnis wird verschieden ausgedrückt, einmal in der verbrauchten Anzahl Kubikzentimeter n-Kalilauge auf 100 g, das andere Mal in der Anzahl Milligramm Kaliumhydroxyd auf 1 g Substanz. Säuregrad verhält sich zur Säurezahl wie 1 zu 0,56.

1 Säuregrad $= 1$ ccm n-KOH $= 0,056$ g oder 56 mg KOH auf 100 g
oder $\qquad = 0,56$ mg auf 1 g Substanz, [Substanz,
oder $\qquad = 0,56$ Säurezahl.

Die Ermittelung der Säurezahl erfolgt durch Neutralisation des Untersuchungsobjektes bei gewöhnlicher Temperatur unter Anwendung von Phenolphthaleïn als Indikator.

Tabelle der Säurezahlen (S. Z.).

1. Bals. Copaivae	75,8— 84,2
2. Bals. tolutanum	112,3—168,5
3. Cera alba	18,7— 22,4
4. Cera flava	18,7— 24,3
5. Colophonium	151,5—179,6

1. Balsam Copaivae: Kopaivabalsam ist eine Mischung von Harzsäuren, Harzsäureestern und Kohlenwasserstoffen. Durch Titration mit Kalilauge bei gewöhnlicher Temperatur werden nur die Harzsäuren neutralisiert.

Text des D. A. B. 5. *Zur Bestimmung der Säurezahl wird eine Lösung von 1 g Kopaivabalsam in 50 ccm Weingeist mit 1 ccm Phenolphthaleïnlösung und mit weingeistiger ¹/₂ n-Kalilauge bis zur Rötung versetzt, wozu 2,7—3,0 ccm verbraucht werden müssen.*

Ausführung. In einem kleinen Erlenmeyer wäge man ungefähr 1 g Kopaivabalsam genau ab und notiere die Zahl, löse in Weingeist und titriere mit weingeistiger ¹/₂ n-Kalilauge.

Berechnung. Angenommen es seien 1,12 g Kopaivabalsam abgewogen und 3,25 ccm weingeistige ¹/₂ n-Kalilauge verbraucht.

$$1 \text{ ccm } ^1/_2 \text{ n-KOH} = 28{,}05 \text{ mg KOH},$$
$$3{,}25 \text{ ,, \quad ,, } = 3{,}25 \cdot 28{,}05 = 91{,}16 \text{ mg KOH},$$
$$1{,}12 \text{ g Substanz verbrauchen } 91{,}16 \text{ mg KOH},$$
$$1 \text{ g \quad ,, \quad verbraucht } \frac{91{,}16}{1{,}12} = 81{,}3 \text{ mg KOH},$$

Gefunden S. Z. = 81,3.

2. Balsamum tolutanum: Tolubalsam ist ein Gemisch von
1. 12—15% Benzoesäure und Zimtsäure

$$C_6H_5 \cdot COOH \text{ und}$$
$$C_6H_5 \cdot CH : CH \cdot COOH.$$

2. 7% Cinnamein; das ist ein Gemisch von Benzoesäurebenzylester und Zimtsäurebenzylester.

$$C_6H_5 \cdot CO \cdot OCH_2 \cdot C_6H_5 \text{ und}$$
$$C_6H_5 \cdot CH : CH \cdot CO \cdot OCH_2 \cdot C_6H_5.$$

3. Harzalkohole von unbekannter Konstitution.
Nur die freien Säuren sub 1 (Benzoesäure und Zimtsäure) reagieren bei gewöhnlicher Temperatur mit Kalilauge.

Text des D. A. B. 5. *Zur Bestimmung der Säurezahl löst man 1 g Tolubalsam in 50 ccm Weingeist, gibt 10 ccm weingeistige ¹/₂ n-Kalilauge und 200 ccm Wasser hinzu und versetzt die Lösung nach Zusatz von 1 ccm Phenolphthaleïnlösung mit ¹/₂ n-Salzsäure bis zur Entfärbung, wozu 4 bis 6 ccm erforderlich sein müssen.*

Ausführung. In einem tarierten kleinen Erlenmeyer wäge man ungefähr 1 g Tolubalsam genau ab und notiere die Zahl. Die Ausführung der Titration beruht auf einer Differenzbestimmung durch Zurücktitrieren, der im Überschuß hinzugefügten Kalilauge.

Berechnung. Angenommen es seien 1,26 g Tolubalsam abgewogen, 10 ccm ¹/₂ n-Kalilauge zugesetzt und 4,7 ccm ¹/₂ n-Salzsäure verbraucht, dann sind zur Neutralisation der Säuren des Tolubalsams 10 — 4,7 = 5,3 ccm ¹/₂ n-Kalilauge erforderlich gewesen.

$$1 \text{ ccm } \tfrac{1}{2}\text{ n-KOH} = 28{,}05 \text{ mg KOH},$$
$$5{,}3 \text{ ,, } \qquad \text{ ,, } \qquad = 5{,}3 \cdot 28{,}05 = 148{,}64 \text{ mg KOH},$$

1,26 g verbrauchen 148,64 mg KOH.

$$1 \text{ g verbraucht } \quad \frac{148{,}64}{1{,}26} = 117{,}9 \text{ mg KOH}.$$

Gefunden S. Z. = 117,9.

3. Cera alba und flava: Bienenwachs besteht aus einem alkohol-löslichen Gemisch von Cerotinsäure und Melissinsäure

$$CH_3 \cdot (CH_2)_{24} \cdot COOH \text{ und}$$
$$CH_3 \cdot (CH_2)_{28} \cdot COOH.$$

„Cerin" genannt und einem alkoholunlöslichen Anteil von Palmitin-säuremyricylester

$$CH_3 \cdot (CH_2)_{14} \cdot CO \cdot OCH_2 \cdot (CH_2)_{28} \cdot CH_3.$$

„Myricin" genannt

Nur das Cerin (die freien Säuren) wird von Kalilauge gebunden.

Text des D. A. B. 5. *Zur Bestimmung der Säurezahl werden 3 g Wachs in 50 ccm Weingeist in einem mit Rückflußkühler versehenen Kölbchen auf dem Wasserbade zum Sieden erhitzt und nach Zusatz von 1 ccm Phenolphthaleinlösung siedend heiß mit weingeistiger $\tfrac{1}{2}$ n-Kali-lauge bis zur Rötung versetzt, wozu nicht weniger als 2 ccm und nicht mehr als 2,6 ccm verbraucht werden dürfen.*

Ausführung. Auf einem Uhrglase wäge man ungefähr 3 g Wachs-schnitzel genau ab und notire die Zahl. Diese tue man in einen Kolben von ca. 150 ccm Inhalt, übergieße mit Weingeist, füge ein Siedestein-chen (Tonscherben) oder einen Siedefaden (Schmelzpunktröhrchen) hinein, lasse ca. 10 Minuten auf dem Wasserbade am Rückfluß sieden und titriere dann sofort in demselben Kolben, ohne auf den unge-lösten Rest Rücksicht zu nehmen, mit weingeistiger $\tfrac{1}{2}$ n-Kalilauge.

Berechnung. Angenommen es seien 2,85 g Wachs abgewogen und 2,2 ccm $\tfrac{1}{2}$ n-Kalilauge verbraucht.

$$1 \text{ ccm } \tfrac{1}{2}\text{ n-Kalilauge} = 28 \text{ mg KOH},$$
$$2{,}2 \text{ ,, } \qquad \text{ ,, } \qquad = 2{,}2 \cdot 28 = 61{,}6 \text{ mg KOH},$$

2,85 g Substanz verbrauchten 61,6 mg KOH,

$$1 \text{ g } \text{ ,, } \quad \text{ verbraucht } \quad \frac{61{,}6}{2{,}85} = 21{,}61 \text{ mg KOH}.$$

Gefunden S. Z. = 21,6.

4. Colophonium: Kolophonium besteht im wesentlichen aus dem Anhydrid der Abietinsäure $C_{18}H_{27} \cdot COOH$. Die französische Handels-sorte enthält daneben noch geringe Mengen Pimarsäure. Die Säure-zahl reiner Abietinsäure (Mol.-Gew. 288) berechnet sich zu 194,4.

288 g = 1 Mol. Abietinsäure verbrauchen 56 g = 1 Mol. KOH,

$$1 \text{ g} = \frac{1}{288} \text{ Mol. Abietinsäure verbrauchen } \frac{56}{288} = 0{,}1944 \text{ g KOH},$$

also S. Z. = 194,4.

Das Arzneibuch fordert für Kolophonium die Säurezahl 151—179, woraus folgt, daß Kolophonium im wesentlichen aus Harzsäuren besteht.

Text des D. A. B. 5. *Zur Bestimmung der Säurezahl löst man 1 g gepulvertes Kolophonium bei Zimmertemperatur in 25 ccm weingeistiger $^{1}/_{2}$ n-Kalilauge und versetzt die Lösung nach Zusatz von 1 ccm Phenolphthaleinlösung sofort mit $^{1}/_{2}$ n-Salzsäure bis zur Entfärbung, wozu 18,6 bis 19,6 ccm verbraucht werden müssen.*

Ausführung. Auf einem Uhrglase wäge man ungefähr 1 g des vorher im Mörser zerriebenen Kolophoniums genau ab und notiere die Zahl. Man schütte dann das Kolophonium in ein Becherglas, spüle das Uhrglas mit etwas Alkohol nach, füge genau abgemessene 25 ccm weingeistiger $^{1}/_{2}$ n-Kalilauge hinzu und schwenke bis zur Lösung um. Die Titration beruht auf einer Differenzbestimmung durch Zurücktitrieren des nicht verbrauchten Kaliumhydroxyds.

Berechnung. Angenommen es seien 1,15 g Kolophonium abgewogen, 25 ccm weingeistige $^{1}/_{2}$ n-Kalilauge zugesetzt und 18,2 ccm $^{1}/_{2}$ n-Salzsäure verbraucht, dann sind zur Neutralisation der im Kolophonium vorhandenen freien Säuren $25 - 18,2 = 6,8$ ccm $^{1}/_{2}$ n-Kalilauge erforderlich gewesen.

$$1 \text{ ccm } ^{1}/_{2} \text{ n-Kalilauge} = 28 \text{ mg KOH},$$
$$6,8 \text{ ,, } \text{ ,, } = 6,8 \cdot 28 = 190 \text{ mg KOH},$$
$$1,15 \text{ g Substanz verbrauchten } 190 \text{ mg KOH},$$
$$1 \text{ g } \text{ ,, } \text{ würde verbrauchen } \frac{190}{1,15} = 165,2 \text{ mg KOH}.$$

Gefunden S. Z. = 165,2.

3. Esterzahl (E. Z.).

Die Esterzahl ist diejenige Anzahl Milligramm Kaliumhydroxyd, die zur Verseifung der in 1 g Substanz (Wachs oder ätherischem Öl) vorhandenen Menge Ester erforderlich ist. Unter Verseifung versteht man die Spaltung eines Esters in Säure und Alkohol, von welchen erstere eine äquimolekulare Menge Kaliumhydroxyd zur Neutralisation verbraucht. Eine solche Spaltung vollzieht sich meist nur in der Wärme, die Ester werden deshalb mit überschüssiger weingeistiger $^{1}/_{2}$ n-Kalilauge gekocht und das nicht verbrauchte Alkali wird durch Zurücktitrieren mit $^{1}/_{2}$ n-Salzsäure ermittelt. So zerfällt Essigester beim Kochen mit Kalilauge glatt in Kaliumazetat und Alkohol.

$$CH_3\!-\!COO\!-\!C_2H_5 = CH_3\!-\!COOK + C_2H_5OH.$$
$$K \, OH$$

Enthält nun aber eine Substanz, wie z. B. Wachs, neben Ester noch freie Säure, so muß diese Säure vor dem Verkochen mit Kalilauge genau neutralisiert werden, da auch hierzu Alkali verbraucht werden würde.

Tabelle der Esterzahlen (E. Z.).

1. Cera alba	74,8—76,7
2. Cera flava	72,9—76,7
3. Oleum Lavandulae. . . . . . mindestens	84
4. Oleum Santali (Santalolazetat) . mindestens	194

1. und 2. Cera alba und flava: Bienenwachs besteht aus einem
alkohollöslichen Gemisch von Cerotinsäure und Melissinsäure

$$CH_3—(CH_2)_{24}—COOH \text{ und } CH_3—(CH_2)_{28}—COOH,$$

„Cerin" genannt und einem alkoholunlöslichen Anteil von Palmitin-
säuremyricylester,

$$CH_3—(CH_2)_{24}—COO — CH_2—(CH_2)_{28}—CH_3,$$

„Myricin" genannt.

Text des D. A. B. 5. *Zur Bestimmung der Esterzahl fügt man der
Mischung weitere 20 ccm weingeistiger $^1/_2$ n-Kalilauge hinzu, erhitzt die
Mischung 1 Stunde lang auf dem Wasserbade und titriert siedend heiß mit
$^1/_2$ n-Salzsäure bis zur Entfärbung, wozu nicht weniger als 11,8 und nicht
mehr als 12,2 ccm verbraucht werden dürfen.*

Ausführung. Man verfahre zunächst genau so, wie bei Bestimmung
der Säurezahl von Wachs auf Seite 63 angegeben ist. Ist die Mischung
neutral, so verkoche man mit weiterzugefügten 20 ccm weingeistiger
$^1/_2$ n-Kalilauge 1 Stunde das Myricin, das jetzt in Lösung geht, und
titriere mit $^1/_2$ n-Salzsäure das nicht verbrauchte Alkali zurück. Zur
Ermittelung der Esterzahl muß die freie Säure, das Cerin, vorher neutralisiert sein.

Berechnung. Es waren 2,85 g Wachs abgewogen und es seien
nach dem Neutralisieren und darauf erfolgtem Kochen mit 20 ccm
weingeistiger Kalilauge 12,5 ccm $^1/_2$ n-Salzsäure verbraucht worden.

Zur Verseifung des Esters sind also verbraucht

$$20 — 12,5 = 7,5 \; ^1/_2 \text{n-Kalilauge},$$
$$1 \text{ ccm } ^1/_2 \text{n-Kalilauge} = 28 \text{ mg KOH},$$
$$7,5 \text{ „ } \text{ „ } = 7,5 \cdot 28 = 210 \text{ mg KOH},$$
$$2,85 \text{ g Substanz verbrauchten } 210 \text{ mg KOH},$$
$$1 \text{ g } \text{ „ } \text{ würde verbrauchen } \frac{210}{2,85} = 73,6 \text{ mg KOH}.$$

Gefunden E. Z. = 73,6.

3. Oleum Lavandulae: Lavendelöl enthält neben Terpenen (Kohlenwasserstoffen) von unbekannter Konstitution annähernd 30% Linalylazetat, das ist der Linalylester der Essigsäure,

$$CH_3—CO—O—C\underset{CH=CH_2}{\overset{CH_3}{\lessgtr}}CH_2—CH_2—CH = C\overset{CH_3}{\underset{CH_3}{\lessgtr}}$$

die mit Linalool, einem optisch aktiven tertiären Alkohol,

$$\overset{CH_3}{\underset{CH_3}{>}}C = CH—CH_2—CH_2—C\overset{OH}{\underset{CH=CH_2}{\lessgtr}}CH_3$$

veresterte Essigsäure.

Text des D. A. B. 5. *Zur Bestimmung der Esterzahl wird 1 g Lavendel-öl in einem Kölbchen aus Jenaer Glas mit 10 ccm weingeistiger $^1/_2$n-Kalilauge am Rückflußkühler 15 Minuten lang unter bisweiligem Um-schwenken auf dem Wasserbade erhitzt. Nach dem Erkalten wird nach Zusatz von 1 ccm Phenolphthaleinlösung mit $^1/_2$ n-Salzsäure zurück-titriert. Hierzu dürfen höchstens 7 ccm $^1/_2$ n-Salzsäure erforderlich sein.*

Ausführung. Man wäge in einem kleinen Rundkolben von 50 ccm Inhalt ungefähr 1 g Lavendelöl genau ab und notiere die Zahl. Da im Lavendelöl freie Säuren nicht enthalten sind, kann ohne vorherige Neutralisation verseift werden. Das Linalylazetat zerfällt in Kalium-azetat und Linalool.

$$CH_3\text{---}COO \mid C \diagdown_{\substack{CH_2\text{---}CH_2\text{---}CH}}^{CH_3} \diagup^{CH_3} = C \diagup^{CH_3}_{HC_3}$$
$$CH = CH_2$$

$$K \mid OH$$

Berechnung. Angenommen es seien 1,3 g Lavendelöl abgewogen und zum Zurücktitrieren des nicht verbrauchten Alkalis 6 ccm $^1/_2$n-Salzsäure verbraucht, dann sind $10 - 6 = 4$ ccm $^1/_2$n-Kalilauge zur Verseifung des Esters erforderlich gewesen.

$$1 \text{ ccm } ^1/_2\text{n-Kalilauge} = 28 \text{ mg KOH},$$
$$4 \quad ,, \qquad\qquad ,, \qquad = 4 \cdot 28 = 112 \text{ mg KOH},$$
$$1,3 \text{ g Substanz verbrauchten } 112 \text{ mg KOH},$$
$$1 \text{ g} \qquad ,, \qquad \text{würde verbrauchen } \frac{112}{1,3} = 85,8 \text{ mg KOH}.$$

Gefundene Esterzahl = 85,8.

Reines Linalylazetat hat die Esterzahl 285,4. 1 Mol. Linalylazetat, $= 196,16$ g, erfordert zur Verseifung 1 Mol. Kalihydrat $= 56$ g.

$$1 \text{ g Linalylazetat also } \frac{56}{196,16} = 2,854 \text{ g KOH oder } 285,4 \text{ mg KOH}:$$

E. Z. von reinem Linalylazetat ist 285,4.

Das Lavendelöl von der Esterzahl 85,8 hat dann 30,1% Linalyl-azetat.

$$\frac{85,8 \cdot 100}{285,4} = 30,1\%.$$

4. Oleum Santali: Sandelholzöl besteht aus ca.

$$90\% \text{ Santalol} - C_{15}H_{23}OH - \text{Alkohol}$$
$$10\% \begin{cases} \text{Santen} - C_9H_{19} - \text{Kohlenwasserstoff} \\ \text{Santalon} - C_{11}H_{16}O - \text{Keton} \\ \text{Santalsäure} - C_{15}H_{24}O_2 - \text{Säure.} \end{cases}$$

Text des D. A. B. 5. *5 g Sandelöl werden mit Essigsäureanhydrid unter Zusatz von 2 g wasserfreiem Natriumazetat in einem mit Rückfluß-kühler versehenen Kölbchen 1 Stunde lang im Sieden erhalten. Nach dem Erkalten werden 20 ccm Wasser hinzugefügt, und die Mischung wird* *unter wiederholtem kräftigen Umschütteln 15 Minuten lang auf dem Wasserbade erwärmt. Darauf wird in einem Scheidetrichter das Öl von der wässerigen Flüssigkeit getrennt, mit Wasser gewaschen bis dieses Lackmuspapier nicht mehr rötet, mit getrocknetem Natriumsulfat entwässert und filtriert. 1,5 g dieses Öls werden mit 3 ccm Weingeist und einigen Tropfen Phenolphthaleinlösung und tropfenweise mit weingeistiger $^1/_2$ n-Kalilauge versetzt bis eine bleibende Rötung eintritt. Darauf wird die Mischung mit 20 ccm weingeistiger $^1/_2$ n-Kalilauge am Rückflußkühler auf dem Wasserbade erhitzt und nach dem Erkalten unter Zusatz von 1 ccm Phenolphthaleinlösung mit $^1/_2$ n-Salzsäure bis zur Entfärbung titriert. Hierzu dürfen höchstens 9,5 ccm Säure erforderlich sein, was einem Mindestgehalt von 90% Santalol entspricht.*

Ausführung. Die Ermittlung des Santalolgehaltes beruht auf der Veresterung dieses Alkohols mit Essigsäure und auf der Verseifung dieses Esters. Aus der gefundenen Esterzahl wird der Prozentsatz Santalol im Sandelöl berechnet. Die erste Operation hat den Zweck das Sandelöl zu verestern. Nur das Santalol reagiert mit Essigsäureanhydrid, alle anderen Bestandteile bleiben unverändert. Man tut gut, etwas mehr als 5 g Sandelöl in Arbeit zu nehmen, etwa 8 g, die nicht genau abgewogen werden brauchen, und erhitzt mit 8 g Essigsäureanhydrid und ca. 3 g Natriumazetat auf dem Drahtnetz über freier Flamme 1 Stunde. Natriumazetat wirkt als Kondensationsmittel.

$$\begin{matrix} CH_3{-}CO \\ CH_3{-}CO \end{matrix}\Big\rangle O + C_{15}H_{23}OH \quad = \quad CH_3{-}COO{-}C_{15}H_{23} + CH_3{-}COOH \, .$$

Santalol   Santalolacetat   Essigsäure

Das gewöhnliche kristallisierte Natriumazetat enthält 3 Mol. Kristallwasser und ist zu diesem Zweck nicht zu verwenden. Durch vorsichtiges Schmelzen in einer Eisen- oder Nickelschale entweicht das Kristallwasser, und man erhält dann wasserfreies Salz. Solches ist natürlich auch im Handel zu haben.

Zur Überführung unangegriffenen Essigsäureanhydrids in Essigsäure wird kurze Zeit auf dem Wasserbade mit Wasser erwärmt und dann durch mehrmaliges Ausschütteln im Scheidetrichter mit Wasser die Essigsäure entfernt. Hat sich das Öl auf dem letzten Waschwasser im Scheidetrichter abgesetzt, was nach 2 3 Stunden erfolgt, so lasse man das Wasser ab, das Öl bringe man in einen kleinen Erlenmeyer und füge 1—2 g Natrium sulfur. sicc. hinzu, schüttele öfters um und lasse es über Nacht stehen, dann filtriere man durch ein kleines Filter in einen trockenen Erlenmeyer.

Von diesem azetylierten Sandelöl wäge man nun ungefähr 1,5 g in einem Erlenmeyer genau ab und notiere die Zahl. Man löse das Öl in etwas Weingeist und neutralisiere die in dem Öl enthaltene Santalsäure vorsichtig mit $^1/_2$ n-Kalilauge. Nun erst wird mit überschüssiger Kalilauge auf dem Wasserbade verseift und das nicht verbrauchte Alkali mit $^1/_2$ n-Salzsäure zurücktitriert.

5*

Berechnung. Angenommen es seien 1,64 g azetyliertes Sandelöl abgewogen und 8,6 ccm $^1/_2$ n-Salzsäure verbraucht, so sind zur Verseifung des Esters 20 — 8,6 = 11,4 ccm $^1/_2$ n-Kalilauge verbraucht.

1 ccm $^1/_2$ n-Kalilauge = 28 mg KOH,

11,4 „   „   = 11,4 · 28 = 319,2 mg KOH,

1,64 g azetyliertes Sandelöl verbrauchte 319,2 mg KOH,

1 g   „   „   würde verbrauchen $\dfrac{319,2}{1,64} = 194$ mg.

Die Esterzahl des azetylierten Sandelöls ist 194.

Reines Santalylazetat hat die E. Z. 214. 1 Mol. reines Santalylazetat

$$CH_3—CO—O—C_{15}H_{23} \quad (Mol. 262)$$

erfordert zur Verseifung 1 Mol. Kaliumhydroxyd = 56. 1 g Santalylazetat erfordert

$$\frac{56}{262} = 0,214 \text{ g KOH oder } 214 \text{ mg KOH} = E. Z. 214.$$

Danach enthält das azetylierte Sandelholzöl

$$\frac{194 \cdot 100}{214} = 90,6\% \text{ Santalolazetat.}$$

Santalolazetat besteht aber zu 84% aus Santalol und zu 16% aus Essigsäure.

Santalol · $C_{15}H_{24}O$ Mol. 220.

Santalolazetat · $C_{15}H_{23} — O — CO — CH_3$ Mol. 262.

$$\frac{220 \cdot 100}{262} = 84\% \text{ Santalol.}$$

$$100 — 84 = 16\% \text{ Essigsäure.}$$

In 90,6 g Santalolazetat sind dann

90,6 · 0,84 = 76,1 g Santalol und
90,6 · 0,16 = 14,5 g Essigsäure

enthalten.

Mithin hat das Sandelholzöl beim Azetylieren 14,5% Essigsäure aufgenommen und die 76,1 g Santalol sind in 100 — 14,5 = 85,5 g Sandelholzöl enthalten.

Der Santalolgehalt des Sandelholzöls beträgt also

$$\frac{76,1 \cdot 100}{85,5} = 89\%.$$

4. Verseifungszahl (V. Z.).

Die Verseifungszahl ist diejenige Anzahl Milligramme Kaliumhydroxyd, die zur Verseifung der in 1 g Substanz (Fett, Öl, Wachs oder Balsam) vorhandenen Ester **und** zur Neutralisation der in diesen Substanzen vorkommenden freien Säuren erforderlich sind.

Nach dieser, dem Arzneibuch entnommenen Definition, im Zusammenhange mit der für die Ester und Säurezahl bereits gegebenen (s. S. 61, 64), wird die Verseifungszahl die Summe von Ester und Säurezahl sein. Sie wird sich entweder direkt bestimmen oder aber aus Ester und Säurezahl berechnen lassen.

Aber ebenso werden Säurezahl wie Esterzahl aus der Differenz von Verseifungszahl und Ester bzw. Säurezahl sich ergeben.

Sind z. B. im Wachs Säurezahl 21,6 und Esterzahl 73,6 gefunden, so wird die Verseifungszahl 21,6 + 73,6 = 95,2 sein.

Beträgt im Tolubalsam die Säurezahl 117,9 und die Verseifungszahl 180,5, so ergibt sich daraus die Esterzahl 180,5 — 117,9 = 62,6.

Eine Zwitterstellung nehmen hierbei die fetten Öle ein. Normalerweise bestehen sie aus säurefreien Glyzerinestern (Neutralöle); sie würden also, strenggenommen, bei der Verseifung auch nur Esterzahlen liefern.

Da nun aber Öle wie Fette fast stets geringe Mengen freier Fettsäuren enthalten, so kann man den Kaliverbrauch auch als Verseifungszahl ausdrücken.

Falsch ist dagegen die Anwendung des Ausdruckes „Verseifungszahl" bei der Verseifung des Cinnameins aus Perubalsam (siehe Arzneibuch S. 71, Zeile 11). Hier handelt es sich um eine reine „Esterzahl".

Ein derartiges, willkürliches Durcheinanderwerfen verwandter Begriffe muß zu Verwechslungen führen, erschwert aber besonders dem Anfänger das richtige Verständnis dieser Prüfungsarten.

Die Ausführung der Verseifungszahl geschieht in der bei der Esterzahl beschriebenen Weise. Man erwärmt die abgewogene Substanz in einem kleinen Kölbchen auf dem Wasserbade am Rückflußkühler oder auch mit Steigerohr (gewöhnliches Glasrohr von 60—70 ccm Länge und 1—1,5 ccm Weite) mit abgemessener Menge weingeistiger $^1/_2$ n-Kalilauge ca. 15—30 Minuten zum Sieden und titriert dann mit $^1/_2$ n-Salzsäure.

Tabelle der Verseifungszahlen (V. Z.)

1. Balsamum Copaivae	84,2—92,7
2. Balsamum peruvianum . . . mindestens	224,6
Esterzahl des darin enthaltenen Cinnameins . . . . mindestens	235
3. Balsamum tolutanum	154,4—190,9
4. Oleum Arachidis	188—196,6
5. Oleum Jecoris Aselli	184—196,6
6. Oleum Lini	187—195
7. Oleum Sesami	188—193

1. Balsamum Copaivae: Kopaivabalsam ist eine Mischung von Harzsäuren, Harzsäureestern und Kohlenwasserstoffen von unbekannter Konstitution. Durch Kochen mit Kalilauge werden sowohl die Säuren neutralisiert als auch die Ester verseift. Die Kohlenwasserstoffe bleiben unverändert.

Text des D. A. B. 5. *Zur Bestimmung der Verseifungszahl wird eine Lösung von 1 g Kopaivabalsam in 50 ccm Weingeist mit 20 ccm weingeistiger $^1/_2$ n-Kalilauge versetzt und die Mischung eine halbe Stunde lang im Wasserbade am Rückflußkühler erhitzt. Dann verdünnt man mit 200 ccm Wasser, versetzt mit 1 ccm Phenolphthaleinlösung und $^1/_2$ n-Salzsäure bis zur Entfärbung, wozu 16,7—17 ccm erforderlich sein müssen.*

Ausführung. In einem kleinen Rundkolben von ca. 150 ccm Inhalt wäge man ungefähr 1 g Kopaivabalsam genau ab und notiere die Zahl, löse dann in 50 ccm Weingeist und verseife mit 20 ccm weingeistiger Kalilauge auf dem Wasserbade. Nun gieße man den Kolbeninhalt in ein Becherglas von ca. 400 ccm Inhalt und spüle den Kolben mit 200 ccm Wasser nach, dann titriere man mit $^1/_2$ n-Salzsäure.

Berechnung. Angenommen es seien 1,25 g Kopaivabalsam abgewogen und $16^1/_2$ n-Salzsäure verbraucht, so sind zur Neutralisation der freien Säuren und zur Verseifung der Ester $20 - 16 = 4$ ccm $^1/_2$ n-Kalilauge verbraucht.

1 ccm $^1/_2$ n-Kalilauge $= 28$ mg KOH,

4 ,,   ,, $= 4 \cdot 28 = 112$ mg KOH.

1,25 g Substanz verbrauchen 112 mg KOH.

$$1 \text{ g} \quad ,, \quad \text{würde verbrauchen } \frac{112}{1,25} = 89,6 \text{ mg KOH}$$

Gefundene V. Z. = 89,6.

2. Balsamum peruvianum: Perubalsam besteht aus

1. ca. 56% Cinnamein, das ist ein Gemisch von Benzoesäurebenzylester C_6H_5—CO—O—CH_2—C_6H_5 und Zimtsäurebenzylester C_6H_5—CH $=$ CH—CO—O—CH_2—C_6H_5 ;
2. ca. 4% Ester der Benzoesäure mit Harzalkoholen;
3. ca. 10% freie Zimtsäure C_6H_5 — CH $=$ CH—COOH neben etwas Benzoesäure C_6H_5—COOH;
4. ca. 30% Harze. Alkohole unbekannter Konstitution.

Die Gehaltsbestimmungen des Perubalsams erstrecken sich auf

1. Verseifungszahl; sie betrifft sämtliche Ester und die freien Säuren.
2. Ermittlung des Cinnameingehalts.
3. Esterzahl des aus Perubalsam isolierten Cinnameins.

1. Verseifungszahl. Text des D. A. B. 5. *Zur Bestimmung der Verseifungszahl wird eine Lösung von 1 g Perubalsam in 20 ccm Weingeist mit 50 ccm weingeistiger $^1/_2$n -Kalilauge versetzt und die Mischung eine halbe Stunde lang im Wasserbade am Rückflußkühler erhitzt. Dann verdünnt man mit 30 ccm Wasser, versetzt mit 1 ccm Phenolphthaleinlösung und $^1/_2$ n-Salzsäure bis zur Entfärbung, wozu höchstens 42 ccm erforderlich sein dürfen.*

Ausführung. In einem kleinen Erlenmeyer wäge man ungefähr 1 g Perubalsam genau ab und notiere die Zahl, spüle mit Hilfe von ca. 20 ccm Weingeist in kleinen Portionen den Balsam in einen Rundkolben von ca. 500 ccm Inhalt und verseife mit 50 ccm $^1/_2$ n-weingeistiger Kalilauge auf dem Wasserbade. Auf Wasserzusatz entsteht dann eine gelblichbraune, opalisierende Lösung, die durch Phenolphthalein rötlichbraun wird. Der Farbenumschlag am Ende der Titration ist deutlich zu erkennen, natürlich tritt nicht völlige Entfärbung ein.

Berechnung. Angenommen es seien 1,36 g Perubalsam abgewogen und 39 ccm $^1/_2$ n-Salzsäure verbraucht, dann sind zur Neutralisation der Säuren und zur Verseifung der Ester 50 — 39 = 11 ccm $^1/_2$ n-Kalilauge erforderlich gewesen.

1 ccm $^1/_2$ n-Kalilauge = 28 mg KOH,

11 ,, ,, = 11 · 28 = 308 mg KOH,

1,36 g Substanz verbrauchen 308 mg KOH,

$$1 \text{ g} \quad \text{,,} \quad \text{würde verbrauchen} \quad \frac{308}{1,36} = 226,5 \text{ mg KOH}.$$

Gefundene Verseifungszahl 226,5.

2. Ermittlung des Cinnameingehalts. Text des D. A. B. 5. *Zur Bestimmung des Gehalts an Cinnamein wird eine Mischung von 2,5 g Perubalsam, 5 g Wasser und 5 g Natronlauge mit 50 ccm Äther ausgeschüttelt. 25 ccm der klaren ätherischen Lösung (= 1,25 Perubalsam) werden in einem gewogenen Kolben verdünstet, der Rückstand wird eine halbe Stunde lang bei 100° getrocknet und nach dem Erkalten gewogen. Sein Gewicht muß mindestens 0,7 g betragen.*

Ausführung. In einem kleinen Erlenmeyer wäge man ungefähr 2—3 g Perubalsam genau ab und notiere die Zahl, dann vermische man mit 10 g einer Mischung gleicher Teile offizineller Natronlauge und Wasser, gieße diese Lösung in einen Scheidetrichter, in dem sich 50 ccm Äther befinden und spüle mit wenig Wasser das Kölbchen nach. Nun schüttle man mehrmals kräftig durch und warte ab, bis der Äther sich klar absondert. Oft entsteht beim Mischen von Natronlauge mit Äther eine Emulsion, dann füge man wenig Wasser hinzu und schüttle abermals durch. Das Cinnamein ist in Äther leicht löslich, die freien Säuren (Zimtsäure usw.) werden durch Natronlauge als Natronsalze wasserlöslich gemacht. Auf diese Weise wird Cinnamein von den Säuren getrennt. Nach einiger Zeit pipettiere man 25 ccm von der ätherischen Lösung in ein kleines vorher gewogenes Kölbchen von ca. 200 ccm Inhalt, lasse den Äther verdunsten und trockne im Trockenschrank bei 100°.

Berechnung. Angenommen es seien 2,76 g Perubalsam abgewogen und das Gewicht des Rückstandes betrage 0,78 g.

$$25 \text{ ccm Ätherlösung enthielten} \quad \frac{2,76}{2} = 1,38 \text{ g Perubalsam,}$$

1,38 g Perubalsamgaben 0,78 g Cinnamein.

$$1 \text{ g} \quad \text{,,} \quad \text{,,} \quad \frac{0,78}{1,38} = 0,565 \text{ g Cinnamein}$$

100 g ,, ,, 56,5 g Cinnamein.

Gefunden 56,5$^0/_0$ Cinnamein.

3. Esterzahl des isolierten Cinnameins. Text des D. A. B. 5.
Zur Bestimmung der Verseifungszahl (muß heißen „Esterzahl") des Cinnameins wird dieser Rückstand in 25 ccm weingeistige $^1/_2$ n-Kalilauge gelöst und eine halbe Stunde lang auf dem Wasserbade am Rückflußkühler erhitzt, worauf nach Zusatz von 1 ccm Phenolphthaleinlösung $^1/_2$ n-Salzsäure bis zur Entfärbung hinzugefügt wird.

Ausführung. Die Bestimmung der Esterzahl des Cinnameins hat den Zweck, den Ätherrückstand als Cinnamein zu identifizieren. Die unterste Grenze der Esterzahl eines im natürlichen Perubalsam vorkommenden Gemisches von ätherlöslichen Estern soll 235 betragen. Das ist aber die Esterzahl reinen Zimtsäurebenzylesters

$$C_6H_5-CH=CH-CO-O-CH_2-C_6H_5 \text{ (Mol. 238)}$$
$$\frac{56 \cdot 1000}{238} = 235.$$

Damit soll aber nicht gesagt sein, daß die Esterzahl nicht auch höher liegen darf, und dieses dürfte die Regel sein, denn Benzoesäurebenzylester hat die Esterzahl 264.

$$C_6H_5-CO-O-CH_2-C_6H_5 \text{ (Mol. 212)}$$
$$\frac{56 \cdot 1000}{212} = 264.$$

Weder Esterzahl noch Verseifungszahl reichen aber aus, natürlichen Balsam von künstlichen zu unterscheiden. Einem Fabrikanten dürfte es ein leichtes sein, einen Balsam mit 56% synthetischem Cinnamein von der Esterzahl 235 herzustellen und ihn — durch entsprechenden Zusatz von Zimtsäure — auch auf die richtige Verseifungszahl 225 einzustellen.

Hauptzweck der Bestimmungen ist wohl der, minderwertige bzw. extrahierte Balsame von dem Verkehr auszuschließen.

Berechnung. Angenommen es seien zum Zurücktitrieren der 25 ccm Kalilauge $18{,}4\,^1/_2$ n-Salzsäure erforderlich gewesen, dann sind zur Verseifung des Cinnameins $25 - 18{,}4 = 6{,}6$ ccm $^1/_2$ n-Kalilauge verbraucht.

$$1 \text{ ccm } ^1/_2 \text{ n-Kalilauge} = 28 \text{ mg KOH},$$
$$6{,}6 \text{ ,, } \text{ ,, } = 184{,}8 \text{ mg KOH},$$

0,78 g Cinnamein verbrauchten 184,8 mg KOH,

$$1 \text{ g ,, würde verbrauchen } \frac{184{,}8}{0{,}78} = 237 \text{ mg KOH}.$$

Gefundene Esterzahl des Cinnameins 237.

3. Balsamum tolutanum: Tolubalsam ist ein Gemisch von
1. 12—15% Benzoesäure C_6H_5-COOH und Zimtsäure $C_6H_5-CH = CH \cdot COOH$;
2. 7% Cinnamein, das ist ein Gemisch von Benzoesäurebenzylester und Zimtsäurebenzylester
$$C_6H_5-CO-O-CH_2-C_6H_5 \text{ und}$$
$$C_6H_5-CH = CH-CO-O-CH_2-C_6H_5;$$
3. Harzalkohole von unbekannter Konstitution.

Beim Kochen mit Kalilauge werden sowohl die freien Säuren neutralisiert, als auch die Ester verseift.

Text des D. A. B. 5. *Zur Bestimmung der Verseifungszahl löst man 1 g Tolubalsam in 50 ccm Weingeist, gibt 20 ccm weingeistiger $^1/_2$ n-Kalilauge hinzu und erhitzt die Mischung eine halbe Stunde lang auf dem Wasserbade am Rückflußkühler; dann verdünnt man mit 200 ccm Wasser, versetzt mit 1 ccm Phenolphthaleinlösung und mit $^1/_2$ n-Salzsäure bis zur Entfärbung, wozu 13,2—14,5 ccm erforderlich sein müssen.*

Ausführung. Man wäge auf einem Uhrglase ungefähr 1 g Tolubalsam genau ab, notiere die Zahl, löse in einem Kolben von ca. 500 ccm Inhalt in 50 ccm Weingeist auf und verseife mit 20 ccm weingeistiger $^1/_2$ n-Kalilauge. Die mit Wasser verdünnte Lösung ist bräunlich und etwas trübe, sie wird durch Phenolphthalein rotbraun. Das Ende der Titration ist durch Farbenumschlag deutlich zu erkennen, doch wird die Mischung natürlich nicht farblos.

Berechnung. Angenommen es seien 1,1 g Tolubalsam abgewogen und zur Neutralisation 13,2 ccm $^1/_2$ n-Salzsäure verbraucht, dann sind zur Verseifung der Ester und zur Neutralisation der freien Säuren

20 — 13,2 = 6,8 ccm $^1/_2$ n-Kalilauge erforderlich gewesen.

1 ccm $^1/_2$ n-Kalilauge = 28 mg KOH,

6,8 „ „ = 190 mg KOH,

1,1 g Substanz verbrauchten 190 mg KOH,

$$1 \text{ g} \quad \text{„} \quad \text{würden verbrauchen } \frac{190}{1,1} = 173 \text{ mg KOH}.$$

Gefunden V. Z. = 173.

4. Oleum Arachidis.
5. Oleum Jecoris Aselli.
6. Oleum Lini.
7. Oleum Sesami.

Fette Öle sind Glyzerinester verschiedener gesättigter und ungesättigter Fettsäuren mit variablem Kohlenstoffgehalt und in mannigfaltigstem Mischungsverhältnis.

Als Hauptvertreter der gesättigten Fettsäuren kommen die Palmitinsäure und die Stearinsäure, von ungesättigten Fettsäuren die Ölsäuren und im Leinöl speziell noch die doppelt ungesättigte Leinölsäure in Betracht.

Da alle die veresterten Säuren annähernd dasselbe Molekulargewicht besitzen

Palmitinsäure	$C_{16}H_{34}O_2$
Stearinsäure	$C_{18}H_{38}O_2$
Ölsäure	$C_{18}H_{34}O_2$
Linolsäure	$C_{18}H_{32}O_2$
Arachinsäure	$C_{20}H_{42}O_2$

und alle mit dem dreiwertigen Alkohol Glyzerin verestert sind, so ist es natürlich, daß die Verseifungszahlen aller dieser Öle ziemlich gleich sein müssen, sie liegen sämtlich zwischen 184 und 196. Daraus ergibt sich, daß die Identität des einzelnen Öls durch die Verseifungszahl allein nicht festgestellt werden kann, sie gibt nur Aufschluß darüber, ob das Öl etwa mit Harz oder Mineralöl, die chemisch nicht Ester sind, verfälscht oder vermischt ist.

Ausführung. Man wäge in einem Kölbchen von ca. 100—150 ccm Inhalt ungefähr 1—2 g des Öls genau ab, notiere die Zahl, füge 25 ccm weingeistige $^1/_2$ n-Kalilauge hinzu, setze mittels eines durchbohrten Korkes ein Steigrohr auf und erwärme unter öfterem Umschütteln 15—20 Minuten auf dem Wasserbade. Sodann füge man 1 ccm Phenolphthaleinlösung hinzu und titriere siedend heiß mit $^1/_2$ n-Salzsäure auf farblos.

Berechnung. Angenommen es seien 1,95 g des Öls abgewogen und 11,8 ccm $^1/_2$ n-Salzsäure verbraucht, so sind zur Verseifung der Ester und zur Neutralisation etwa vorhandener freier Fettsäuren $25 - 11,8 = 13,2$ ccm $^1/_2$ n-Kalilauge erforderlich gewesen.

$$1 \text{ ccm } ^1/_2 \text{ n-Kalilauge} = 28 \text{ mg KOH},$$
$$13,2 \text{ ,, } \text{ ,, } = 13,2 \times 28 = 369,6 \text{ mg KOH},$$

1,95 g Substanz verbrauchten 369,6 mg KOH,

$$1 \text{ g } \text{ ,, } \text{ würden verbrauchen } \frac{369,6}{1,95} = 189,5 \text{ mg KOH}.$$

Gefundene V. Z. = 189,5.

5. Jodzahl (J. Z.).

Die Jodzahl gibt an, wieviel Gramm Jod einer Jodquecksilberlösung „durch" (nicht „von") 100 g Fett oder Öl gebunden werden.

Die Aufnahmefähigkeit des Fettes oder Öles für Jod beruht auf dem Gehalt an ungesättigten Fettsäureestern. Gesättigte Fettsäureester addieren kein Jod. Fast alle Fette oder Öle sind Gemische gesättigter und ungesättigter Fettsäureester, und zwar in wechselndem Verhältnis. Je mehr dieses Verhältnis zugunsten der letzteren verschoben wird, desto mehr wird Jod aufgenommen. Von ungesättigten Fettsäuren kommt in fast allen Fetten und Ölen die Ölsäure CH_3—$(CH_2)_7$—$CH = CH$—$(CH_2)_7$—$COOH$ vor, außerdem finden sich die Erucasäure CH_3—$(CH_2)_7$—$CH = CH$—$(CH_2)_{11}$—$COOH$ im Rüböl und die zweifach ungesättigte Linolsäure CH_3—$(CH_2)_6$—$CH = CH$—$CH = CH$—$(CH_2)_6$—$COOH$ im Leinöl. Diese letzte bindet doppelt soviel Jod als die einfach ungesättigte Ölsäure.

Die Jodaufnahme erfolgt stets an der doppelten Kohlenstoffbindung.

Die natürlichen Fette oder Ölarten unterscheiden sich nun voneinander durch einen bestimmten Gehalt an ungesättigten Fettsäureestern und dieses prozentuale Verhältnis dieser zu den gesättigten Fettsäureestern ist ein wichtiges Unterscheidungsmerkmal der einzelnen Ölarten.

Übersicht der Alkohole und Säuren,

aus deren Veresterungsprodukten die offizinellen Fette, Öle und Wachse im wesentlichen bestehen.

Alkohole

Name	Formel	Kohlenstoffanzahl
Glyzerin	CH_2—OH CH—OH CH_2—OH	C 3
Cetylalkohol	CH_3—$(CH_2)_{14}$—CH_2OH	C 16
mit Palmitinsäure verestert im Walrat		
Cerylalkohol	CH_3—$(CH_2)_{24}$—CH_2OH	C 26
mit Cerotinsäure verestert im chinesischen Wachs		
Myricylalkohol	CH_3—$(CH_2)_{28}$—CH_2OH	C 30
mit Palmitinsäure verestert im Bienenwachs.		

Säuren

Name	Formel	Kohlenstoffanzahl	Vorkommen der Fettsäuren als Triglyzeride in
Gesättigte Fettsäuren.			
Caprinsäure	CH_3—$(CH_2)_8$—COOH	C 10	Butter
Laurinsäure	CH_3—$(CH_2)_{10}$—COOH	C 12	Ol. Lauri
Myristinsäure	CH_3—$(CH_2)_{12}$—COOH	C 14	Ol. Myristicae
Palmitinsäure	CH_3—$(CH_2)_{14}$—COOH	C 16	} vielen Ölen und
Stearinsäure	CH_3—$(CH_2)_{16}$—COOH	C 18	Fetten und Talg
Arachinsäure	CH_3—$(CH_2)_{18}$—COOH	C 20	Ol. Arachidis
Lignocerinsäure	CH_3—$(CH_2)_{22}$—COOH	C 24	Ol. Arachidis
Cerotinsäure	CH_3—$(CH_2)_{24}$—COOH	C 26	} als freie Säure in
Melissinsäure	CH_3—$(CH_2)_{28}$—COOH	C 30	Cera flava
Ungesättigte Fettsäuren.			
Ölsäure	CH_3—$(CH_2)_7$—CH $=$ CH—$(CH_2)_7$—COOH	C 18	in vielen Ölen und Fetten
Erucasäure	CH_3—$(CH_2)_7$—CH $=$ CH—$(CH_2)_{11}$—COOH	C 22	Ol. Rapae
Ungesättigte Oxyfettsäuren.			
Rizinolsäure	CH_3—$(CH_2)_5$—CH(OH)—CH_2—CH CH—$(CH_2)_7$—COOH	C 18	Hauptbestandteil des Ol. Ricini
Zweifach ungesättigte Fettsäuren.			
Linolsäure	CH_3—$(CH_2)_6$—CH $=$ CH—CH $=$ CH—$(CH_2)_6$—COOH	C 18	in vielen trocknenden Ölen, hauptsächlich in Ol. Lini, Ol. Papaveris

Allerdings liegt das Verhältnis nicht immer so, daß die Jodzahl zuverlässige Auskunft über die Herkunft des Öles gibt. Wie die Tabelle zeigt, wird man unter Umständen Mandelöl, Arachisöl und Olivenöl vermittels der Jodzahl nicht unterscheiden können. Dasselbe gilt auch von Leinöl und Lebertran. Ferner wird irgendwelcher Schluß auf die Reinheit eines Öles aus einer stimmenden Jodzahl allein nicht gezogen werden können. Ein Schweinefett mit der richtigen Jodzahl 46—66 kann mit einer Mischung von Talg und Sesamöl von derselben Jodzahl erheblich verfälscht sein. In der Regel haben Jodzahlenwerte nur dann Bedeutung, wenn sie nicht stimmen. Bei stimmender Jodzahl wird man Verfälschungen durch Spezialreaktionen feststellen müssen.

Die Aufnahmefähigkeit ungesättigter Fettsäureester für Halogene ist im allgemeinen eine begierige, doch werden Chlor und Brom im elementaren Zustande weit leichter addiert als elementares Jod. Handelt es sich um den quantitativen Nachweis ungesättigter Fettsäureester mittels Jod, so verwendet man das leicht in seine Bestandteile zerfallende Chlorjod JCl, das an die doppelte Kohlenstoffbindungen glatt addiert wird.

$$R—CH = CH—R + JCl = R—CHJ—CHCl—R . \qquad (1)$$

In je ein Mol. Fettsäureester tritt also nur ein Atom Jod ein.

Eine Lösung von Chlorjod erhält man durch Vermischen einer weingeistigen Quecksilberchloridlösung mit Jodlösung.

$$HgCl_2 + 2 J_2 = HgJ_2 + 2 JCl. \qquad (2)$$

Eine solche Quecksilberchlorid-Jod-Mischung wird dem zu prüfenden Öle im Überschuß zugesetzt und das nicht verbrauchte Chlorjod, nachdem es mit Kaliumjodid wieder in elementares Jod verwandelt ist, mit Natriumthiosulfat zurücktitriert.

$$2 JCl + 2 KJ = 2 KCl + 2 J_2 . \qquad (3)$$

Der Wirkungswert dieser Jodlösung wird durch einen blinden Versuch vermittelt und der eigentlichen Titration zugrunde gelegt.

Anfang und Ende der Umsetzungen (2) und (3) lassen sich summarisch wiedergeben:

$$HgCl_2 + 2 J_2 + 2 KJ = HgJ_2 + 2 KCl + 2 J_2,$$

woraus hervorgeht, daß der Gehalt an freiem Jod unverändert bleibt.

Wird nun aber zwischen Umsetzung 2 und 3 die Reaktion 1 eingefügt, d. h. läßt man auf das intermediär entstehende Chlorjod irgendein Öl oder Fett einwirken, so sieht man, daß das elementare Jod in Gleichung (2) sowohl von den Fettsäureestern als auch vom Quecksilber, und zwar in gleichem Verhältnis gebunden wird.

Wenn daher das Arzneibuch auf Seite XXXVI sagt, „die Jodzahl ist diejenige Menge Jod, die „von“ dem Fett oder Öl unter den angegebenen Bedingungen gebunden wird, so entspricht das nicht den Tatsachen. Man müßte daraus folgern, daß die Jodzahl den Jodgehalt des Öles oder Fettes ausdrückt; während von dem Öl in der Tat nur halb so viel Jod aufgenommen ist, als die Jodzahl angibt. Deshalb müßte es richtiger heißen: „Die Jodzahl gibt an, wieviel Jod „d u r c h" 100 Teile eines Fettes oder Öles unter den Bedingungen des nachstehenden Verfahrens gebunden werden."

Wird „v o n" dem Öl oder Fett „Chlorjod" gebunden, so wird „d u r c h" das Öl oder Fett doppelt so viel Jod gebunden, als dem von ihm aufgenommenen Jod entspricht.

In der einen oder der anderen Form gebundenes Jod ist gegen Thiosulfat wirkungslos.

Tabelle der Jodzahlen (J. Z.).

1. Adeps suillus	46—66
2. Oleum Amygdalarum	95—100
3. Oleum Arachidis	83—100
4. Oleum Cacao	34—38
5. Oleum Jecoris Aselli	155—175
6. Oleum Lini	168—176
7. Oleum Olivarum	80—88
8. Oleum Sesami	103—112
9. Sebum olive	33—42

A u s f ü h r u n g. Man bereite sich eine weingeistige Jodlösung 2,5 : 50 und eine weingeistige Quecksilberchloridlösung 3,0 : 50, mische beide und lasse 48 Stunden stehen [Umsetzung nach Gleichung (2)]. Sodann bringe man genau abgemessene 30 ccm dieser Mischung mit 15 ccm Chloroform in einen Erlenmeyer von 250 bis 300 ccm Inhalt mit eingeschliffenem Glasstopfen (Figur 27), schüttele durch und stelle 2 Stunden beiseite.

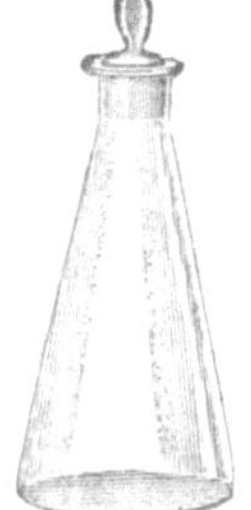

Fig. 27.
Jodkölbchen.
(Warmbrunn,
Quilitz & Co.,
Berlin.)

Andererseits wäge man von:

Sebum oder Oleum Cacao	1 g
oder von Adeps	0,7 g
„ „ Oleum Arachidis	0,4 g
„ „ Oleum Amygdalarum	0,4 g
„ „ Oleum Olivarum	0,4 g
„ „ Oleum Sesami	0,4 g
„ „ Oleum Jecoris Aselli	0,2 g
„ „ Oleum Lini	0,2 g

in einen zweiten ebensolchen Erlenmeyer, die festen Fette in geschmolzenem Zustande, jedoch ohne den Hals des Gefäßes zu benetzen, genau ab und notiere die Zahl, löse das Fett in 15 ccm Chloroform auf, füge genau abgemessene 30 ccm Jodquecksilberchloridlösung hinzu, schwenke durch und stelle gleichfalls 2 Stunden beiseite. Nach dieser Zeit muß die Mischung noch stark braun gefärbt und völlig klar sein, andernfalls man weitere 5—10 ccm Jodquecksilberchloridlösung, genau gemessen, hinzufügt bzw. durch Chloroformzusatz klärt. Lebertran und Leinöl erfordern 18 Stunden zur Umsetzung, alle anderen Öle oder Fette können nach 2 Stunden titriert werden. Für die oben angegebenen Substanzmengen werden in der Regel 30 ccm Jodquecksilberlösung ausreichen, nimmt man mehr in Arbeit, so muß man auch die Menge Jodquecksilberchloridlösung im Verhältnis erhöhen. Der blinde Versuch muß dann mit derselben Menge Jodquecksilberchloridlösung angestellt werden.

Nach Ablauf der oben angegebenen Reaktionsdauer werden in jeden Kolben 18 ccm Kaliumjodidlösung (1 + 9) und 110 ccm Wasser getan und gut durchgeschüttelt. Scheidet sich dabei rotes Quecksilberjodid aus, so füge man zur völligen Lösung noch etwas Kaliumjodidlösung hinzu. Man titriere nun mit $^1/_{10}$ n-Natriumthiosulfatlösung beide Mischungen unter öfterem Umschütteln bis auf hellgelb, dann setze man etwas Stärkelösung hinzu und titriere auf farblos.

Berechnung. Angenommen, es seien bei dem blinden Versuch 46,6 ccm $^1/_{10}$ n-Natriumthiosulfatlösung verbraucht, die Titration der Ölmischung erforderte 20,7 ccm $^1/_{10}$ n-Natriumthiosulfatlösung und angewendet seien 0,38 g Olivenöl, so ist „durch" diese 0,38 g Öl soviel Jod gebunden, als 46,6 — 20,7 = 25,9 ccm $^1/_{20}$ n-Natriumthiosulfatlösung entspricht.

1 ccm $^1/_{10}$ n-Natriumthiosulfatlösung = 0,01269 g Jod.
25,9 „ $^1/_{10}$ n-   „   = 25,9 × 0,01269 = 0,32867 g Jod.

Durch 0,38 g Olivenöl werden 0,32867 g Jod gebunden.

$$„ \quad 100\,g \quad „ \quad „ \quad \frac{0,32867 \cdot 100}{0,38} = 86,4\,g \text{ Jod gebunden.}$$

Gefundene J. Z. = 86.

Tabelle derjenigen Arzneimittel, für welche im D. A. B. 5 bestimmte Gehaltsprüfungsvorschriften angegeben sind.

Bezeichnung	Prozente	Bestandteil
1. Acetum.	6,0	Essigsäure
2. Acetum pyrolignos crudum . . .	6,0	Essigsäure
3. Acetum pyrolignos rectf.	5—5,4	Essigsäure
4. Acetum Scillae	4,4—5,0	Essigsäure
5. Acidum aceticum	96,0	Essigsäure
6. Acidum aceticum dilutum	30,0	Essigsäure
7. Acidum camphoricum	100,0	Kampfersäure
8. Acidum carbolicum liq.	m. 87,8	Phenol
9. Acidum formicicum	24,0—25,0	Ameisensäure
10. Acidum hydrochloricum	24,8—25,2	Chlorwasserstoff
11. Acidum hydrochloricum dilutum .	12,4—12,6	Chlorwasserstoff
12. Acidum lacticum	ca. 75,0	Milchsäure und
	ca. 15,0	Milchsäureanhydrid

Abkürzungen: m. = mindestens, h. = höchstens, ca. = ungefähr.

Bezeichnung	Prozente	Bestandteil
13. Acidum nitricum	24,8—25,2	Salpetersäure
14. Acidum sulfuricum dilutum . . .	15,6—16,3	Schwefelsäure
15. Acidum trichloraceticum	99,7	Trichloressigsäure
16. Ammonium bromatum	m. 97,9	Ammoniumbromid
17. Aqua amygdalarum	0,099—0,107	an Benzaldehyd gebundener Zyanwasserstoff
18. Aqua Calcariae	0,15—0,17	Kalziumhydroxyd
19. Aqua chlorata	0,4—0,5	aktives Chlor
20. Argentum nitricum c. Kalio nitrico	32,3—33,1	Silbernitrat
21. Argentum proteinicum	m. 8,0	Silber
22. Balsamum peruvianum	m. 56,0	Cinnameïn
23. Bismutum nitricum	m. 42,1	Wismut
24. Bismutum subgallicum	m. 46,6	Wismut
25. Bismutum subnitricum	70,8—73,5	Wismut
26. Bismutum subsalicylicum	m. 56,4	Wismut
27. Borax	52,5—54,5	wasserfreies Natriumtetraborat
28. Calcaria chlorata	m. 25,0	aktives Chlor
29. Cantharides	m. 0,8	Cantharidin
30. Cerussa	m. 78,90	Blei
31. Charta sinapisata	in 100 qcm m. 0,0119	Allylsenföl
32. Chininum ferro citricum	9,0—10,0 m. 21,0	Chinin Eisen
33. Chininum tannicum	30,0—32,0	Chinin
34. Coffeinum Natrium salicylicum . .	43,8	Koffein
35. Collodium	m. 4,0	Abdampfrückstand
36. Cortex Chinae	m. 6,5	Alkaloide
37. Cortex Granati	m. 0,4	Alkaloide
38. Cresolum crudum	m. 50,0	m. Kresol
39. Emplastrum Hydragyri	ca. 20,0	Quecksilber
40. Extractum Belladonnae	1,5	Hyoszyamin
41. Extractum Chinae aquosum . . .	m. 6,18	Alkaloide
42. Extractum Chinae fluidum	m. 3,5	Alkaloide
43. Extractum Chinae spirituosum . .	m. 12,0	Alkaloide
44. Extractum Ferri pomatum	m. 5,0	Eisen
45. Extractum Granati fluidum . . .	m. 0,2	Alkaloide
46. Extractum Hydrastis fluidum . .	m. 2,2	Hydrastin
47. Extractum Hyosoyami	0,5	Hyoszyamin
48. Extractum Opii	20,0	Morphin
49. Extractum Strychni	16,0	Strychnin-Bruzin
50. Ferrum carbonicum saccharatum .	9,5—10,0	Eisen
51. Ferrum lacticum	m. 97,3	Ferrolaktat
52. Ferrum oxydatum saccharatum .	2,8—3,0	Eisen
53. Ferrum pulveratum	m. 97,8	Eisen
54. Ferrum reductum	m. 96,6	Eisen
55. Ferrum sulfuricum siccum	m. 30,2	Eisen
56. Folia Belladonnae	m. 0,3	Hyoszyamin
57. Folia Hyoscyami	m. 0,07	Hyoszyamin
58. Formaldehyd solutum	35,0	Formaldehyd
59. Hydragyrum salicylicum	ca. 92,0	Merkurisalizylsäure
60. Hydrogenium peroxydatum sol. . .	3,0	Wasserstoffsuperoxyd
61. Jodum	m. 99,0	Jod

Abkürzungen: m. = mindestens, h. = höchstens, ca. = ungefähr.

Bezeichnung	Prozente	Bestandteil
62. Kali causticum fus.	m. 85,0	Ätzkali
63. Kalium bicarbonicum	100,0	Kaliumbikarbonat
64. Kalium bromatum	m. 98,7	Kaliumbromid
65. Kalium carbonicum	ca. 95,0	Kaliumkarbonat
66. Kalium carbonicum crudum . . .	ca. 90,0	Kaliumkarbonat
67. Liquor Aluminii acetici	7,3—8,3	Aluminiumsubazetat
68. Liquor Aluminii acetico tartar . .	ca. 45,0	Aluminiumacetico-tartrat
69. Liquor Ammonii causticus	9,94—10,0	Ammoniak
70. Liquor Kresoli saponatus	ca. 50,0	rohes Kresol
71. Liquor Ferri albuminatus	0,4	Eisen.
72. Liquor Ferri oxychloratus	3,3—3,6	Eisen
73. Liquor Ferri sesquichloratus . . .	10,0	Eisen
74. Liquor Kali causticus	ca. 15,0	Ätzkali
75. Liquor Kalii arsenicosi.	1,0	arsenige Säure
76. Liquor Kalii carbonici	ca. 33,3	Kaliumkarbonat
77. Liquor Natri caustici	ca. 15,0	Ätznatron
78. Lithium carbonicum	m. 99,2	Lithiumkarbonat
79. Magnesium carbonicum	m. 24,0	Magnesium [sulfat
80. Magnesium sulfuricum siccum . .	m. 70,0	wasserfreies Magnesium-
81. Manna	m. 75,0	Mannit
82. Natrium acetyl arsanylicum . . .	21,2—21,7	Arsen
83. Natrium arsanylicum	24,1—24,6	Arsen
84. Natrium bicarbonicum	m. 98,0	Natriumbikarbonat
85. Natrium bromatum	m. 94,3	Natriumbromid
86. Natrium carbonicum	m. 37,1	wasserfreies Natrium-karbonat
87. Natrium carbonicum crudum . . .	m. 35,8	wasserfreies Natrium-karbonat
88. Natrium carbonicum siccum . . .	m. 74,2	wasserfreies Natrium-karbonat
89. Oleum Cinnamoni	66,0—76,0	Zimtaldehyd
90. Oleum Lavandulae	m. 29,3	Linalylazetat
91. Oleum Santali	m. 90,0	Santalol
92. Oleum Sinapis	m. 97,0	Allylsenföl
93. Oleum Thymi	m. 20,0	Thymol u. Karvakrol
94. Opium	m. 12,0	Morphin
95. Opium pulveratum	10,0	Morphin
96. Pastilli Hydragyri bichlorati . . .	ca. 50,0	Quecksilber
97. Pastilli Santonini	0,025 g pro Stück	Santonin
98. Pulpa Tamarindorum depurata . .	m. 9,0	Weinsäure
99. Radix Ipecacuanha	m. 1,99	Emetin
100. Rhizoma Hydrastis	m. 2,5	Hydrastin
101. Sapo kalinus	m. 40,0	Fettsäuren
102. Semen Sinapis	m. 0,7	Allylsenföl
103. Semen Strychni	m. 2,5	Alkaloide
104. Sirupus Ferri jodati	ca. 5,0	Eisenjodür
105. Spiritus sinapis	m. 1,94	Allylsenföl
106. Tannalbin	ca. 50,0	Gerbsäure
107. Tartarus stibiatus	99,7	Brechweinstein
108. Theobromin Natrium salicylicum .	ca. 45,0	Theobromin
109. Tinctura Chinae	m. 0,74	Alkaloide

Abkürzungen: m. = mindestens, h. = höchstens, ca. = ungefähr.

Bezeichnung	Prozente	Bestandteil
110. Tinctura Chinae comp.	m. 0,37	Alkaloide
111. Tinctura Jodi	9,4—10,0	Jod
112. Tinctura Ipecacuanha	m. 0,194	Emetin
113. Tinctura Opii crocata	1,0	Morphin
114. Tinctura Opii simplex	1,0	Morphin
115. Tinctura Strychni	0,25	Alkaloide (Strychnin und Bruzin)
116. Tubera Jalapae	m. 10,0	Harz
117. Unguentum Hydrargyri album . .	ca. 10,0	Quecksilberpräzipitat
118. Unguentum Hydragyri cinereum .	30,0	Quecksilber
119. Unguentum Hydragyri rubrun . .	10,0	Quecksilberoxyd

Abkürzungen: m. = mindestens, h. = höchstens, ca. = ungefähr.

C. Gehaltsbestimmungen.

1. Die maßanalytischen Methoden.

Die zu untersuchenden Substanzen werden auf der analytischen Wage auf die zweite bzw. dritte Dezimale genau abgewogen, feste auf Urgläsern, flüssige in kleinen Erlenmeyern. Flüssigkeiten kann man auch abpipettieren, doch muß man dann das Volumengewicht in Rechnung setzen. Als Lösungs- oder Verdünnungsmittel wird Wasser oder Alkohol verwendet, auf deren Menge es in der Regel nicht ankommt. Die Titration erfolgt in einem geräumigen Becherglase oder Kolben unter ständigem Umschwenken bei nicht zu schnellem, gegen das Ende nur tropfenweisen Zufügen der Meßflüssigkeit aus einer vorher auf-gefüllten Bürette. Das Ende wird durch die angegebenen Indikatoren erkannt. Die Berechnung der Titration erfolgt gemäß der äquivalenz-molekularen Umsetzung aus der verbrauchten Anzahl Kubikzentimeter der Meßflüssigkeit und dem Molekulargewicht der gesuchten Substanz, und zwar zeigt jedes Kubikzentimeter einer Normallösung — denn dieses enthält stets ein Millimol Reagens — auch ein Millimol einer gegen dieses Reagens sich gleichwertig verhaltenden Substanz oder einen der Wertigkeit entsprechenden Teil eines Millimols an.

Bei Verwendung von halb, zehntel oder hundertstel Normallösungen muß diese Verdünnung entsprechende Berücksichtigung erfahren.

Die Berechnung des Analysenresultates in Gewichtsprozenten er-gibt sich somit aus folgendem Ansatz:

$$\frac{\left(\dfrac{x}{\alpha}\right) \cdot \left(\dfrac{m\,m}{\beta}\right) \cdot 100}{y} = \text{Gewichtsprozente,}$$

worin

x die verbrauchte Anzahl Kubikzentimeter einer Normallösung,

$m\,m$ der tausendste Teil des Molekular- oder Atomgewichtes der gesuchten Substanz (Millimol),

y das absolute Gewicht des angewendeten Stoffes,
α der Verdünnungskoeffizient der Normallösung,
β die gegen das Maßreagens sich betätigende Wertigkeit der gesuchten Substanz
bedeuten.

Das Gesagte möge an einem Beispiel erläutert werden.

Zur Titration von 0,025 g Acidum carbolicum liquefactum sind 14 ccm $^1/_{10}$ n-Natriumthiosulfatlösung verbraucht. Da Phenol (Mol 94) unter den Bedingungen des auf Seite 120 angegebenen Verfahrens gegen Thiosulfat sich sechswertig verhält, so berechnet sich der Gehalt an reinem Phenol zu:

$$\frac{\left(\dfrac{14}{10}\right) \cdot \left(\dfrac{0,094}{6}\right) \cdot 100}{0,025} = 87,8 \text{ Prozent.}$$

a) Azidimetrisch und Alkalimetrisch.

Unter einer azidimetrischen Bestimmung versteht man eine solche, bei welcher eine volumetrische Lösung einer Säure — nach dem Arzneibuch nur Salzsäure —, unter einer alkalimetrischen eine solche, bei der eine volumetrische Lösung einer Base — nach dem Arzneibuch nur Kaliumhydroxyd — Verwendung findet.

Basen, Karbonate oder Salze schwächerer Säuren werden also azidimetrisch, Säuren dagegen alkalimetrisch quantitativ bestimmt.

Gemischte Methoden sind solche, bei welchen Lösungen beider Gattungen gebraucht werden, und das sind in der Regel Differenzbestimmungen, wie sie für Ammoniak und die Aminbasen (Alkaloide) vorgeschrieben sind.

Die Wahl der Indikatoren richtet sich nach dem auf Seite 53—59 Gesagten.

Tabelle der azidimetrischen und alkalimetrischen Bestimmungen.

1. **Indikator Phenolphthalein.**

1. Acetum.
2. Acetum pyrolignosum.
3. Acetum Scillae.
4. Acidum aceticum.
5. Acidum aceticum dilutum.
6. Acidum camphoricum.
7. Acidum formicicum.
8. Acidum lacticum.
9. Acidum trichloraceticum.
10. Aqua Calcariae.
11. Formaldehyd.

2. **Indikator Dimethylaminoazobenzol.**

1. Acidum hydrochloricum.
2. Acidum nitricum.
3. Acidum sulfuricum dilutum.

4. Liquor Ammonii caustici.
5. Kali causticum fusum.
6. Liquor Kali caustici.
7. Liquor Natri caustici.
8. Kalium carbonicum.
9. Liquor Kalii carbonici.
10. Lithium carbonicum.
11. Natrium carbonicum.
12. Natrium carbonicum crudum.
13. Natrium carbonicum. siccum.
14. Borax.

3. Indikator: Lackmuspapier.

1. Acetum pyrolignosum crudum.
2. Pulpa Tannarindor depurata.

4. Indikator: Hämatoxylin.

1. Cortex Chinae.
2. Extractum Chinae aquosum.
3. Extractum Chinae fluidum.
4. Extractum Chinae spirituosum
5. Tinctura Chinae.
6. Tinctura Chinae composita.
7. Radix Ipecacuanha.
8. Tinctura Ipecacuanha.

5. Indikator: Jodeosin.

1. Cortex Granati.
2. Extractum Belladonnae.
3. Extractum Granati fluidum.
4. Extractum Hyoscyami.
5. Extractum Opii.
6. Extractum Strychni.
7. Folia Belladonnae.
8. Folia Hyoscyami.
9. Opium.
10. Opium pulv.
11. Semen. Strychni.
12. Tinctura Opii crocata.
13. Tinctura Opii simplex.
14. Tinctura Strychni.

1. Indikator Phenolphthalein.

1. Acetum. Gehalt 6% Essigsäure (CH_3—COOH Mol. Gew. 60, 3).
Gehaltsbestimmung. Text des D. A. B. 5. *Man messe 10 ccm
Essig ab, verdünne in einem Becherglase mit ca. 50 ccm Wasser, füge einige
Tropfen Phenolphthaleinlösung hinzu und titriere mit n-Kalilauge bis zur
schwachen Rötung. Es sollen 10 ccm n-Kalilauge verbraucht werden.*
Berechnung. Essigsäure ist gegen Kalilauge einwertig.

$$\frac{\left(\dfrac{10}{10}\right) \cdot 0{,}0603 \cdot 100}{10} = 6{,}03.$$

Gefunden 6,03% Essigsäure.

In 2. **Acetum pyrolignosum,**
3. **Acetum Scillae,**
4. **Acidum aceticum**
5. **Acidum aceticum dilutum**

wird der Essigsäuregehalt in derselben Weise ermittelt und berechnet.

6. Acidum camphoricum. Gehalt 100% Kampfersäure.

$$
\begin{array}{c}
CH_3 \\
| \\
CH_2\text{---}CH\text{---}COOH \\
|\quad | \\
CH_3\text{---}C\text{---}CH_3 \qquad \text{Mol. Gew. 200,13 .} \\
|\quad | \\
CH_2\text{---}CH\text{---}COOH
\end{array}
$$

Gehaltsbestimmung. Text des D. A. B. 5. *Man löse 0,5 g Kampfersäure in 20 ccm Weingeist auf und titriere nach Zusatz einiger Tropfen Phenolphthaleinlösung mit* $^1/_{10}$ *n-Kalilauge. Es müssen davon 50 ccm verbraucht werden.*

Berechnung. Kampfersäure ist gegen Kalilauge zweiwertig.

$$\frac{\left(\frac{50}{10}\right) \cdot \left(\frac{0,20013}{2}\right) \cdot 100}{0,5} = 100 \,.$$

Gefunden 100% Kampfersäure.

7. Acidum formicicum: Gehalt 24—25% Ameisensäure (H—COOH Mol.-Gew. 46,02).

Gehaltsbestimmung. Text des D. A. B. 5. *Man messe 5 ccm Ameisensäure ab, verdünne mit 50 ccm Wasser, versetze mit einigen Tropfen Phenolphthalein und titriere mit n-Kalilauge bis zur schwachen Rötung. Verbraucht werden 28,5 ccm n-Kalilauge.*

Berechnung. Ameisensäure ist gegen Kaliumhydroxyd einwertig.

$$\frac{28,5 \cdot 0,046 \cdot 100}{5} = 26,22 \,.$$

Das spezifische Gewicht der Ameisensäure ist 1,062, folglich sind gefunden:

$$\frac{26,22}{1,062} = 24,7\% \text{ Ameisensäure.}$$

8. Acidum lacticum: Gehalt annähernd 75% Milchsäure CH_3 —CH(OH)—COOH · Mol.-Gew. 90,05) und 15% Milchsäureanhydrid, berechnet auf Milchsäure.

Gehaltsbestimmung. Text des D. A. B. 5. *5 g Milchsäure werden in einem Meßkölbchen mit Wasser auf 50 ccm verdünnt. 20 ccm dieser Mischung werden in einem Kölbchen aus Jenaer Glas mit n-Kalilauge neutralisiert. Hierzu müssen mindestens 16,6 ccm n-Kalilauge erforderlich sein, was einem Mindestgehalt von 74,7% Milchsäure entspricht. Die neutralisierte Flüssigkeit wird mit weiteren 10 ccm n-Kali-*

lauge versetzt und 1 Stunde lang auf dem Wasserbade erwärmt. Zum Neutralisieren sind etwa 6,7 ccm n-Salzsäure erforderlich, was einem Gehalte von annähernd 15% Milchsäureanhydrid, berechnet auf Milchsäure, entspricht. (1 ccm n-Kalilauge = 0,09005 g Milchsäure, Phenolphthalein als Indikator).

Reaktion und Berechnung. Die Milchsäure ist eine α-Oxypropionsäure[1]).

$$CH_3—CH(OH)—COOH \qquad (1)$$

α-Oxysäuren gehen beim Erhitzen in Laktide über, das sind zyklische Doppelester aus je 2 Molekülen Säuren. So entsteht aus Milchsäure das Laktid, Formel (2):

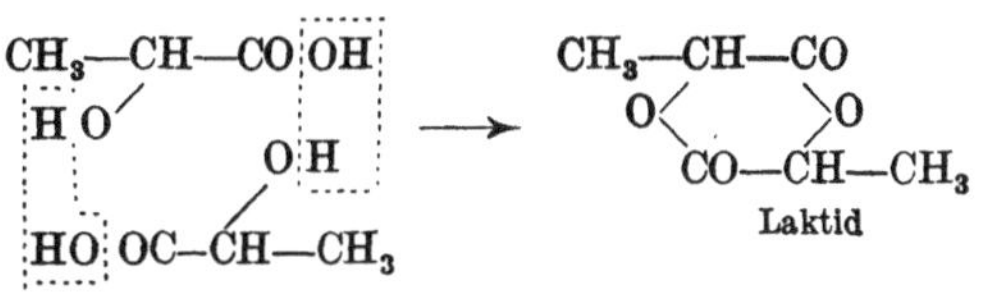

$$(2)$$

Laktid

Bei gelindem Erwärmen tritt nur einmalige Veresterung ein; es entsteht aus Milchsäure die Laktylmilchsäure, die gewöhnlich Milchsäureanhydrid genannt wird.

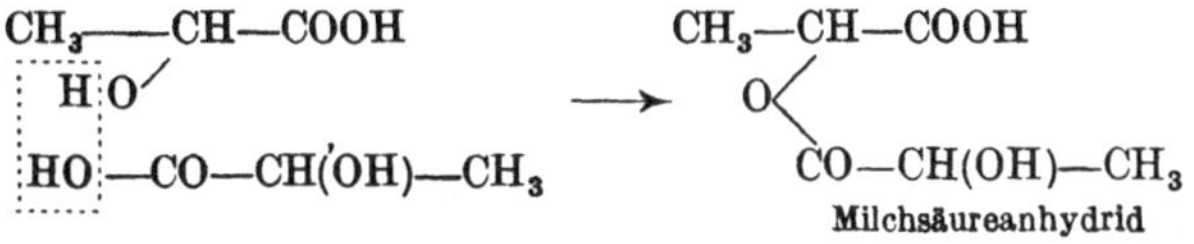

$$(3)$$

Milchsäureanhydrid

Ein normales Milchsäureanhydrid der Formel:

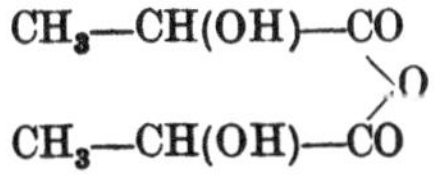

$$CH_3—CH(OH)—CO$$
$$\qquad\qquad\qquad\searrow O$$
$$CH_3—CH(OH)—CO$$

gibt es nicht.

Die offizielle Milchsäure wird durch Zerlegen des Zinksalzes mittelst Schwefelwasserstoff und Eindampfen des Filtrates bei gelinder Wärme im Vakuum gewonnen. Dabei ist Anhydridbildung nach Formel 3 bis zu einem gewissen Grade nicht zu vermeiden, doch darf derselbe über bestimmte Grenzen nicht hinausgehen, was durch Titration festgestellt werden soll.

Wenn nun das Arzneibuch den Gehalt an Milchsäure [Formel (1)] aus der bei gewöhnlicher Temperatur gebundenen Menge Kali und den Gehalt an Milchsäureanhydrid [Formel (3)] aus dem zur Esterspaltung in der Wärme verbrauchten Kali herleitet, und zwar in der dargelegten Berechnungsart, so wird in der Tat damit doch nur das Verhältnis der freien Karboxyle zu den veresterten festgestellt.

Aus diesen Zahlen ergibt sich dann erst weiter das prozentuale Verhältnis beider Verbindungen.

---

[1]) Als α-Kohlenstoff bezeichnet man den der Karboxylgruppe benachbarten.

Angenommen, es seien zur Titration 2 g offizineller Milchsäure 16,5 ccm n-Kalilauge verbraucht, so berechnet sich der „scheinbare" Gehalt an Milchsäure [Formel (1)] zu:

$$\frac{16,5 \cdot 0,090 \cdot 100}{2} = 74,2\%.$$

Werden dann zur Aufspaltung des Anhydrids (Formel 3) in der Wärme weiter $10 - 6,7 = 3,3$ ccm n-Kalilauge verbraucht, so berechnet sich der „scheinbare" Gehalt an Anhydrid zu:

$$\frac{3,3 \cdot 0,090 \cdot 100}{2} = 14,85\%.$$

In der Tat wird aber von dem Anhydrid doppelt so viel Kali gebunden, weil das Karboxyl schon abgesättigt war.

Der Anhydridgehalt beträgt also $2 \cdot 14,85 = 29,70\%$, berechnet auf Milchsäure oder in absoluten Zahlen, berechnet aus seinem Molekulargewicht 162, zu

$$\frac{6,6 \cdot \left(\dfrac{0,162}{2}\right) \cdot 100}{2} = 26,73\%.$$

Wurden nun vom Anhydrid 3,3 ccm n-Kalilauge mehr gebunden, als es den Anschein hat, so verringert sich der Kaliverbrauch der Milchsäure um diesen Betrag. Er beträgt $16,5 - 3,3 = 13,2$ ccm, woraus sich der „tatsächliche" Gehalt an Milchsäure [Formel (1)] berechnet zu

$$\frac{13,2 \cdot 0,09 \cdot 100}{2} = 59,4\%.$$

9. Acidum trichloraceticum: $(CCl_3 — COOH$ Mol.-Gew. 163,39).

Gehaltsbestimmung. Text des D. A. B. 5. *Zum Neutralisieren einer Lösung von 0,5 g im Exsikkator über Schwefelsäure getrockneter Trichloressigsäure in 20 ccm Wasser dürfen höchstens 30,5 ccm $^1/_{10}$ n-Kalilauge erforderlich sein, was einem Gehalt von 99,7% reiner Säure entspricht (1 ccm $^1/_{10}$ n-Kalilauge = 0,01634 Trichloressigsäure, Phenolphthalein als Indikator).*

Reaktion und Berechnung. Trichloressigsäure (F. P. 55°) kann durch Monochloressigsäure (F. P. 62°. $CH_2Cl \cdot COOH$ Mol.-Gew. 94,5) verunreinigt oder verfälscht sein. Dichloressigsäure ist flüssig und kommt nicht in Frage.

Das Halogen setzt sich bei gewöhnlicher Temperatur mit Kali nicht um. Theoretisch erfordern 0,5 g Trichloressigsäure

$$\frac{0,5 \cdot 10}{0,1634} = 30,6 \text{ ccm } ^1/_{10}\text{n-Kalilauge,}$$

0,5 g Monochloressigsäure dagegen

$$\frac{0,5 \cdot 10}{0,0945} = 52,9 \text{ ccm } ^1/_{10}\text{n-Kalilauge.}$$

Eine Beimengung von Monochloressigsäure würde sich durch einen größeren Kaliverbrauch verraten.

Angenommen, es seien 30,4 ccm $^1/_{10}$ n-Kalilauge verbraucht, so ist die Trichloressigsäure, da sie gegen Kaliumhydroxyd einwertig ist,

$$\frac{\left(\dfrac{30,4}{10}\right) \cdot 0,1634 \cdot 100}{0,5} = 99,34 \text{ prozentig.}$$

10. Aqua Calcariae: Gehalt annähernd 0,15% Kalziumhydroxyd (Ca(OH)$_2$ Mol.-Gew. 74,11).

Gehaltsbestimmung. Text des D. A. B. 5. *Zum Neutralisieren von 100 ccm Kalkwasser dürfen nicht weniger als 4 und nicht mehr als 4,5 ccm n-Salzsäure erforderlich sein, was einem Gehalt von 0,15—0,17% Kalziumhydroxyd entspricht. (1 ccm n-Salzsäure = 0,03705 g Kalziumhydroxyd, Phenolphthalein als Indikator.)*

Berechnung. Kalziumhydroxyd löst sich in der Kälte leichter als in der Wärme. Bei 15° werden ungefähr 0,14 Teile und bei 100° nur 0,07 Teile gelöst, und das Maximum würde bei 1° 0,15 Teile betragen. Kalkwasser soll eine bei gewöhnlicher Temperatur gesättigte Lösung von Kalziumhydroxyd sein und andere Basen nicht enthalten. Gegen Salzsäure ist Kalziumhydroxyd zweiwertig.

$$Ca(OH)_2 + 2\,HCl = CaCl_2 + H_2O.$$

Angenommen, es seien auf 100 g Kalkwasser 4 ccm n-Salzsäure verbraucht, so berechnet sich der Gehalt an Kalziumhydroxyd zu

$$\frac{4 \cdot \left(\dfrac{0,074}{2}\right) \cdot 100}{100} = 0,148\,\%.$$

11. Formaldehyd solutus: Gehalt 35% Formaldehyd (HCOH Mol.-Gew. 30,02).

Gehaltsbestimmung. Text des D. A. B. 5. *Zur völligen Entfärbung eines Gemisches von 3 ccm Formaldehydlösung, 50 ccm einer frisch bereiteten Natriumsulfitlösung, die in 100 ccm 25 g kristallisiertes Natriumsulfit enthält, und 1 Tropfen Phenolphthaleinlösung, müssen nach Abzug der Säuremenge, die eine Mischung von 12 ccm der Natriumsulfitlösung, 80 ccm Wasser und 1 Tropfen Phenolphthaleinlösung für sich zur Entfärbung verbraucht, mindestens 37,8 ccm n-Salzsäure erforderlich sein, was einem Gehalt von 35% Formaldehyd entspricht (1 ccm n-Salzsäure = 0,03002 g Formaldehyd, Phenolphthalein als Indikator).*

Reaktion und Berechnung. Eine Lösung von 25 g Natriumsulfit in 100 cm Wasser ist annähernd normal — (Na$_2$SO$_3$ + 7 H$_2$O Mol.-Gew. 250), doch braucht das Salz nicht auf der analytischen Wage abgewogen zu werden.

Formaldehyd setzt sich mit Natriumsulfit in wässriger Lösung um zu Oxymethylensulfosaurem Natrium und Natriumhyroxyd.

$$HC\!\!\begin{array}{c}\diagup O \cdots\cdots \cdots\cdots Na \\ \cdots\cdots \\ \diagdown H\end{array} + SO_2\!\!\begin{array}{c}\diagup Na \\ \\ \diagdown ONa\end{array} = H_2C\!\!\begin{array}{c}\diagup ONa \\ \\ \diagdown SO_3Na\end{array} \xrightarrow[\text{hydrolytisch gespalten}]{H_2O} H_2C\!\!\begin{array}{c}\diagup OH \\ \\ \diagdown SO_3Na\end{array} + NaOH$$

Die Umsetzung verläuft quantitativ, infolgedessen werden Formaldehyd und Natriumhydroxyd in äquivalenzmolekularem Verhältnis stehen. Wird das Ätznatron nun mit Salzsäure titriert, so ergibt sich indirekt die Menge des vorhandenen Formaldehyds.

Nun unterliegt aber das neutrale Natriumsulfit in wässeriger Lösung an sich schon einer, wenn auch nur geringen hydrolytischen Dissoziation in saures Sulfit und Ätznatron. Natriumsulfitlösungen reagieren deshalb stets alkalisch.

$$SO_2\!\!\begin{array}{c}\diagup Na \\ \\ \diagdown ONa\end{array} + H_2O \longrightarrow SO_2\!\!\begin{array}{c}\diagup H \\ \\ \diagdown ONa\end{array} + NaOH.$$

Die Stärke der Dissoziation ist abhängig von der Konzentration der Lösung, und zwar nimmt sie mit wachsender Verdünnung zu.

An einer Lösung derselben Konzentration wird also durch einen besonderen Versuch festzustellen sein, wieviel freies Alkali in dem mit Formaldehyd nicht in Reaktion getretenen Überschusse der zugesetzten Natriumsulfitlösung sich gebildet hat, und das sind bei 38 ccm Salzsäureverbrauch $50-38 = 12$ ccm.

Die zur Neutralisation dieser 12 ccm Natriumsulfitlösung erforderliche Salzsäure ist von obigen 38 ccm abzuziehen.

Angenommen, es seien zur Titration von 3 ccm Formaldehydlösung 38,4 ccm n-Salzsäure verbraucht und $50-38,4 = 11,6$ ccm Natriumsulfitlösung hätten 0,3 ccm n-Salzsäure gefordert, so berechnet sich der Gehalt an Formaldehyd zu

$$\frac{38,1 \cdot 0,030 \cdot 100}{3 \cdot 1,08 \text{ (spez. Gew.)}} = 35,2\%.$$

2. Indikator: Dimethylaminoazobenzol.

1. Acidum hydrochloricum; Gehalt 24,8—25,2% Chlorwasserstoff (HCl Mol.-Gew. 36,47).

Gehaltsbestimmung. Text des D. A. B. 5. *Zum Neutralisieren eines Gemisches von 5 ccm Salzsäure und 25 ccm Wasser müssen 38,3 bis 38,9 ccm n-Kalilauge erforderlich sein, was einem Gehalt von 24,8 bis 25,2% Chlorwasserstoff entspricht (1 ccm n-Kalilauge = 0,03647 g Chlorwasserstoff, Dimethylaminoazobenzol als Indikator).*

Berechnung. Salzsäure ist gegen Kaliumhydroxyd einwertig.

$$\frac{38,3 \cdot 0,03647 \cdot 100}{5 \cdot 1,126 \text{ (spez. Gew.)}} = 24,8\% \text{ HCl.}$$

2. Acidum nitricum: Gehalt 24,8—25,2% Salpetersäure (HNO_3 Mol.-Gew. 63,02).

Gehaltsbestimmung. Text des D. A. B. 5. *Zum Neutralisieren eines Gemisches von 5 ccm Salpetersäure und 25 ccm Wasser müssen 22,6—23,0 ccm n-Kalilauge erforderlich sein, was einem Gehalt von 24,8—25,2% Salpetersäure entspricht. (1 ccm n-Kalilauge = 0,06302 g Salpetersäure.) Als Indikator ist Dimethylaminoazobenzol anzuwenden, das jedoch erst in der Nähe des Neutralisationspunktes zuzusetzen ist.*

Berechnung. Salpetersäure ist gegen Kaliumhydroxyd einwertig.

$$\frac{23 \cdot 0,06302 \cdot 100}{5 \cdot 1,15 \text{ (spez. Gew.)}} = 25,2\% \ HNO_3.$$

3. Acidum sulfuricum dilutum: Gehalt 15,6—16,3% Schwefelsäure (H_2SO_4 Mol.-Gew. 98,09).

Gehaltsbestimmung. Text des D. A. B. 5. *Zum Neutralisieren eines Gemisches von 5 ccm verdünnter Schwefelsäure und 25 ccm Wasser müssen 17,7—18,5 ccm n-Kalilauge erforderlich sein, was einem Gehalt von 15,6—16,3% Schwefelsäure entspricht. (1 ccm n-Kalilauge = 0,04904 g Schwefelsäure, Dimethylaminoazobenzol als Indikator.)*

Berechnung. Schwefelsäure ist gegen Kaliumhydroxyd zweiwertig.

$$\frac{18,5 \cdot \left(\dfrac{0,09809}{2}\right) \cdot 100}{5 \cdot 1,114 \text{ (spez. Gew.)}} = 16,3\% \ H_2SO_4.$$

4. Liquor Ammonii caustici: Gehalt 9,94—10% Ammoniak (NH_3 Mol.-Gew. 17,03).

Gehaltsbestimmung. Text des D. A. B. 5. *5 ccm Ammoniakflüssigkeit müssen nach Zusatz von 30 ccm n-Salzsäure zur Neutralisation des Säureüberschusses 1,8—2 ccm n-Kalilauge erfordern, was einem Gehalt von 9.94—10% Ammoniak entspricht (1 ccm n-Salzsäure = 0,01703 g Ammoniak, Dimethylaminoazobenzol als Indikator).*

Berechnung. Wegen der Flüchtigkeit des Ammoniaks während des Titrierens wird zuerst volumetrische Salzsäure im Überschuß auf einmal hinzugefügt und dann dieser Überschuß mit n-Kalilauge zurücktitriert. Die Differenz beider gibt den tatsächlichen Salzsäureverbrauch an. Ammoniak ist gegen Salzsäure einwertig.

$$\frac{28 \cdot 0,01703 \cdot 100}{5 \cdot 0,96 \text{ (spez. Gew.)}} = 9,93\% \ NH_3.$$

5. Kali causticum fusum: Gehalt mindestens 85% Kaliumhydroxyd (KOH Mol.-Gew. 56,11).

Gehaltsbestimmung. Text des D. A. B. 5. *Löst man 5,6 g Kaliumhydroxyd in soviel Wasser auf, daß die Lösung 100 ccm beträgt, so müssen zum Neutralisieren von 20 ccm dieser Lösung mindestens 17 ccm n-Salzsäure erforderlich sein, was einem Mindestgehalt von 85%. Kaliumhydroxyd entspricht (1 ccm n-Salzsäure = 0,05611 Kaliumhydroxyd, Dimethylaminoazobenzol als Indikator).*

Berechnung. Ätzkali kann einen wechselnden Wassergehalt haben. Reines aus Alkohol umgelöstes Kali — Kali causticum Alcohole depuratum — ist annähernd 100 prozentig, also fast wasserfrei. Ein Kali mit 10—15% Wasser erhält man aus einer Lauge, die bis 85—90% konzentriert ist, doch ist dieses Kali stets karbonathaltig. Dieses ist das offizinelle Ätzkali. Aus Laugen von 60—85% scheidet sich ein Kali mit 1 Mol H_2O ab, also mit ca. 24% Wasser, das trotzdem absolut trocken ist und in Pulverform in den Handel kommt. Schließlich gibt es noch ein Kali mit 2 Mol H_2O, das aus Laugen unter 60% bei starkem Abkühlen gewonnen wird.

Die Titration hat den Zweck, den Wassergehalt zu ermitteln.

Es ist nicht durchaus nötig, eine annähernde Normallösung herzustellen. Man wäge ein Stück, etwa 2—3 g, genau ab, löse in Wasser und titriere.

Angenommen, es seien 1,8 g Kali abgewogen und 28 ccm n-Salzsäure verbraucht, so beträgt der Gehalt

$$\frac{28 \cdot 0,056 \cdot 100}{1,8} = 87\% \text{ KOH.}$$

6. Liquor Kali caustici: Gehalt 15% Kaliumhydroxyd (KOH Mol.-Gew. 56,11).

Die Gehaltsbestimmung erfolgt genau so, wie bei Kali causticun angegeben. Man messe 5 ccm ab, verdünne mit etwa 20 ccm Wasser und titriere mit n-Salzsäure. Es seien 15,3 ccm verbraucht.

Berechnung:

$$\frac{15,3 \cdot 0,056 \cdot 100}{5 \cdot 1,14 \text{ (spez. Gew.)}} = 15\% \text{ KOH.}$$

7. Liquor Natri caustici (NaOH Mol.-Gew. 40,01).

Bestimmung genau so wie bei Liquor Kali caustici.

Es seien zur Neutralisation von 5 ccm Lauge 22 ccm n-Salzsäure verbraucht.

$$\frac{22 \cdot 0,04 \cdot 100}{5 \cdot 1,17 \text{ (spez. Gew.)}} = 15\% \text{ NaOH.}$$

8. Kalium carbonicum: Gehalt annähernd 95% Kaliumkarbonat (K_2CO_3 Mol.-Gew. 138,20).

9. Liquor Kalii carbonici: Gehalt annähernd 33,3% Kaliumkarbonat.

10. Lithium carbonicum: Gehalt des bei 100° getrockneten Salzes mindestens 99,2% Lihtiumkarbonat (Li_2CO_3 Mol.-Gew. 74,00).

11. Natrium carbonicum: Gehalt mindestens 37,1% wasserfreies Natriumkarbonat (Na_2CO_3 Mol.-Gew. 106,16).

12. Natrium carbonicum crudum: Gehalt mindestens 35,8% wasserfreies Natriumkarbonat.

13. Natrium carbonicum siccum: Gehalt mindestens 74,2% wasserfreies Natriumkarbonat.

Gehaltsbestimmung für Nr. 8—13. Ungefähr 1 g der genau gewogenen Substanz löse man in ungefähr 20 ccm Wasser, füge einige

Tropfen Dimethylaminoazobenzollösung hinzu und titriere mit n-Salzsäure.

Berechnung. Karbonate sind gegen Salzsäure zweiwertig. Angenommen, es seien zu 1,15 g Kaliumkarbonat 15,6 n-Salzsäure verbraucht, so beträgt der Gehalt an reinem Kaliumkarbonat

$$\frac{15,6 \cdot \left(\dfrac{0,1382}{2}\right) \cdot 100}{1,15} = 93,9\%.$$

14. Borax: Gehalt 52,5—54,5% wasserfreies Natriumtetraborat ($Na_2B_4O_7$ Mol.-Gew. 202).

Borax ist das Natriumsalz der Tetraborsäure der Formel

$$\begin{array}{l} B\diagup\!\!\!\diagdown\ ^O_O \\ B\diagup\!\!\!\diagdown\ ^{ONa}_O \\ B\diagup\!\!\!\diagdown\ ^{ONa}_O \\ B\diagup\!\!\!\diagdown\ ^O_O \end{array}$$

Borax kristallisiert bei gewöhnlicher Temperatur monoklin mit $10\,H_2O$, in der Wärme oder aus übersättigten Lösungen regulär mit $5\,H_2O$ Kristallwasser. Nur der monokline Borax soll arzneiliche Verwendung finden. Sein Wassergehalt beträgt:

$$(Na_2B_4O_7 + 10\,H_2O\ \text{Mol.-Gew. } 382,2)$$

$$\frac{180}{382} = 47,1\%,$$

mithin sein Gehalt an wasserfreiem $Na_2B_4O_7$ $100 - 47,1 = 52,9\%$. Das soll durch die Titration ermittelt werden.

Gehaltsbestimmung. Text des D. A. B. 5. *Zum Neutralisieren einer Lösung von 2 g Borax in 50 ccm Wasser dürfen nicht weniger als 10,4 und nicht mehr als 10,8 ccm n-Salzsäure verbraucht werden, was einem Gehalt von 52,5—54,5% wasserfreiem Natriumtetraborat entspricht (1 ccm n-Salzsäure = 0,101 g wasserfreies Natriumtetraborat, Dimethylaminoazobenzol als Indikator).*

Berechnung. Borax ist gegen Salzsäure zweiwertig.

$$\frac{10,4 \cdot \left(\dfrac{0,202}{2}\right) \cdot 100}{2} = 52,5\%\ Na_2B_4O_7.$$

3. Indikator Lackmuspapier.

Lackmuspapier findet Anwendung, wenn der Farbenumschlag eines Indikators durch die Eigenfarbe der Substanz verdeckt wird.

Da es sich in nachstehenden Untersuchungen nur um Mindestgehaltsbestimmungen handelt, wird man die vorgeschriebene Menge volumetrischer Kalilauge hinzufügen und dann mit Lackmus prüfen.

Will man den Gehalt genau ermitteln, so wird man gegen das Ende der Titration tüpfeln müssen.

1. Acetum pyrolignosum crudum: Gehalt mindestens 6% Essigsäure (CH_3—COOH Mol.-Gew. 60,03).

Gehaltsbestimmung. Text des D. A. B. 5. *10 ccm Holzessig dürfen nach Zusatz von 10 ccm n-Kalilauge Lackmuspapier nicht bläuen, was einem Mindestgehalt von 6% Essigsäure entspricht (1 ccm n-Kalilauge = 0,06003 Essigsäure, Lackmuspapier als Indikator).*

Berechnung

$$\frac{10 \cdot 0,06 \cdot 100}{10} = 6\% .$$

2. Pulpa Tamarindorum depurata: Gehalt mindestens 9% Säure als Weinsäure berechnet.

$$\left(\begin{array}{l} CH(OH)\text{—}COOH \\ | \\ CH(OH)\text{—}COOH \end{array} \quad \text{Mol.-Gew. } 150,05 \right).$$

Gehaltsbestimmung. Text des D. A. B. 5. *Schüttelt man 2 g gereinigtes Tamarindenmus mit 50 ccm (genau gemessen) heißem Wasser, läßt darauf erkalten und filtriert, so müssen zur Sättigung von 25 ccm des Filtrats mindestens 12 ccm $^1/_{10}$ n-Kalilauge erforderlich sein, was einem Gehalt von 9% Säure, berechnet auf Weinsäure, entspricht (1 ccm $^1/_{10}$ n-Kalilauge = 0,0075 Weinsäure, Lackmuspapier als Indikator).*

Berechnung. Weinsäure ist gegen Kaliumhydroxyd zweiwertig.

$$\frac{\left(\dfrac{12}{10}\right) \cdot \left(\dfrac{0,150}{2}\right) \cdot 100}{\left(\dfrac{2}{2}\right)} = 9\% .$$

Die Alkaloide.

Pflanzenalkaloide sind tertiäre Stickstoffbasen. Die hier in Betracht kommenden Alkaloide sind, ihrer Konstitution nach, soweit diese mit Sicherheit nachgewiesen ist, heterozyklische Verbindungen vom Typus des Chinolins, des Isochinolins und des hydrierten Pyridins, des Piperidins.

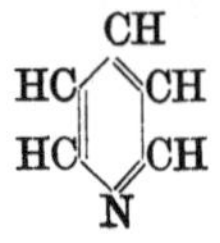

Pyridin 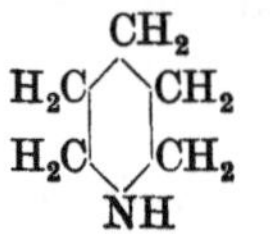   Piperidin 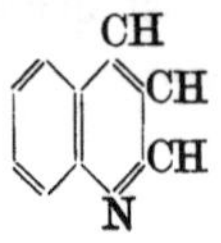   Chinolin 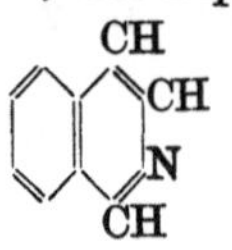   Isochinolin

Sie vereinigen sich, wie alle tertiären Stickstoffbasen, mit Säuren zu Salzen und sind als solche mehr oder minder wasser- oder alkohollöslich. Im pflanzlichen Organismus finden sie sich nie im freien Zustande, sondern stets an organische Säuren gebunden. Als Salze sind sie deshalb auch in den durch Mazeration oder Perkolation aus den Vegetabilien hergestellten Extrakten oder Tinkturen anzutreffen.

Die Wertbestimmung alkaloidhaltiger Vegetabilien oder Präparate beruht, nach Angabe des Arzneibuches, auf der Zerlegung der Alkaloidsalze durch stärkere Basen, Isolierung dieser Alkaloidbasen, und auf der Überführung dieser in Chlorhydrate. Aus der Menge dazu verbrauchter Salzsäure, bezogen auf das Molekulargewicht des betreffenden Alkaloids, läßt sich der Gehalt an Alkaloid berechnen.

Das Verfahren ist bei allen Bestimmungen im wesentlichen dasselbe, nur treten in einzelnen Fällen Abweichungen in bezug auf die Wahl der Lösungsmittel ein.

Die durch Natronlauge, Sodalösung oder Ammoniak frei gemachte Alkaloidbase wird nebst anderen löslichen Stoffen mit Äther, Chloroform oder Essigester ausgezogen. Beim Durchschütteln dieser abgetrennten Lösung mit wäßriger Salzsäure geht nur das Alkaloid als Chlorhydrat — salzsaures Salz — in die wäßrige Schicht. Abermalige Zugabe von Alkali und erneutes Ausschütteln mit Äther oder einem anderen Lösungsmittel liefert eine Lösung reiner Alkaloidbase. Versetzt man nun diese Lösung mit einem abgemessenen Volumen volumetrischer Salzsäure und titriert den Säureüberschuß mit volumetrischer Kalilauge zurück, so berechnet sich der Alkaloidgehalt aus der verbrauchten Salzsäure und dem Molekulargewicht des Alkaloids nach der auf S. 81 interpretierten Formel.

Über die Farberscheinungen der Indikatoren wird auf das auf S. 55—58 Gesagte verwiesen.

Auf diese Weise läßt das Arzneibuch sechs Alkaloide (siehe Tabelle) quantitativ bestimmen. Nur Hydrastin wird gewichtsanalytisch ermittelt, doch mag diese Methode, ihrer Zugehörigkeit wegen, hier angereiht werden.

Tabelle der Alkaloidbestimmungen.

1. Chinin in Cortex Chinae	
„ Extractum Chinae aquos.	
„ Extractum Chinae fluid.	
„ Extractum Chinae spirit.	Indikator: Hämatoxylin.
„ Tinctura Chinae	
„ Tinctura Chinae cps.	
2. Emetin in Radix Ipecacuanhae	
„ Tinctura Ipecacuanhae	
3. Hyoscyamin in Extractum Belladonnae	
„ Folia Belladonnae	
„ Extractum Hyoscyami	
„ Folia Hyoscyami	
4. Morphin in Extractum Opii	
„ Opium	
„ Opium pulv.	Indikator: Jodeosin.
„ Tinctura Opii croc	
„ Tinctura Opii spl.	
5. Pelletierin in Cortex Granati	
„ Extractum Granati fluid.	
6. Strychnin in Semen Strychni	
„ Tinctura Strychni	
7. Hydrastin in Extractum Hydrastis fluid.	gewichtsanalytisch.
„ Rhizoma Hydrastis	

1. Chinin.

Von den in der Chinarinde vorkommenden Alkaloiden besitzen im wesentlichen nur das Chinin und das Cinchonin medizinischen Wert. Der Wert der Rinde richtet sich deshalb nur nach der vorhandenen Menge dieser beiden im durchschnittlichen Verhältnis von 3 (Chinin) zu 1 (Cinchonin) vorkommenden Alkaloide. Da dieses Verhältnis aber oft außerordentlich großen Schwankungen unterliegt, so begnügt sich das Arzneibuch mit der summarischen Mengenermittlung beider und legt bei der Berechnung ein Verhältnis von 1 : 1 zugrunde.

Das Molekulargewicht von Chinin

$$C_{20}H_{24}O_2N_2 \text{ ist } 324,$$

das des Cinchonins $C_{19}H_{22}ON_2$ ist 294, so daß sich ein Durchschnittsmolekulargewicht von $\dfrac{324 + 294}{2} = 309$ berechnet.

Chinin und Cinchonin sind einsäurige tertiäre Basen:

$$(C_{20}H_{24}O_2N_2)_2H_2SO_4 + 8\,H_2O$$

offizinelles neutrales Chininsulfat,

Cortex Chinae	Extractum Chinae aquosum	Extractum Chinae fluidum
1. *12 g feingepulverte Chinarinde* übergießt man in einem Arzneiglase (200 g Inhalt) mit *30 g Chloroform* und *30 g Äther*, sowie nach kräftigem Umschütteln mit *5 g Natronlauge* und *5 g Wasser* und läßt das Gemisch unter häufigem Umschütteln 3 Stunden stehen.	1. *3 g wäßriges Chinaextrakt* löst man in einem Arzneiglase (200 g Inhalt) in *5 g Wasser* und *5 g absolutem Alkohol*, fügt *20 g Chloroform* sowie nach kräftigem Umschütteln *10 ccm Natriumkarbonatlösung* (1 + 2) hinzu und läßt unter häufigem, kräftigem Umschütteln *1 Stunde* lang stehen.	1. *10 g Chinafluidextrakt* dampft man in einem gewogenen Schälchen auf dem Wasserbade auf etwa *5 g* ein, bringt den Rückstand noch warm in ein Arzneiglas (200 g Inhalt) und fügt *5 g absoluten Alkohol* hinzu, die zuvor in kleinen Anteilen zum Ausspülen des Schälchens verwendet wurden. Hierauf versetzt man das Gemisch mit *25 g Chloroform* und 20 g Äther, fügt nach kräftigem Umschütteln 6 ccm Natriumkarbonatlösung (1—2) hinzu und läßt unter kräftigem Umschütteln 1 Stunde lang stehen.
2. Alsdann fügt man *60 g Äther* hinzu, schüttelt kräftig durch, filtriert nach vollständiger Klärung *80 g des Chloroformäthergemisches* (= 8 g Chinarinde) durch ein trockenes, gut bedecktes Filter in ein Kölbchen und destilliert etwa zwei Drittel davon ab.	2. Alsdann fügt man *50 g Äther* hinzu, schüttelt kräftig durch, filtriert nach vollständiger Klärung. *50 g des Chloroformäthergemisches* (= 2 g wäßriges Chinaextrakt) durch ein trocknes Filter in ein Kölbchen und destilliert davon etwa zwei Drittel ab.	2. Alsdann fügt man *50 g Äther* hinzu, schüttelt kräftig durch und filtriert nach vollständiger Klärung *80 g des Chloroformgemisches* (= 8 g Chinafluidextrakt) durch ein trocknes, gut bedecktes Filter in ein Kölbchen und destilliert etwa zwei Drittel davon ab.

$$C_{20}H_{24}O_2N_2HCl + 2\,H_2O$$

offizinelles neutrales Chininchlorhydrat.

Die Konstitution ist in neuester Zeit aufgeklärt; danach besteht das Molekül aus einem Chinolin- und einem Piperidinkern, welche durch eine sekundäre Alkoholgruppe zusammengehalten werden. Im Cinchonin ist die Methylgruppe OCH_3 des Chinins durch Wasserstoff ersetzt, daher ein Mindergehalt von $1\,CH_2$ und $1\,O$.

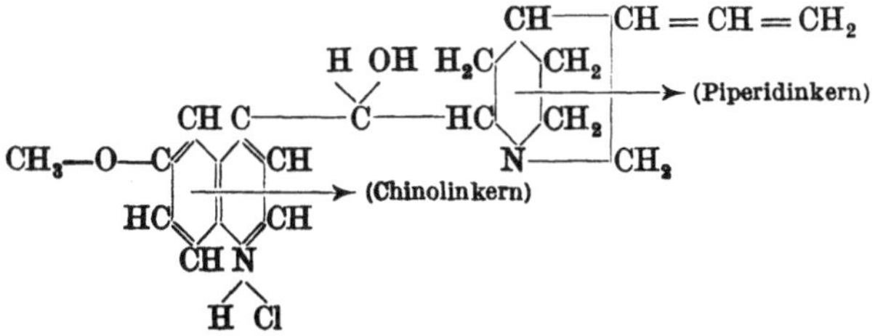

Chininchlorhydrat

Extractum Chinae spirit.	Tinct. Chinae, Tinct. Chinae comp.	Texterklärungen
1. *2 g weingeistiges Chinaextrakt* löst man in einem Arzneiglas (200 g Inhalt) in *5 g Wasser* und *5 g absolutem Alkohol*, fügt *20 g Chloroform* sowie nach kräftigem Umschütteln *10 ccm Natriumkarbonatlösung* (1 + 2) hinzu und läßt unter häufigem, kräftigen Umschütteln 1 Stunde lang stehen.	1. 50 g Chinatinktur dampft man in einem gewogenen Schälchen auf 10 g ein, bringt diesen Rückstand unter Nachspülen mit *5 g absolutem Alkohol* in ein Arzneiglas (200 g Inhalt), fügt *20 g Chloroform*, sowie nach kräftigem Durchschütteln *5 ccm Natriumkarbonatlösung* (1 + 2), die zuvor zum weiteren Nachspülen des Schälchens benutzt wurden, hinzu und läßt unter häufigem, kräftigem Umschütteln 2 Stunden lang stehen.	1. Die an Chinasäure und Chinagerbsäure gebundenen Chinaalkaloide werden mit Natronlauge bzw. mit Natriumkarbonat in Freiheit gesetzt und von der Chloroformäthermischung aufgenommen. Diese Umsetzung erfordert einige Zeit, man läßt 1—3 Stunden lang in der verkorkten Flasche stehen.
2. Alsdann fügt man *50 g Äther* hinzu, schüttelt kräftig durch, filtriert nach vollständiger Klärung *50 g des Chloroformgemisches* (= 1,33 g weingeistiges Chinaextrakt, durch ein trocknes, gut bedecktes Filter in ein Kölbchen und destilliert etwa zwei Drittel davon ab.	2. Alsdann fügt man *50 g Äther* hinzu, schüttelt kräftig durch, filtriert nach vollständiger Klärung *50 g des Chloroformäthergemisches* (= 33,33 g Chinatinktur) durch ein trocknes, gut bedecktes Filter in ein Kölbchen und destilliert die Flüssigkeit ab.	2. Die Chloroformäthermischung bringt man durch weiteren Ätherzusatz auf ein bestimmtes Gewicht, so daß ein davon abgewogener Anteil einer bestimmten Substanzmenge entspricht. Durch Einstellen des Kölbchens in ca. 40° warmes Wasser kann der Äther bis zu zwei Drittel verdunstet werden, ein Destillieren ist nicht erforderlich.

Cortex Chinae	Extractum Chinae aquosum	Extractum Chinae fluid.
3. Den erkalteten Rückstand bringt man in einen Scheidetrichter (I), spült das Kölbchen dreimal mit je 5 ccm eines Gemisches von *2 Teilen Chloroform* und *5 Teilen Äther*, dann einmal mit *20 ccm verdünnter Salzsäure* (1 + 99) nach, gießt auch diese Flüssigkeiten in den Scheidetrichter und schüttelt hierauf das Gemisch nach Zusatz von so viel Äther, daß das Chloroformäthergemisch auf der sauren Flüssigkeit schwimmt, 2 Minuten lang kräftig. Nach vollständiger Klärung läßt man die Salzsäurelösung in einen Scheidetrichter (II) abfließen und wiederholt das Ausschütteln noch zweimal in derselben Weise mit je *5 ccm verdünnter Salzsäure* (1 + 99), die zuvor zum weiteren Ausspülen des Kölbchens verwendet wurden.	3. Den erkalteten Rückstand bringt man in einen Scheidetrichter (I), spült das Kölbchen dreimal mit je *5 ccm* eines Gemisches aus *2 Teilen Chloroform* und *5 Teilen Äther*, dann einmal mit *10 ccm verdünnter Salzsäure* (1 + 99) nach, gießt auch diese Flüssigkeiten in den Scheidetrichter und schüttelt hierauf das Gemisch nach Zusatz von so viel Äther, daß das Chloroformäthergemisch auf der sauren Flüssigkeit schwimmt, 2 Minuten lang kräftig. Nach vollständiger Klärung läßt man die Salzsäureauszüge in einen Scheidetrichter (II) abfließen und wiederholt das Ausschütteln noch zweimal in derselben Weise mit je *5 ccm verdünnter Salzsäure* (1 + 99), die zuvor zum weiteren Ausspülen des Kölbchens verwendet wurden.	3. Den erkalteten Rückstand bringt man in einen Scheidetrichter (I), spült das Kölbchen dreimal mit je *5 ccm Äther*, dann einmal mit *10 ccm verdünnter Salzsäure* (1 + 99) nach, gießt auch diese Flüssigkeiten in den Scheidetrichter und schüttelt 2 Minuten lang kräftig. Nach vollständiger Klärung läßt man die Salzsäureauszüge in einen Scheidetrichter (II) abfließen und wiederholt das Ausschütteln noch zweimal in derselben Weise mit je *5 ccm verdünnter Salzsäure* (1 + 99), die zuvor zum weiteren Ausspülen des Kölbchens verwendet wurden.
4. Die vereinigten Salzsäureauszüge versetzt man mit *5 ccm Chloroform*, fügt *Natriumkarbonatlösung* bis zur alkalischen Reaktion hinzu und schüttelt das Gemisch sofort 2 Minuten kräftig. Nach vollständiger Klärung läßt man den Chloroformauszug in einen Scheidetrichter (III) abfließen und wiederholt das Ausschütteln noch dreimal in derselben Weise mit je *5 ccm Chloroform*.	4. Die vereinigten Salzsäureauszüge versetzt man mit *5 ccm Chloroform*, fügt *Natriumkarbonatlösung* bis zur alkalischen Reaktion hinzu und schüttelt das Gemisch sofort 2 Stunden kräftig. Nach vollständiger Klärung läßt man den Chloroformauszug in einen Scheidetrichter (III) abfließen und wiederholt das Ausschütteln noch dreimal in derselben Weise mit je *5 ccm Chloroform*.	4. Die vereinigten Salzsäureauszüge versetzt man mit *5 ccm Chloroform*, fügt *Natriumkarbonatlösung* bis zur alkalischen Reaktion hinzu und schüttelt das Gemisch sofort 2 Minuten kräftig. Nach vollständiger Klärung läßt man den Chloroformauszug in einen Scheidetrichter (III) abfließen und wiederholt das Ausschütteln noch dreimal in derselben Weise mit je *5 ccm Chloroform*.
5. Zu den vereinigten Chloroformauszügen fügt man *25 ccm* $^1/_{10}$ *n-Salzsäure* und so viel Äther hinzu, daß das Chloroformäthergemisch auf der Salzsäure schwimmt, und schüttelt 2 Minuten lang kräftig. Nach vollständiger Klärung filtriert man die saure	5. Zu den vereinigten Chloroformauszügen fügt man *10 ccm* $^1/_{10}$ *n-Salzsäure* und so viel Äther, daß das Chloroformäthergemisch auf der Salzsäure schwimmt, und schüttelt 2 Minuten lang kräftig. Nach vollständiger Klärung filtriert man die saure Flüssigkeit durch ein	5. Zu den vereinigten Chloroformauszügen fügt man *20 ccm* $^1/_{10}$ *n-Salzsäure* und so viel Äther, daß das Chloroformäthergemisch auf der Salzsäure schwimmt, und schüttelt 2 Minuten lang kräftig. Nach vollständiger Klärung filtriert man die

Extractum Chinae spirit.	Tinct. Chinae Tinct. Chinae comp.	Texterläuterungen
3. Den erkalteten Rückstand bringt man in einen Scheidetrichter (I), spült das Kölbchen dreimal mit je *5 ccm* eines Gemisches von *2 Teilen Chloroform und 3 Teilen Äther,* dann einmal mit *10 ccm verdünnter Salzsäure* (1 + 99) nach, gießt auch diese Flüssigkeiten in den Scheidetrichter und schüttelt hierauf das Gemisch nach Zusatz von so viel Äther, daß das Chloroformäthergemisch auf der sauren Flüssigkeit schwimmt, 2 Minuten lang kräftig. Nach vollständiger Klärung läßt man die Salzsäureauszüge in einen Scheidetrichter (II) fließen und wiederholt das Ausschütteln noch zweimal in derselben Weise mit je 5 ccm verdünnter Salzsäure (1 + 99), die zuvor zum weiteren Ausspülen des Kölbchens verwendet wurden.	3. Den Rückstand erwärmt man mit *20 ccm verdünnter Salzsäure* (1 + 99), filtriert die Lösung durch ein kleines mit Wasser angefeuchtetes Filter in einen Scheidetrichter (I), wiederholt das Ausziehen des Rückstandes zweimal in derselben Weise mit je *5 ccm verdünnter Salzsäure* (1 + 99), filtriert auch diese Auszüge durch dasselbe Filter und wäscht das Kölbchen und das Filter gut mit Wasser nach.	3. Verdünnte Salzsäure führt die Alkaloidbasen in die wasserlöslichen Chlorhydrate über; alles andere bleibt im Äther gelöst.
4. Die vereinigten Salzsäureauszüge versetzt man mit *5 ccm Chloroform,* fügt *Natriumkarbonatlösung* bis zur alkalischen Reaktion hinzu und schüttelt das Gemisch sofort 2 Minuten kräftig. Nach vollständiger Klärung läßt man den Chloroformauszug in einen Scheidetrichter (III) abfließen und wiederholt das Ausschütteln noch dreimal in derselben Weise mit je *5 ccm Chloroform.*	4. Die vereinigten Salzsäureauszüge versetzt man mit *5 ccm Chloroform,* fügt *Natriumkarbonatlösung* bis zur alkalischen Reaktion hinzu und schüttelt das Gemisch sofort 2 Minuten kräftig. Nach vollständiger Klärung läßt man den Chloroformauszug in einen Scheidetrichter (III) abfließen und wiederholt das Ausschütteln noch dreimal in derselben Weise mit je *5 ccm Chloroform.*	4. Aus der Alkaloidchlorhydratlösung macht Natriumkarbonat die Basen frei, die jetzt leichter von reinem Chloroform aufgenommen werden.
5. Zu den vereinigten Chloroformauszügen fügt man *10 ccm* $^1/_{10}$*n-Salzsäure* und so viel Äther, daß das Chloroformäthergemisch auf der Salzsäure schwimmt, und schüttelt 2 Minuten lang kräftig. Nach vollständiger Klärung filtriert man die	5. Zu den vereinigten Chloroformauszügen fügt man *20 ccm* $^1/_{10}$ *n-Salzsäure* und so viel Äther, daß das Chloroformäthergemisch auf der Salzsäure schwimmt, und schüttelt 2 Minuten lang kräftig. Nach vollständiger Klärung filtriert man die saure Flüssigkeit durch ein	5. Die Chloroformlösung der Alkaloidbasen wird nun mit einer bestimmten Menge, 10—25 ccm, $^1/_{10}$ n-Salzsäure versetzt, wodurch wieder die Chlorhydrate entstehen. Beim Durchschütteln mit Äther geht das Chloroform in diesen und man kann die wässerige

Cortex Chinae	Extractum Chinae aquosum	Extractum Chinae fluid.
Flüssigkeit durch ein kleines, mit Wasser angefeuchtetes Filter in einen *Meßkolben von 100 ccm Inhalt*, schüttelt das Chloroformäthergemisch noch dreimal mit je *10 ccm Wasser* je 2 Minuten lang aus, filtriert auch diese Auszüge durch dasselbe Filter, wäscht mit Wasser nach und verdünnt die gesamte Flüssigkeit mit Wasser auf *100 ccm*.	kleines, mit Wasser angefeuchtetes Filter in einen *Meßkolben von 100 ccm Inhalt*, schüttelt das Chloroformäthergemisch noch dreimal mit je 10 ccm Wasser je 2 Minuten lang aus, filtriert auch diese Auszüge durch dasselbe Filter, wäscht mit Wasser nach und verdünnt die gesamte Flüssigkeit mit Wasser auf *100 ccm*.	saure Flüssigkeit durch ein kleines, mit Wasser angefeuchtetes Filter in einen *Meßkolben von 100 ccm Inhalt*, schüttelt das Chloroformäthergemisch noch dreimal mit je 10 ccm Wasser je 2 Minuten lang aus, filtriert auch diese Auszüge durch dasselbe Filter, wäscht mit Wasser nach und verdünnt die gesamte Flüssigkeit mit Wasser auf *100 ccm*.
6. Von dieser Lösung mißt man *50 ccm* (= 4 g Chinarinde) in einem Kolben ab, fügt *50 ccm Wasser* und die frischbereitete Lösung eines Körnchens *Hämatoxylin* in *1 ccm Weingeist* hinzu und läßt unter Umschwenken so viel $^1/_{10}$ n-Kalilauge zufließen, daß die Mischung eine stark gelbe, beim kräftigen Umschwenken rasch in *Bläulichviolett* übergehende Färbung angenommen hat. — Hierzu dürfen höchstens *4,1 ccm* $^1/_{10}$*n-Kalilauge* erforderlich sein, so daß mindestens *8,4 ccm* $^1/_{10}$*n-Salzsäure* zur Sättigung der vorhandenen Alkaloide verbraucht werden, was einem Mindestgehalt von *6,5%* *Alkaloiden* entspricht.	6. Von dieser Lösung mißt man *50 ccm* (= 1 g wässeriges Chinaextrakt) in einem Kolben ab, fügt *50 ccm Wasser* und die frischbereitete Lösung eines Körnchens *Hämatoxylin* in *1ccm Weingeist* hinzu und läßt unter Umschwenken so viel $^1/_{10}$ n-Kalilauge zufließen, daß die Mischung eine stark gelbe, beim kräftigen Umschwenken rasch in *Bläulichviolett* übergehende Färbung angenommen hat. — Hierzu dürfen höchstens *3 ccm* $^1/_{10}$*n-Kalilauge* erforderlich sein, so daß mindestens *2 ccm* $^1/_{10}$ *n-Salzsäure* zur Sättigung der vorhandenen Alkaloide verbraucht werden, was einem Mindestgehalt von *6,18%* *Alkaloiden* entspricht.	6. Von dieser Lösung mißt man *50 ccm* (= 4 g Chinafluidextrakt, in einem Kolben ab, fügt *50 ccm Wasser* und die frischbereitete Lösung eines Körnchens *Hämatoxylin* in *1 ccm Weingeist* hinzu und läßt unter Umschwenken so viel $^1/_{10}$ n-Kalilauge zufließen, daß die Mischung eine stark gelbe, beim kräftigen Umschwenken rasch in *Bläulichviolett* übergehende Färbung angenommen hat. — Hierzu dürfen höchstens *5,4 ccm* $^1/_{10}$ *n-Kalilauge* erforderlich sein, so daß mindestens *4,6 ccm* $^1/_{10}$ *n-Salzsäure* zur Sättigung der vorhandenen Alkaloide verbraucht werden, was einem Mindestgehalt von *3,5%* *Alkaloiden* entspricht.

2. Emetin.

Die Konstitution des Emetins ist noch nicht erforscht. Festgestellt ist nur seine empirische Zusammensetzung, die durch die Formel $C_{30}H_{44}O_4N_2$

Extr. Chinae spirit.	Tinct. Chinae Tinct. Chinae comp.	Texterläuterungen
saure Flüssigkeit durch ein kleines, mit Wasser angefeuchtetes Filter in einen *Maßkolben von 100 ccm Inhalt*, schüttelt das Chloroformäthergemisch noch dreimal mit je *10 ccm Wasser* je 2 Minuten lang aus, filtriert auch diese Auszüge durch dasselbe Filter, wäscht mit Wasser nach und verdünnt die gesamte Flüssigkeit mit Wasser auf *100 ccm*.	kleines, mit Wasser angefeuchtetes Filter in einen *Meßkolben von 100 ccm Inhalt*, schüttelt das Chloroformäthergemisch nochmals dreimal mit je *10 ccm Wasser* je 2 Minuten lang aus und filtriert auch diese Auszüge durch dasselbe Filter, wäscht mit Wasser nach und verdünnt die gesamte Flüssigkeit mit Wasser auf *100 ccm*, nachdem man vorher etwa 0,01 g frische ausgeglühte Tierkohle hinzugesetzt hat.	Lösung aus dem Scheidetrichter direkt auf das Filter in den Meßkolben fließen lassen.
6. Von dieser Lösung mißt man 50 ccm (= *0,67 g weingeistiges Chinaextrakt*) in einem Kolben ab, fügt *50 ccm Wasser* und die frischbereitete Lösung eines Körnchens *Hämatoxylin* in *1 ccm Weingeist* hinzu und läßt unter Umschwenken so viel $^1/_{10}$ n-Kalilauge zufließen, daß die Mischung eine stark gelbe, beim kräftigen Umschütteln rasch in *Bläulichviolett* übergehende Färbung angenommen hat. — Hierzu dürfen höchstens *2,4 ccm $^1/_{10}$ n-Kalilauge* erforderlich sein, so daß mindestens *2,6 ccm $^1/_{10}$ n-Salzsäure* zur Sättigung der vorhandenen Alkaloide verbraucht werden, was einem Mindestgehalt von *12% Alkaloiden* entspricht.	6. Nach vollständiger Entfärbung filtriert man durch ein kleines trocknes Filter, mißt von dem Filtrat 50 ccm (= *16,7 g zusammengesetzte Chinatinktur*) in einem Kölbchen ab, fügt *50 ccm Wasser* und die frischbereitete Lösung eines Körnchens *Hämatoxylin* in *1 ccm Weingeist* hinzu und läßt unter Umschwenken so viel $^1/_{10}$ n-Kalilauge zufließen, daß die Mischung einen stark gelben, beim kräftigen Umschütteln in *Rötlichviolett* übergehende Färbung annimmt. — Hierzu dürfen höchstens *8 ccm $^1/_{10}$ n-Kalilauge* erforderlich sein, so daß mindestens *2 ccm $^1/_{10}$ n-Salzsäure* zur Sättigung der vorhandenen Alkaloide verbraucht werden, was einem Mindestgehalt von *0,37% Alkaloiden* entspricht.	6. Aus dem bis zur Marke aufgefüllten Meßkolben pipettiert man 50 ccm in einen Stehkolben von 200—300 ccm Inhalt, fügt ungefähr 50 ccm Wasser hinzu und titriert mit $^1/_{10}$ n-Kalilauge auf neutral. Berechnung. Angenommen, es seien 25 ccm $^1/_{10}$ n-Salzsäure angewendet, die Lösung auf 100 ccm aufgefüllt und davon 50 ccm mit 4,1 ccm $^1/_{10}$ n-Kalilauge auf neutral titriert, so enthielten die 50 ccm 12,5 ccm $^1/_{10}$ n-Salzsäure und $12,5 - 4,1 = 8,4$ ccm $^1/_{10}$ n-Salzsäure waren zur Sättigung der in 50 ccm (= 4 g Substanz) vorhandenen Alkaloidbasen verbraucht. Wenn 4 g Substanz (= 50 ccm Lösung) 8,4 ccm $^1/_{10}$ n-Salzsäure verbrauchten, so erfordern 100 g $8,4 \cdot 25 = 210$ ccm $^1/_{10}$ n- oder 21 n-Salzsäure. Es sind also $21 \cdot 0,300 = 6,40 \%$ Chinaalkaloide (Chinin und Cinchonin) gefunden.

ausgedrückt wird, wonach sich das Molekulargewicht auf rund 496 berechnet. — Emetin ist eine zweisäurige Base, denn es vermag mit 2 Mol. einer einbasischen Säure neutrale Salze zu bilden, was auf das Vorhandensein zweier tertiärer Stickstoffatome im Molekül schließen läßt.

7*

Radix Ipecacuanhae	Tinct. Ipecacuanhae	Texterläuterungen
1. 12 *g* feingepulverte Brechwurzel übergießt man in einem Arzneiglase (200 *g* Inhalt) mit *90 g Äther* und *30 g Chloroform* sowie nach kräftigem Umschütteln mit *5 g Natriumkarbonatlösung* (1 + 2) und *5 g Wasser* und läßt das Gemisch unter häufigem, kräftigem Umschütteln *3 Stunden* lang stehen.	1. 50 *g Brechwurzeltinktur* dampft man in einem gewogenen Schälchen auf 10 *g* ein, bringt diesen Rückstand unter Nachspülen mit *5 g absolutem Alkohol* in ein Arzneiglas (200 *g* Inhalt), fügt 20 *g* Chloroform und *50 g Äther* sowie nach kräftigem Durchschütteln *5 ccm Natriumkarbonatlösung* (1 + 2), die zuvor zum weiteren Ausspülen des Schälchens benutzt wurden, hinzu und läßt unter häufigem Umschütteln *eine Stunde* stehen.	1. Die Emetinbase wird durch Natriumkarbonatlösung frei gemacht und vom Chloroformäthergemisch aufgenommen. Diese Umsetzung erfordert einige Zeit, man läßt 1—3 Stunden in verkorkter Flasche stehen.
2. Nach vollständiger Klärung filtriert man *60 g der Chloroformäthermischung* (= *6 g Brechwurzel*) durch ein trocknes, gut bedecktes Filter in ein Kölbchen und destilliert die Flüssigkeit ab.	2. Nach vollständiger Klärung filtriert man *50 g des Chloroformäthergemisches* (= *33,33 g Brechwurzeltinktur*) durch ein trockenes, gut bedecktes Filter in ein Kölbchen und destilliert davon etwa $^2/_3$ ab.	2. Das Verdunsten des Äthers kann auch durch Einstellen des Kölbchens in ca. 40—50° warmes Wasser erzielt werden.
3. Den Rückstand erwärmt man mit *10 ccm verdünnter Salzsäure* (1 + 99) filtriert die Lösung durch ein kleines, mit Wasser angefeuchtetes Filter in einen Scheidetrichter (I), wiederholt das Ausziehen des Rückstandes noch zweimal in derselben Weise mit je *5 ccm verdünnter Salzsäure* (1 + 99) filtriert auch diese Auszüge durch dasselbe Filter und wäscht das Kölbchen und das Filter gut mit Wasser nach.	3. Den erkalteten Rückstand bringt man in einen Scheidetrichter (I), spült das Kölbchen dreimal mit je *5 ccm* eines Gemisches von *2 Teilen Chloroform* und *5 Teilen Äther*, dann einmal mit *10 ccm verdünnter Salzsäure* (1 + 99) nach, gießt auch diese Flüssigkeiten in den Scheidetrichter und schüttelt hierauf das Gemisch nach Zusatz von noch so viel Äther, daß das Chloroformäthergemisch auf der sauren Flüssigkeit schwimmt, 2 Minuten lang kräftig. Nach vollendeter Klärung läßt man die Salzsäurelösung in einen Scheidetrichter (II) abfließen und wiederholt das Ausschütteln noch zweimal in derselben Weise mit je *5 ccm verdünnter Salzsäure* (1 + 99), die zuvor zum weiteren Ausspülen des Kölbchens verwendet wurde.	3. Verdünnte Salzsäure führt die Emetinbase in das wasserlösliche Chlorhydrat über, bei der Brechwurzel bleibt das nicht lösliche auf dem Filter, bei der Brechwurzeltinktur werden fremde Stoffe im Chloroformäther zurückgehalten.
4. Die vereinigten Salzsäureauszüge versetzt man mit *5 ccm Chloroform*, fügt	4. Die vereinigten Salzsäureauszüge versetzt man mit *5 ccm Chloroform*, fügt	4. Aus der salzsauren Emetinlösung macht Natriumkarbonat das Emetin frei,

Natriumkarbonatlösung bis zur alkalischen Reaktion hinzu und schüttelt das Gemisch sofort 2 Minuten lang kräftig. Nach vollständiger Klärung läßt man den Chloroformauszug in einen Scheidetrichter (II) abfließen und wiederholt das Ausschütteln noch dreimal in derselben Weise mit je *5 ccm Chloroform.*

5. Zu den vereinigten Chloroformauszügen fügt man *20 ccm* $^1/_{10}$ *n-Salzsäure* und so viel Äther hinzu, daß das *Chloroformäthergemisch* auf der Salzsäure schwimmt, und schüttelt 2 Minuten lang kräftig. Nach vollständiger Klärung filtriert man die saure Flüssigkeit durch ein kleines, mit Wasser angefeuchtetes Filter in einen *Meßkolben von 100 ccm Inhalt,* schüttelt die Chloroformäthermischung noch dreimal mit je *10 ccm* Wasser je 2 Minuten lang, filtriert auch diese Auszüge durch dasselbe Filter wäscht mit Wasser nach und verdünnt die gesamte Flüssigkeit mit Wasser auf *100 cm.*

6. Von dieser Lösung mißt man *50 ccm* (= *3 g Brechwurzel*) in einen Kolben ab, fügt etwa *50 ccm Wasser* und die frisch bereitete Lösung eines Körnchens *Hämatoxylin* in *1 ccm Weingeist* hinzu und läßt unter Umschwenken so viel $^1/_{10}$*n-Kalilauge* zufließen, bis die Mischung eine stark gelbe, bei kräftigem Umschwenken rasch ins *Bläulichviolett* übergehende Färbung angenommen hat. Hierzu dürfen höchstens *2,6 ccm* $^1/_{10}$ *n-Kalilauge* erforderlich sein, so daß mindestens *2,4 ccm* $^1/_{10}$ *n-Salzsäure* zur Sättigung der vorhandenen Alkoloide verbraucht werden, was einem Mindestgehalt von *1,99 %* *Alkaloiden* entspricht.

Natriumkarbonatlösung bis zur alkalischen Reaktion hinzu und schüttelt das Gemisch sofort 2 Minuten lang kräftig. Nach vollständiger Klärung läßt man den Chloroformauszug in einen Scheidetrichter (III) abfließen und wiederholt das Ausschütteln noch dreimal in derselben Weise mit je *5 ccm Chloroform.*

5. Zu den vereinigten Chloroformauszügen fügt man *50 ccm* $^1/_{100}$ *n-Salzsäure* und soviel Äther hinzu, daß das Chloroformäthergemisch auf der Salzsäure schwimmt, und schüttelt 2 Minuten lang kräftig. Nach vollständiger Klärung filtriert man die saure Flüssigkeit durch ein kleines, mit Wasser angefeuchtetes Filter in einer etwa *500 ccm fassenden Flasche* aus weißem Glase, schüttelt das Chloroformäthergemisch noch 3 mal mit je *10 ccm Wasser* je 2 Minuten lang, filtriert auch diese Auszüge durch dasselbe Filter, wäscht mit Wasser nach und verdünnt die gesamte Flüssigkeit mit Wasser auf *etwa* 100 ccm.

6. Hierauf fügt man die frisch bereitete Lösung eines Körnchens *Hämatoxylin* in *1 ccm Weingeist* hinzu und läßt unter Umschwenken solange $^1/_{10}$*n-Kalilauge* zufließen, bis die Mischung eine stark gelbe, beim kräftigen Umschütteln rasch ins *Bläulichviolett* übergehende Färbung angenommen hat. Hierzu dürfen höchstens *2,4 ccm* $^1/_{10}$ n-Kalilauge erforderlich sein, so daß mindestens *26 ccm* $^1/_{100}$ *n-Salzsäure* zur Sättigung der vorhandenen Alkaloide verbraucht werden, was einem Mindestgehalt von *0,194%* *Alkaloiden,* berechnet auf Emetin, entspricht.

das jetzt ohne jede Beimengung vom Chloroform aufgenommen wird.

5. Die Chloroformlösung des Emetins wird nun mit einer bestimmten Menge, 5—10 ccm, $^1/_{10}$ n-Salzsäure versetzt, wodurch abermals Emetinchlorhydrat entsteht. Beim Durchschütteln mit Äther geht das Chloroform in diesen, und man läßt die wässrige Flüssigkeit durch ein Filter in einen Maßkolben fließen, den man bis zur Marke mit Wasser auffüllt.

6. Man titriert nun entweder die gesamte Flüssigkeit (wie bei Brechwurzeltinktur) oder nur herauspipettierte 50 ccm die man mit gleichen Teilen Wasser verdünnt hat, mit $^1/_{10}$ n-Kalilauge auf neutral.

Berechnung. Angenommen, es seien 10 ccm $^1/_{10}$ n-Salzsäure zugesetzt und die Lösung auf 100 ccm aufgefüllt und davon 50 ccm mit 2,6 ccm $^1/_{10}$ n-Kalilauge auf neutral titriert, so enthielten die 50 ccm 5 ccm $^1/_{10}$ n-Salzsäure und 5—2,6 = 2,4 ccm $^1/_{10}$n Salzsäure waren zur Sättigung des Emetins verbraucht. — In den 50 ccm titrierter Lösung waren 3 g Substanz enthalten. Emetin ist gegen Salzsäure zweiwertig. Daraus berechnet sich der Gehalt an Emetin zu

$$\frac{\left(\frac{2,4}{10}\right) \cdot \left(\frac{0,496}{2}\right) \cdot 100}{3} = 1,98\,\% .$$

3. Hyoscyamin.

Von den Alkaloiden der offizinellen Solanaceen weiden nur **Atropin, Hyoscyamin** und **Skopolamin** arzneilich verwendet. Es findet sich in

Atropa Belladonna hauptsächlich Hyoscyamin neben wenig Atropin, in

Hyoscyamus niger und **Datura Stramonium** hauptsächlich Hyoscyamin neben wenig **Skopolamin.** Während die Molekulargröße aller drei bekannt ist: Atropin Mol.-Gew. 289; Hyoscyamin Mol.-Gew. 289; Skopalamin Mol.-Gew. 301

ist die Konstitutionsformel nur von Atropin und Hyoscyamin erforscht, vom Skopolamin noch nicht ganz sichergestellt, doch unzweifelhaft mit ihnen nahe verwandt. Atropin und Hyoscyamin sind chemisch identisch und haben die gleiche Zusammensetzung.

$$\begin{array}{c}CH_2-CH-CH_2\\ | \qquad\quad N-CH_3 \qquad CH-O-CO-CH-CH_2OH\,.\\ CH_2-CH-CH_2 \qquad\qquad\qquad C_6H_5\end{array}$$

Sie unterscheiden sich nur durch ihr optisches Verhalten, sie sind stereoisomer. Atropin ist optisch inaktiv und ist der Tropinester inaktiver Tropasäure.

Hyoscyamin ist optisch aktiv, linksdrehend und der Tropinester der l. Tropasäure.

Das Tropin leitet sich von Oxymethylpiperidin ab und ist ein Alkohol.

$$\begin{array}{cc}
CH_2\ CH_2 & CH_2-\!\!-\!\!-CH\ CH_2\\
CH_3-N\langle\quad\rangle CH(OH) & CH_3-N\langle\quad\rangle CH(OH)\\
CH_2\ CH_2 & CH_2-\!\!-\!\!-CH\ CH_2\\
\text{Oxy-N-methylpiperidin} & \text{Tropin}
\end{array}$$

Die Tropasäure ist eine α-phenylierte β-Milchsäure mit einem asymmetrischen Kohlenstoffatom (✳), kann daher in optisch aktiven Modifikationen auftreten.

$$\overset{\beta}{C}H_2(OH)-CH_2-COOH \qquad\qquad CH_2(OH)-\overset{✳}{C}H_2-COOH$$
$$\text{β-Milchsäure} \qquad\qquad\qquad\qquad \underset{\text{Tropasäure}}{C_6H_5}$$

Atropin bzw. Hyoscyamin stellen also beide Tropasäuretropinester vor, doch erfolgt die Umwandlung des aktiven Hyoscyamins in das inaktive Atropin leicht durch alkalisch reagierende Agentien.

So kommt es, daß bei der Verarbeitung von Belladonnablättern oder Belladonnawurzeln auf Alkaloide, wobei technisch Ätzkalk oder Kaliumkarbonat zur Verwendung kommt, ausschließlich Atropin und kein Hyoscyamin gewonnen wird. Offizinelles Belladonnaextrakt enthält dagegen hauptsächlich Hyoscyamin und nur sehr wenig Atropin, entsprechend den in den Tollkirschenblättern natürlich sich findenden Mengenverhältnissen beider Alkaloide.

Für eine Alkaloidbestimmung ist es schließlich belanglos, ob durch den Gang der Untersuchung ursprüngliches Hyoscyamin ganz oder nur teilweise in Atropin umgewandelt wird.

Extr. Belladonnae Extr. Hyoscyami	Fol. Belladonnae Fol. Hyoscyami	Texterläuterungen
1. 3 g $\frac{\text{Tollkirschenextrakt}}{\text{Bilsenkrautextrakt}}$ löst man in einem Arzneiglase in 5 g Wasser und 5 g absolutem Alkohol, fügt *70 g Äther* sowie nach kräftigem Umschütteln *5 ccm Natriumkarbonatlösung* hinzu und läßt das Gemisch unter häufigem, kräftigem Umschütteln 1 Stunde lang stehen.	1. 20 g feingepulverte $\frac{\text{Tollkirschenblätter}}{\text{Bilsenkrautblätter}}$ übergießt man in einem Arzneiglase (500 g Inhalt) mit *120 g Äther*, sowie nach kräftigem Umschütteln mit *5 g Natronlauge* und Wasser und läßt das Gemisch unter häufigem, kräftigem Umschütteln 1 Stunde lang stehen.	1. Die an organische Säuren gebundenen Alkaloide, Atropin bzw. Hyoscyamin werden von Natriumkarbonat in Freiheit gesetzt und vom Äther aufgenommen. Diese Umsetzung erfordert einige Zeit, man läßt in einer verkorkten Flasche 1 Stunde stehen.
2. Nach vollständiger Klärung filtriert man *50 g der ätherischen Lösung* $\left(= 2 \text{ g } \frac{\text{Tollkirschenextrakt}}{\text{Bilsenkrautextrakt}}\right)$ durch ein trockenes, gut bedecktes Filter in ein Kölbchen und destilliert etwa $^2/_3$ des Äthers ab.	2. Nach vollständiger Klärung filtriert man *60 g der ätherischen Lösung* $\left(= 10 \text{ g } \frac{\text{Tollkirschenblätter}}{\text{Belladonnablätter}}\right)$ durch ein trockenes, gut bedecktes Filter in ein Kölbchen und destilliert etwa $^2/_3$ des Äthers ab.	2. Ein bestimmter Gewichtsteil dieser filtrierten Ätherlösung, der einer entsprechenden Menge Substanz entspricht, wird durch Einstellen des Kölbchens in warmes Wasser zu ungefähr $^2/_3$ verdunstet.
3. Den erkalteten Rückstand bringt man in einen Scheidetrichter (I), spült das Kölbchen dreimal mit je *5 ccm Äther*, dann mit *10 ccm verdünnter Salzsäure* (1 + 99) nach, gießt auch diese Flüssigkeit in den Scheidetrichter und schüttelt hierauf 2 Minuten lang kräftig. Nach vollständiger Klärung läßt man die Salzsäurelösung in einen Scheidetrichter (II) abfließen und wiederholt das Ausschütteln noch zweimal in derselben Weise mit je 5 ccm verdünnter Salzsäure (1 + 99), die zuvor zum weiteren Ausschütteln des Kölbchens verwendet wurden.	3. Den erkalteten Rückstand bringt man in einen Scheidetrichter (I), spült das Kölbchen dreimal mit je *5 ccm Äther*, dann mit 10 ccm verdünnter Salzsäure (1 + 99) nach, gießt auch diese Flüssigkeiten in den Scheidetrichter und schüttelt hierauf 2 Minuten lang kräftig. Nach vollständiger Klärung läßt man die Salzsäurelösung in einen Scheidetrichter (II) abfließen und wiederholt das Ausschütteln noch zweimal in derselben Weise mit je 5 ccm verdünnter Salzsäure (1 + 99), die zuvor zum weiteren Ausschütteln des Kölbchens verwendet wurden.	3. Verdünnte Salzsäure führt die Alkaloidbasen in die wasserlöslichen Chlorhydrate über; alles andere bleibt im Äther gelöst.
4. Die vereinigten Salzsäureauszüge versetzt man mit *5 ccm Chloroform*, fügt *Natriumkarbonatlösung* bis zur alkalischen Reaktion hinzu und schüttelt das Gemisch sofort 2 Minuten lang kräftig. Nach vollständiger Klärung läßt man den	4. Die vereinigten Salzsäureauszüge versetzt man mit *5 ccm Chloroform*, fügt *Natriumkarbonatlösung* bis zur alkalischen Reaktion hinzu und schüttelt das Gemisch sofort 2 Minuten lang kräftig. Nach vollständiger Klärung läßt man den	4. Aus der Alkaloidchlorhydratlösung macht Natriumkarbonat die Basen wieder frei, die jetzt mit Chloroform ausgeschüttelt werden.

Extr. Belladonnae Extr. Hyoscyami	Fol. Belladonnae Fol. Hyoscami	Texterläuterungen
Chloroformauszug in einen Scheidetrichter (III) abfließen und wiederholt das Ausschütteln noch dreimal in derselben Weise mit je *5 ccm Chloroform.* 5. Zu den vereinigten Chloroformauszügen fügt man alsdann *20 ccm $^1/_{100}$ n-Salzsäure* und so viel Äther hinzu, daß das Chloroformäthergemisch auf der Salzsäure schwimmt, und schüttelt 2 Minuten lang kräftig. Nach vollständiger Klärung filtriert man die saure Flüssigkeit durch ein kleines, mit Wasser angefeuchtetes Filter, in eine etwa 200 ccm fassende Flasche aus weißem Glase, schüttelt das Chloroformäthergemisch noch dreimal mit je *10 ccm Wasser* je 2 Minuten lang, filtriert auch diese Auszüge durch dasselbe Filter, wäscht mit Wasser nach und verdünnt die gesamte Flüssigkeit mit Wasser auf *etwa 100 ccm.* 6. Nach Zusatz von so viel Äther, daß dessen Schicht die Höhe von etwa 1 ccm erreicht, und von *10 Tropfen Jodeosinlösung* läßt man alsdann so lange $^1/_{100}$ n-Kalilauge, nach jedem Zusatz die Mischung kräftig umschüttelnd, hinzufließen, bis die untere wässerige Schicht eine blaßrote Färbung angenommen hat. Aus der Anzahl der zur Sättigung des Hyoscyamins verbrauchten Kubikzentimeter $^1/_{100}$ n-Salzsäure ergibt sich durch Multiplikation mit 0,001445 der Hyoscyamingehalt in 1 g des <u>Tollkirschenextraktes</u> <u>Bilsenkrautextraktes</u>. Mindestgehalt des Tollkirschenextraktes 1,5%. Mindestgehalt des Bilsenkrautextraktes 0,5%.	Chloroformauszug in einen Scheidetrichter (III) abfließen und wiederholt das Ausschütteln noch dreimal in derselben Weise mit je *5 ccm Chloroform.* 5. Zu den vereinigten Chloroformauszügen fügt man alsdann *20 ccm $^1/_{100}$ n-Salzsäure* und soviel Äther hinzu, daß das Chloroformäthergemisch auf der Salzsäure schwimmt, und schüttelt 2 Minuten lang kräftig. Nach vollständiger Klärung filtriert man die saure Flüssigkeit durch ein kleines, mit Wasser angefeuchtetes Filter in eine etwa 200 ccm fassende Flasche aus weißem Glase, schüttelt das Chloroformäthergemisch noch dreimal mit je *10 ccm Wasser* je 2 Minuten lang, filtriert auch diese Auszüge durch dasselbe Filter, wäscht mit Wasser nach und verdünnt die gesamte Flüssigkeit mit Wasser auf *etwa 100 ccm.* 6. Nach Zusatz von so viel Äther, daß dessen Schicht die Höhe von etwa 1 ccm erreicht, und von *10 Tropfen Jodeosinlösung* läßt man alsdann so lange $^1/_{100}$ n-Kalilauge, nach jedem Zusatz die Mischung kräftig umschütteln, hinzufließen, bis die untere wässerige Schicht eine blaßrote Färbung angenommen hat. Hierzu dürfen höchstens 9,6 ccm $^1/_{10}$ n-Kalilauge erforderlich sein, so daß mindestens 10,4 ccm n-Salzsäure zur Sättigung des vorhandenen Alkaloids verbraucht werden, was einem Mindestgehalt von 0,3% Hyoscyamin entspricht. Mindestgehalt der Tollkirschenblätter 0,3%. Mindestgehalt der Bilsenkrautblätter 0,07%.	5. Die Chloroformlösung der Alkaloidbasen wird nun mit einer bestimmten Menge Salzsäure (20 ccm $^1/_{100}$ n-Salzsäure versetzt, wodurch wieder die Chlorhydrate entstehen. Beim Durchschütteln mit Äther geht das Chloroform in diesen und die wässerige Lösung kann aus dem Scheidetrichter direkt auf das Filter in den Meßkolben fließen. 6. Durch Zurücktitrieren mit $^1/_{100}$ n-Kalilauge wird die nicht gebundene Salzsäure ermittelt. Berechnung. Angenommen, es seien 20 ccm $^1/_{100}$ n-Salzsäure zugesetzt und es seien 9,4 ccm $^1/_{100}$ *n-Kaliauge* zum Zurücktitrieren verbraucht, so hätten die in 2 g Extrakt (50 g Ätherlösung = 2 g Extrakt, siehe Absatz 2) enthaltenen Alkaloide 20—9,4 = 10,6 ccm $^1/_{100}$ n-Salzsäure verbraucht. Hyoscyamin ist gegen Salzsäure einwertig. Der Gehalt an Hyoscyamin berechnet sich demnach zu $$\dfrac{\left(\dfrac{10,6}{100}\right) \cdot 0,289 \cdot 100}{2} = 1,53\%.$$

4. Morphin.

Opium ist der an der Luft eingetrocknete Milchsaft unreifer Mohnkapseln, der Früchte verschiedener, in Asien angebauter Arten von Papaver somniferum. Das Hauptalkaloid des Opiums ist Morphin, dessen Gehalt zwischen 3—23 % schwanken kann. Neben Morphium kommen hauptsächlich wohl meist an Mekonsäure gebunden, noch Narkotin, Papaverin, Codein, Narcein, und Thebain vor. Als Mittelwerte gelten folgende Zahlen:

Morphin 10%
Narkotin 6%
Papaverin 1%
Codein 0,3%
Narcein 0,2%
Thebain 0,15%

Die technische Gewinnung des Morphiums und die fabrikmäßige Trennung desselben von den andern Alkaloiden geschieht nach hier nicht näher zu erörterndem Verfahren.

Zur Bestimmung des Morphiums im Opium und in den daraus hergestellten Präparaten neben den anderen Alkaloiden wird die Löslichkeit des Morphins in wässrigem Ammoniak, sowie die Löslichkeit der frisch gefällten Base in Essigäther, aus welchen sie sich jedoch nach einiger Zeit quantitativ abscheidet, benutzt. Die Konstitution des Morphins ($C_{17}H_{19}NO_3$ Mol. = 285) ist nach neuesten Untersuchungen wahrscheinlich folgende:

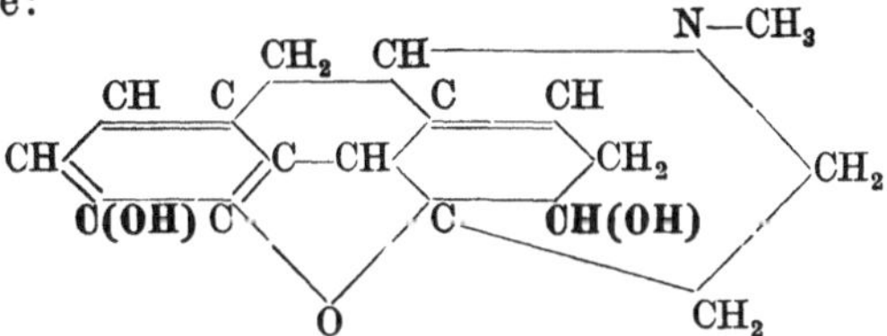

Ihm liegt ein teilweise hydrierter Phenantrenring mit einem alkoohlischen und einem phenolartigen Hydroxyl zugrunde, der neben einer Sauerstoffbrücke noch mit einem methylierten Piperindinring versehen ist.

Die offizinellen Morphinderivate Codein, Dionin und Heroin werden technisch aus Morphin hergestellt. Codein und Dionin entstehen durch methylieren oder äthylieren des Phenolhydroxyls C(OH), sind also Morphinäther C—O—CH$_3$ bzw. C—O—C$_2$H$_5$. Heroin ist ein Morphinester und entsteht durch azetylieren des alkoholischen Hydroxyls CH(OH)

Codein ist also Methylmorphin
Dionin „ „ Äthylmorphin
Heroin „ „ Acetylmorphin.

Als einsäurige Base bildet das Morphin mit 1 Mol. einer einbasischen bzw. mit ½ Mol. einer zweibasischen Säure Salze.

Extr. Opll	Opium Opium pulv.	Tinct. opll croc. Tinct. opll spt.	Texterläuterungen
1. 3 g Opiumextrakt löst man in *40 g Wasser*, versetzt die Lösung unter Vermeidung starken Schüttelns mit *2 ccm* einer Mischung von *17 g Ammoniakflüssigkeit* und *83 g Wasser* und filtriert sofort durch ein trocknes Faltenfilter von 10 cm Durchmesser in ein Kölbchen.	1. Man reibt 7 g grob- oder feingepulvertes Opium mit *7 g Wasser* an, spült die Mischung mit Wasser in ein Kölbchen und bringt sie durch weiteren Wasserzusatz auf das Gewicht von 63 g. Nachdem die Mischung unter häufigem Umschütteln 1 Stunde lang gestanden hat, filtriert man sie durch ein trocknes Faltenfilter von 10 cm Durchmesser, setzt 42 g des Filtrats (= 4,88 g Opium), unter Vermeidung starken Schüttelns, *2 ccm* einer Mischung von *17 Ammoniakflüssigkeit* und *83 g Wasser* zu und filtriert das Gemisch sofort durch ein trockenes Faltenfilter von 10 cm Durchmesser.	1. 25 g Opiumtinktur dampft man in einem gewogenen Schälchen auf 15 g ein, verdünnt alsdann mit Wasser bis zum Gewichte von 38 g und fügt unter Umschwenken *2 ccm* einer Mischung von *17 g Ammoniakflüssigkeit* und *83 g Wasser* hinzu. Das Gemisch filtriert man sofort durch ein trocknes Faltenfilter von 10 cm Durchmesser in ein Kölbchen.	1. Die an Mekonsäure gebundenen Opiumalkaloide werden durch Ammoniak fraktioniert gefällt. Der erste geringere Ammoniakzusatz (2 ccm) fällt im wesentlichen nur die schwerer löslichen Nebenalkaloide aus, von denen abfiltriert wird, wobei aber der gleichfalls etwa freigewordene Anteil der Morphinbase im wässerigen Ammoniak gelöst bleibt und ins Filtrat geht. Fällung und Filtration müssen aber unmittelbar aufeinander erfolgen, weil die Morphinbase bei längerem Stehen sich auch abscheiden würde.
2. 30 g des Filtrats (= 2 g Opiumextrakt) versetzt man in einem Kölbchen unter Umschwenken mit 10 ccm Essigäther und noch *5 ccm* der Mischung von *17 g Ammoniakflüssigkeit* und *83 g Wasser*, schüttelt 10 Minuten lang kräftig, fügt hierauf noch *20 ccm Essigäther* hinzu und läßt unter zeitweiligem leichten Umschwenken eine Viertelstunde lang stehen.	2. 36 g des Filtrats (= 4 g Opium) versetzt man unter Umschwenken mit 10 ccm Essigäther und noch *5 ccm* der Mischung von *17 g Ammoniakflüssigkeit* und *83 g Wasser*, schüttelt 10 Minuten lang kräftig, fügt hierauf noch *20 ccm Essigäther* hinzu und läßt unter zeitweiligem leichten Umschwenken eine Viertelstunde lang stehen.	2. Zu 32 g des Filtrats (= 40 g Opiumtinktur) setzt man unter Umschwenken mit 10 ccm Essigäther und *5 ccm* der Mischung von *17 g Ammoniakflüssigkeit* und *83 g Wasser* hinzu, verschließt das Kölbchen, schüttelt den Inhalt 10 Minuten lang, fügt hierauf noch *20 ccm Essigäther* hinzu und läßt unter zeitweiligem leichten Umschwenken eine Viertelstunde lang stehen.	2. Zur vollständigen Spaltung der mekonsauren Morphinbase wird das Filtrat nun nochmals mit verdünntem Ammoniak (5 ccm) versetzt, nun aber sofort mit Essigäther ausgeschüttelt.
3. Alsdann bringt man zuerst die Essigätherschicht möglichst vollständig auf ein glat-	3. Alsdann bringt man zuerst die Essigätherschicht möglichst vollständig auf ein glattes Fil-	3. Alsdann bringt man zuerst die Essigätherschicht möglichst vollständig auf ein glattes	3. Im Entstehungszustande ist die Morphinbase in Essigäther leicht löslich, verliert

tes Filter von 8 cm Durchmesser, gibt zu der im Kölbchen zurückgebliebenen wässerigen Flüssigkeit nochmals *10 ccm Essigäther* bewegt die Mischung einige Augenblicke lang und bringt zunächst wieder die Essigätherschicht auf das Filter. Nach dem Ablaufen der ätherischen Flüssigkeit gießt man die wässerige Lösung, ohne auf die an den Wänden des Kölbchens haftenden Kristalle Rücksicht zu nehmen, auf das Filter und spült dieses sowie das Kölbchen dreimal mit je 5 ccm mit Äther gesättigtem Wasser nach.

4. Kölbchen und Filter trocknet man bei 100°, löst dann die Kristalle in 25 ccm $^1/_{10}$ n-Salzsäure, gießt die Lösung in einen Meßkolben von 100 ccm Inhalt, wäscht Filter und Kölbchen sorgfältig mit Wasser nach und verdünnt die Lösung auf *100 ccm.*

5. Von dieser Lösung mißt man *50 ccm* (= 1 g Opiumextrakt) in eine etwa 200 ccm fassende Flasche aus weißem Glase ab, fügt etwa *50 ccm Wasser* und so viel *Äther* hinzu, daß die Ätherschicht die Höhe von etwa 1 ccm erreicht. Nach Zusatz von *10 Tropfen Jodeosinlösung* läßt man als-

ter von 8 cm Durchmesser, gibt zu der im Kölbchen zurückgebliebenen wässerigen Flüssigkeit nochmals *10 ccm Essigäther,* bewegt die Mischung einige Augenblicke lang und bringt zunächst wieder die Essigätherschicht auf das Filter. Nach dem Ablaufen der ätherischen Flüssigkeit gießt man die wässerige Lösung, ohne auf die an den Wänden des Kölbchens haftenden Kristalle Rücksicht zu nehmen, auf das Filter und spült dieses sowie das Kölbchen dreimal mit je 5 ccm mit Äther gesättigtem Wasser nach.

4. Nachdem das Kölbchen gut ausgelaufen ist und das Filter vollständig abgetropft ist, trocknet man beide bei 100°, löst dann die Morphinkristalle in *25 ccm $^1/_{10}$ n-Salzsäure*, gießt die Lösung in einen Meßkolben von 100 ccm Inhalt, wäscht Filter und Kölbchen sorgfältig mit Wasser nach und verdünnt die Lösung auf *100 ccm.*

5. Von dieser Lösung mißt man 50 ccm (= *2 g* Opium) in eine etwa 200 ccm fassende Flasche aus weißem Glase ab, fügt etwa *50 ccm Wasser* und so viel *Äther* hinzu, daß die Ätherschicht die Höhe von etwa 1 ccm erreicht. Nach Zusatz von *10 Tropfen Jodeosinlösung* läßt man alsdann so

Filter von 8 cm Durchmesser, gibt zu der im Kölbchen zurückgebliebenen wässerigen Flüssigkeit nochmals *10 ccm Essigäther,* bewegt die Mischung einige Augenblicke lang und bringt zunächst wieder die Essigätherschicht auf das Filter. Nach dem Ablaufen der ätherischen Flüssigkeit gießt man die wässerige Lösung, ohne auf die an den Wänden des Kölbchens haftenden Kristalle Rücksicht zu nehmen, auf das Filter und spült dieses sowie das Kölbchen dreimal mit je 5 ccm mit Äther gesättigtem Wasser nach.

4. Nachdem das Kölbchen gut ausgelaufen ist und das Filter vollständig abgetropft ist, trocknet man beide bei 100°, löst dann die Morphinkristalle in *25 ccm $^1/_{10}$ n-Salzsäure*, gießt die Lösung in einen Meßkolben von 100 ccm Inhalt, wäscht Filter und Kölbchen sorgfältig mit Wasser nach und verdünnt die Lösung auf *100 ccm.*

5. Nach dem Filtrieren durch ein trocknes Filter in ein trocknes Gefäß mißt man alsdann von dem Filtrat *50 ccm* (= 20 g Opiumtinktur) in eine 20 ccm fassende Flasche aus weißem Glase ab und fügt etwa 50 ccm Wasser und so viel *Äther* hinzu, daß die Ätherschicht die Höhe von etwa

aber nach einiger Zeit ihre Löslichkeit und kristallisiert quantitativ aus, während die noch etwa beigemengten Nebenalkaloide im Essigäther verbleiben und mit ätherhaltigem Wasser weggewaschen werden.

4. Die so gewonnenen Morphinkristalle werden mit einer bestimmten Menge Salzsäure (25 ccm $^1/_{10}$ n-HCl) zum Chlorhydrat gelöst, und die nicht verbrauchte Salzsäure wird mit $^1/_{10}$ n-Kalilauge zurücktitriert.

Berechnung.
Angenommen, es sei die aus 2 g Opiumextrakt (siehe Absatz 2) isolierte Morphinmenge mit 25 ccm $^1/_{10}$ n-Salzsäure versetzt, auf 100 ccm aufgefüllt, und es seien zur Neutralisation von 50 ccm dieser Lösung 5,5 ccm $^1/_{10}$ n-Kalilauge verbraucht worden, so sind zur Bildung des in 1 g Opiumextrakt (= 50ccm) enthaltenen Morphins 12,5 — 5,5 = 7,0 ccm $^1/_{10}$ n-Salzsäure erfor-

Extr. Opii	Opium Opium pulv.	Tinct. opii croc. Tinct. opii spt.	Texterläuterungen
dann so lange $^1/_{10}$ *n-Kalilauge* nach jedem Zusatze, die Mischung kräftig durchschüttelnd, zufließen, bis die untere wässerige Schicht eine blaßrote Färbung angenommen hat. Aus der Anzahl der zur Sättigung des Morphins verbrauchten Kubikzentimeter $^1/_{10}$ n-Salzsäure ergibt sich durch Multiplikation mit 0,02852 der Morphingehalt in 1 g Opiumextrakt. *Gehalt 20% Morphin.*	lange $^1/_{10}$ *n-Kalilauge* nach jedem Zusatze die Mischung kräftig durchschüttelnd, zufließen, bis die untere wässerige Schicht eine blaßrote Färbung angenommen hat. Hierzu dürfen höchstens 4,1 ccm $^1/_{10}$ n-Kalilauge erforderlich sein, so daß mindestens 8,4 ccm $^1/_{10}$ n-Salzsäure zur Sättigung des vorhandenen Morphins verbraucht werden, was einem Mindestgehalt von *12% Morphin* entspricht. *Mindestgehalt 12% Morphin.* *Opium pulv.* *Gehalt 10% Morphin.*	1 ccm erreicht. Nach Zusatz von *10 Tropfen Jodeosinlösung* läßt man alsdann so lange $^1/_{10}$ *n-Kalilauge*, nach jedem Zusatze, die Mischung kräftig durchschüttelnd, zufließen, bis die untere wässerige Schicht eine blaßrote Färbung angenommen hat. Aus der Anzahl der zur Sättigung des Morphins verbrauchten Kubikzentimeter $^1/_{10}$ n-Salzsäure ergibt sich durch Multiplikation mit 0,1425 der Morphingehalt in 100 g Opiumtinktur. *Gehalt 1% Morphin.*	derlich gewesen. Morphin ist gegen Salzsäure einwertig. Der Morphingehalt berechnet sich demnach zu $$\left(\frac{7}{10}\right) \cdot 0,285 \cdot 100 = 19,95\%.$$ Berechnuug für die Opiumtinktur. In 100 ccm (Absatz 4) sind 25 ccm $^1/_{10}$ n-Salzsäure enthalten. 50 ccm davon (Absatz 5) enthalten dann 12,5 ccm $^1/_{10}$ n-Salzsäure und entsprechen 20 g Opiumtinktur. Sind zum Zurücktitrieren 5 ccm $^1/_{10}$ n-Kalilauge verbraucht, so sind 12 — 5 = 7,5 ccm $^1/_{10}$ n-Salzsäure durch Morphin gebunden. $$\frac{\left(\frac{7,5}{10}\right) \cdot 0,285 \cdot 100}{20} = 1,06\%.$$

5. Pelletierin.

Die Rinde der Granatwurzel enthält vier, sowohl in ihrer wurmtreibenden Wirkung, als auch in ihrer chemischen Zusammensetzung sich ähnelnde Alkaloide Pelletierin, Isopelletierin, Pseudopelletierin, Methylpelletierin.

Nur von den beiden letzteren kennt man die Konstitution:

$$(CH_3)\begin{cases} CH_2{-}CH{-\!-}CH_2 \\ CH_2 \quad N{-}CH_3 \\ CH_2{-}CH{-\!-}CH_2 \end{cases}\!\!\!\!CO$$

Methylpelletierin
Mol. 155

$$\begin{cases} CH_2{-}CH{-\!-}CH_2 \\ CH_2 \quad N{-}CH_3 \\ CH_2{-}CH{-\!-}CH_2 \end{cases}\!\!\!\!CO$$

Pseudopelletierin
Mol. 141

Doch dürfte den anderen Alkaloiden gleichfalls ein Doppelpiperidinring von nicht sehr weit abweichender Molekulargröße zugrunde liegen.

Bei Berechnung des Alkaloidgehaltes der Drogen kann man deshalb ein Durchschnittsmolekulargewicht von

$$\frac{155 + 141}{2} = \frac{296}{2} = 148$$

annehmen, was den wirklichen Verhältnissen annähernd entsprechen dürfte. Alle Alkaloide sind einsäurige Basen und bilden mit 1 Mol. einer einsäurigen bzw. mit $^1/_2$ Mol. einer zweisäurigen Base Salze.

Cortex Granati	Extr. Granati fluid.	Texterläuterungen
1. *12 g feingepulverte Granatrinde* übergießt man in einem Arzneiglase (300 g Inhalt) mit *120 g Äther*, sowie nach kräftigem Umschütteln mit 10 *ccm* einer Mischung aus gleichen Teilen *Natronlauge* und Wasser und läßt das Gemisch unter häufigem, kräftigem Umschütteln 3 Stunden lang stehen.	1. *10 g Granatrindenfluidextrakt* dampft man in einem gewogenen Schälchen auf dem Wasserbade auf etwa 5 g ein, bringt den Rückstand noch warm in ein Arzneiglas (150 g Inhalt) und fügt *5 g Natriumkarbonatlösung* hinzu, die zuvor in kleinen Anteilen zum Ausspülen des Schälchens verwendet wurden. Hierauf versetzt man das Gemisch mit 60 g Äther und läßt es unter häufigem, kräftigem Umschütteln 1 Stunde lang stehen.	1. Die an organische Säuren gebundenen Granatwurzelalkaloide werden durch Natronlauge bzw. durch Natriumkarbonat in Freiheit gesetzt und von Äther aufgenommen. Diese Umsetzung erfordert einige Zeit. Man läßt 1—3 Stunden lang in verkorkter Flasche stehen.
2. Alsdann filtriert man nach vollständiger Klärung *80 g der ätherischen Lösung* (= 8 g Granatrinde) durch ein trocknes, gut bedecktes Filter in ein Kölbchen und destilliert etwa die Hälfte des Äthers bei möglichst niedriger Temperatur ab.	2. Alsdann filtriert man nach vollständiger Klärung *48 g der ätherischen Lösung* (= 8 g Granatrindenfluidextrakt) durch ein trockenes, gut bedecktes Filter in ein Kölbchen und destilliert etwa die Hälfte des Äthers bei möglichst niedriger Temperatur ab.	2. Ein bestimmter Gewichtsteil dieser filtrierten ätherischen Lösung entspricht dann einer zu berechnenden Menge Substanz. Der Äther muß, wegen der Flüchtigkeit der Alkaloidbasen, bei möglichst niedriger Temperatur, Einstellen des Kölbchens in Wasser von 25—30°, bis zur Hälfte verdunstet werden.
3. Den erkalteten Rückstand bringt man in einen Scheidetrichter (I), spült das Kölbchen dreimal mit je *5 ccm Äther*. dann einmal mit *10 ccm verdünnter Salzsäure (1 + 99)* nach, gießt auch diese Flüssigkeiten in den Scheidetrichter und schüttelt hierauf das Gemisch 2 Minuten lang kräftig. Nach vollständiger Klärung läßt man die Salzsäurelösung in einen Scheidetrichter (II) abfließen und wiederholt das Ausschütteln noch zweimal in derselben Weise mit je *5 ccm verdünnter Salzsäure (1 + 99)*, die zuvor zum weiteren Ausspülen des Kölbchens verwendet wurden.	3. Den erkalteten Rückstand bringt man in einen Scheidetrichter (I), spült das Kölbchen dreimal mit je *5 ccm* Äther, dann einmal mit *10 ccm verdünnter Salzsäure (1 + 99)* nach, gießt auch diese Flüssigkeiten in den Scheidetrichter und schüttelt hierauf das Gemisch 2 Minuten lang kräftig. Nach vollständiger Klärung läßt man die Salzsäurelösung in einen Scheidetrichter (II) abfließen und wiederholt das Ausschütteln noch zweimal in derselben Weise mit je *5 ccm verdünnter Salzsäure (1 + 99)*, die zuvor zum weiteren Ausspülen des Kölbchens verwendet wurden.	3. Verdünnte Salzsäure führt die Alkaloidbasen in wasserlösliche Chlorhydrate über; alles andere bleibt im Äther gelöst.

Cortex Granati	Extr. Granati fluid	Texterläuterungen
4. Die vereinigten Salzsäureauszüge versetzt man mit *5 ccm Chloroform* fügt Natriumkarbonatlösung bis zur alkalischen Reaktion hinzu und schüttelt das Gemisch sofort 2 Minuten lang kräftig. Nach vollständiger Klärung läßt man den Chloroformauszug in einen Scheidetrichter (III) abfließen und wiederholt das Ausschütteln noch dreimal in derselben Weise mit je *5 ccm Chloroform.*	4. Die vereinigten Salzsäureauszüge versetzt man mit *5 cmm Chloroform*, fügt Natriumkarbonatlösung bis zur alkalischen Reaktion hinzu und schüttelt das Gemisch sofort 2 Minuten lang kräftig. Nach vollständiger Klärung läßt man den Chloroformauszug in einen Scheidetrichter (III) abfließen und wiederholt das Ausschütteln noch dreimal in derselben Weise mit je *5 ccm Chloroform.*	4. Aus der Alkaloidchlorhydratlösung macht Natriumkarbonat die Basen frei, die jetzt mit Chloroform ausgeschüttelt werden.
5. Zu den vereinigten Chloroformauszügen fügt man *40 ccm* $^1/_{100}$ *n-Salzsäure* und so viel Äther, daß das Chloroformäthergemisch auf der Salzsäure schwimmt, und schüttelt 2 Minuten lang kräftig. Nach vollständiger Klärung filtriert man die saure Flüssigkeit durch ein kleines, mit Wasser angefeuchtetes Filter in eine etwa 200 ccm fassende Flasche aus weißem Glase, schüttelt das Chloroformäthergemisch noch dreimal mit je *10 ccm Wasser* je 2 Minuten lang, filtriert auch diese Auszüge durch dasselbe Filter, wäscht mit Wasser nach und verdünnt die gesamte Flüssigkeit mit Wasser auf etwa *100 ccm.*	5. Zu den vereinigten Chloroformauszügen fügt man *20 ccm* $^1/_{100}$ *n-Salzsäure* und so viel Äther, daß das Chloroformäthergemisch auf der Salzsäure schwimmt, und schüttelt 2 Minuten lang kräftig. Nach vollständiger Klärung filtriert man die saure Flüssigkeit durch ein kleines, mit Wasser angefeuchtetes Filter in eine etwa 200 ccm fassende Flasche aus weißem Glase, schüttelt das Chloroformäthergemisch dreimal mit je *10 ccm Wasser* je 2 Minuten lang, filtriert auch diese Auszüge durch dasselbe Filter, wäscht mit Wasser nach und verdünnt die gesamte Flüssigkeit mit Wasser auf etwa *100 ccm.*	5. Die abgelassene Chloroformlösung der Alkaloidbasen wird mit einer bestimmten Menge Salzsäure (20 bzw. 40 ccm $^1/_{100}$ n-HCl) versetzt, wodurch wieder die Chlorhydrate entstehen. Beim Durchschütteln mit Äther geht das Chloroform in diesen und die wässerige salzsaure Lösung kann direkt auf das Filter abgelassen werden.
6. Nach Zusatz von so viel Äther, daß dessen Schicht die Höhe von etwa 1 ccm erreicht, und von *10 Tropfen Jodeosinlösung* läßt man alsdann so lange $^1/_{100}$ *n-Kalilauge*, nach jedem Zusatz die Mischung kräftig umschüttelnd, zufließen, bis die untere wässerige Schicht eine blaßrote Färbung angenommen hat. Hierzu dürfen höchstens *18 ccm* $^1/_{100}$ *n-Kalilauge* erforderlich sein, so daß mindestens *22 ccm* $^1/_{100}$ *n-Salzsäure* zur Sättigung der vorhandenen Alkaloide verbraucht werden, was einem Mindestgehalt von *0,4% Granatwurzelalkaloiden* entspricht.	6. Nach Zusatz vo so viel Äther, daß dessen Schicht die Höhe von etwa 1 ccm erreicht, und von *10 Tropfen Jodeosinlösung* läßt man alsdann so lange $^1/_{100}$ n-Kalilauge, nach jedem Zusatz die Mischung kräftig umschüttelnd, zufließen, bis die untere wässerige Schicht eine blaßrote Färbung angenommen hat. Hierzu dürfen höchstens *9,2 ccm* $^1/_{100}$ *n-Kalilauge* erforderlich sein, so daß mindestens *10,8 ccm* $^1/_{100}$ *n-Salzsäure* zur Sättigung der vorhandenen Alkaloide verbraucht werden, was einem Mindestgehalt von *0,2% Granatwurzelalkaloiden* entspricht.	6. Die nicht verbrauchte Salzsäure wird mit $^1/_{100}$ n-Kalilauge zurücktitriert. Berechnung. Angenommen, es seien 40 ccm $^1/_{100}$ n-Salzsäure zu der aus 8 g Granatwurzelrinde (s. Abs. 2) gewonnenen Alkaloidlösung hinzugefügt und die nicht gebundene Salzsäure sei mit 18 ccm $^1/_{100}$ n-Kalilauge zurücktitriert, dann sind zur Sättigung der in 8 g Granatwurzel vorhandenen Alkaloidbasen 40 — 18 = 22 ccm $^1/_{100}$ n-Salzsäure verbraucht. Der ermittelte Alkaloidgehalt beträgt $$\frac{\left(\frac{22}{100}\right)\cdot 0{,}148 \cdot 100}{8} = 0{,}4\,\%$$

6. Strychnin.

Die Brechnuß enthält zwei Alkaloide:

$$\text{Strychnin zu etwa } 0,9\text{—}1,9\%$$
$$\underline{\text{und Brucin } \quad,, \quad,, \quad 0,7\text{—}1,5\%}$$
$$\text{zusammen } 1,6\text{—}3,4\%$$

woraus sich der vom Arzneibuch geforderte Durchschnittswert von

$$\frac{1,6 + 3,4}{2} = 2,5\%$$

berechnet.

Von dem molekularen Bau dieser Alkaloide weiß man noch sehr wenig; man kennt nur ihre Molekulargröße, wonach das Brucin als ein Dimethoxystrychnin, wegen eines Mehrgehalts zweier OCH_3-Gruppen erscheint.

Strychnin $C_{21}H_{22}N_2O_2$ Mol. 334, F. P. 265°

Brucin $\quad C_{23}H_{26}N_2O_4 + 4\,H_2O$ Mol. 394, F. P. 178° (wasserfrei).

Die technische Gewinnung des wertvolleren Strychnins und die fabrikatorische Trennung vom Brucin beruht auf der Überführung beider in das Nitrat, von welchen das schwer lösliche Strychninnitrat auskristallisiert, das in der Mutterlauge verbleibende Brucinnitrat wird mit Hilfe von Oxalsäure als Oxalat abgeschieden.

Die Gehaltsbestimmung der Drogen bezieht sich auf beide Alkaloide; man kommt zu annähernd richtigen Resultaten, wenn man das Mengenverhältnis, wie es das Arzneibuch annimmt, zu gleichen Teilen berechnet und daraus ein Durchschnittsmolekulargewicht von

$$\frac{334 + 394}{2} = 364$$

ableitet.

Denn in der Tat schwankt auch das Mengenverhältnis zwischen beiden Alkaloiden, und zwar zwischen

$$\text{42 Strychnin : 58 Brucin}$$
$$\text{bis 54} \quad,, \quad : 46 \quad,,$$

so daß man im Durchschnitt ein Verhältnis von 50:50, also wie 1:1 als normal annehmen kann.

Beide Alkaloide sind einsäurige Basen und bilden mit 1 Mol. einer einbasischen bzw. mit $\frac{1}{2}$ Mol. einer zweibasischen Säure Salze.

Extr. Strychni	Semen Strychni	Tinct. Strychni	Texterläuterungen
1. 1,2 g Brechnußextrakt löst man in einem Arzneiglas (200 g Inhalt) in *5 ccm Wasser, 5 ccm absolutem Alkohol* und *1 ccm verdünnter Schwefelsäure (1 + 4)* unter gelindem Erwärmen (Wasserbad) auf, gibt zu dieser Lösung nach dem Erkalten *20 g Chloroform,* sowie nach kräftigem Umschütteln *2 ccm Natronlauge* und *5 ccm Natriumkarbonatlösung (1 + 2)* hinzu und läßt unter häufigem, kräftigem Umschütteln eine Stunde lang stehen.	1. 15 g mittelfein gepulverte Brechnuß übergießt man in einem Arzneiglase (250 g Inhalt) mit *50 g Äther* und *50 g Chloroform,* sowie nach kräftigem Umschütteln mit *5 g Natronlauge* und *5 g Wasser* und läßt das Gemisch unter häufigem, kräftigem Umschütteln 3 Stunden lang stehen.	1. 50 g Brechnußtinktur dampf man nach Zusatz von *1 ccm verdünnter Schwefelsäure (1 + 4)* in einem gewogenen Schälchen auf 10 g ein, bringt den Rückstand unter Nachspülen mit *5 g absolutem Alkohol* in ein Arzneiglas (200 g Inhalt), gibt 20 g Chloroform, sowie nach kräftigem Umschütteln *2 ccm Natronlauge* und *5 ccm Natriumkarbonatlösung* die zuvor zum weiteren Nachspülen des Schälchens benutzt wurden, hinzu und läßt unter häufigem, kräftigem Umschütteln eine Stunde lang stehen.	1. Die an Apfelsäure gebundenen Solanumalkaloide, Strychnin und Brucin, werden durch Natronlauge in Freiheit gesetzt und von Chloroform bzw. von Chloroformäthermischung aufgenommen. Diese Umsetzung erfordert einige Zeit, man läßt 1—3 Stunden lang in verschlossener Flasche stehen.
2. Alsdann fügt man *50 g Äther* hinzu, schüttelt kräftig durch, filtriert nach vollständiger Klärung 50 g des Chloroformäthergemisches (= 0,8 g Brechnußextrakt) durch ein trocknes, gut bedecktes Filter in ein Kölbchen und destilliert davon etwa 2/3 ab.	2. Alsdann fügt man 50 g *Äther* hinzu, schüttelt kräftig durch, filtriert nach vollständiger Klärung 100 g der Chloroformäthermischung (= 10 g Brechnuß) durch ein trocknes, gut bedecktes Filter in ein Kölbchen und destilliert davon etwa 2/3 ab.	2. Alsdann fügt man 50 g *Äther* hinzu, schüttelt kräftig durch, filtrirt nach vollständiger Klärung 50 g des Chloroformäthergemisches (= 33,33 g Brechnußtinktur) durch ein trocknes gut bedecktes Filter in ein Kölbchen und destilliert etwa 2/3 davon ab.	2. Ein von dieser filtrierten Chloroformäthermischung abgewogener Anteil entspricht einer bestimmten Substanzmenge. Durch Einstellen des Kölbchens in Wasser von 40° kann das Lösungsmittel zu 2/3 verdunstet werden.
3. Den erkalteten Rückstand bringt man in einen Scheidetrichter (I), spült das Kölbchen dreimal mit je *5 ccm* eines Gemisches von *2 Teilen Chloroform* und *2 Teilen Äther,* dann einmal mit *10 ccm verdünnter Salzsäure (1 + 99)* nach, gießt auch diese Flüssigkeiten in den Scheidetrichter und schüttelt hierauf	3. Den erkalteten Rückstand bringt man in einen Scheidetrichter (I), spült das Kölbchen dreimal mit je *5 ccm* eines Gemisches von *2 Teilen Chloroform* und *2 Teilen Äther,* dann einmal mit *10 ccm verdünnter Salzsäure (1 + 99)* nach, gießt auch diese Flüssigkeiten in den Scheidetrichter und schüttelt hierauf	3. Den erkalteten Rückstand bringt man in einen Scheidetrichter (I), spült das Kölbchen dreimal mit je *5 ccm* eines Gemisches von *2 Teilen Chloroform* und *2 Teilen Äther,* dann einmal mit *10 ccm verdünnter Salzsäure (1 + 99)* nach, gießt auch diese Flüssigkeiten in den Scheidetrichter und schüttelt hierauf	3. Verdünnte Salzsäure führt die Alkaloidbasen in wasserlösliche Chlorhydrate über, alles andere bleibt im Chloroformäther gelöst.

nach Zusatz von noch so viel *Äther,* daß das Chloroformäthergemisch auf der sauren Flüssigkeit schwimmt, 2 Minuten lang kräftig. Nach vollständiger Klärung läßt man die Salzsäurelösung in einen Scheidetrichter (II) abfließen und wiederholt das Ausschütteln noch zweimal in derselben Weise mit je *5 ccm verdünnter Salzsäure (1 + 99),* die zuvor zum weiteren Ausspülen des Kölbchens verwendet wurden.

4. Die vereinigten Salzsäureauszüge versetzt man mit *5 ccm Chloroform,* fügt *Natriumkarbonatlösung* bis zur alkalischen Reaktion hinzu und schüttelt das Gemisch sofort 2 Minuten lang kräftig. Nach vollständiger Klärung läßt man den Chloroformauszug in einen Scheidetrichter (III) abfließen und wiederholt das Ausschütteln noch dreimal mit je *5 ccm Chloroform.*

5. Zu den vereinigten Chloroformauszügen fügt man *50 ccm* $^1/_{100}$ *n-Salzsäure* und so viel *Äther,* daß das Chloroformäthergemisch auf der Salzsäure schwimmt, und schüttelt 2 Minuten lang kräftig. Nach vollständiger Klärung filtriert man die saure Flüssigkeit durch ein kleines, mit Wasser angefeuchtetes Filter in eine etwa 200 ccm fassende Flasche aus weißem Glase, schüttelt das Chloroform-

nach Zusatz von noch so viel *Äther,* daß das Chloroformäthergemisch auf der sauren Flüssigkeit schwimmt, 2 Minuten lang kräftig. Nach vollständiger Klärung läßt man die Salzsäurelösung in einen Scheidetrichter (II) abfließen und wiederholt das Ausschütteln noch zweimal in derselben Weise mit je *5 ccm verdünnter Salzsäure (1 + 99),* die zuvor zum weiteren Ausspülen des Kölbchens verwendet wurden.

4. Die vereinigten Salzsäureauszüge versetzt man mit *5 ccm Chloroform,* fügt *Natriumkarbonatlösung* bis zur alkalischen Reaktion hinzu und schüttelt das Gemisch sofort 2 Minuten lang kräftig. Nach vollständiger Klärung läßt man den Chloroformauszug in einen Scheidetrichter (III) abfließen und wiederholt das Ausschütteln noch dreimal mit je *5 ccm Chloroform.*

5. Zu den vereinigten Chloroformauszügen fügt man *10 ccm* $^1/_{10}$ *n-Salzsäure* (= 100 ccm $^1/_{100}$n Salzsäure) und so viel *Äther,* daß das Chloroformäthergemisch auf der Salzsäure schwimmt, und schüttelt 2 Minuten lang kräftig. Nach vollständiger Klärung filtriert man die saure Flüssigkeit durch ein kleines, mit Wasser angefeuchtetes Filter in einen Meßkolben von 100 ccm Inhalt, schüttelt das Chloroformäther

nach Zusatz von noch so viel *Äther,* daß das Chloroformäthergemisch auf der sauren Flüssigkeit schwimmt, 2 Minuten lang kräftig. Nach vollständiger Klärung läßt man die Salzsäurelösung in einen Scheidetrichter (II) abfließen und wiederholt das Ausschütteln noch zweimal in derselben Weise mit je *5 ccm verdünnter Salzsäure (1 + 99),* die zuvor zum weiteren Ausspülen des Kölbchens verwendet wurden.

4. Die vereinigten Salzsäureauszüge versetzt man mit *5 ccm Chloroform,* fügt *Natriumkarbonatlösung* bis zur alkalischen Reaktion hinzu und schüttelt das Gemisch sofort 2 Minuten lang kräftig. Nach vollständiger Klärung läßt man den Chloroformauszug in einen Scheidetrichter (III) abfließen und wiederholt das Ausschütteln noch dreimal mit je *5 ccm Chloroform.*

5. Zu den vereinigten Chloroformauszügen fügt man *40 ccm* $^1/_{100}$ *n-Salzsäure* und so viel *Äther,* daß das Chloroformäthergemisch auf der Salzsäure schwimmt, und schüttelt 2 Minuten lang kräftig. Nach vollständiger Klärung filtriert man die saure Flüssigkeit durch ein kleines, mit Wasser angefeuchtetes Filter in eine etwa 200 ccm fassende Flasche aus weißem Glase, schüttelt das Chloroformäthergemisch noch drei-

4. Aus der Alkaloidchlorhydratlösung macht Natriumkarbonat die Basen wieder frei, die jetzt von reinem Chloroform aufgenommen werden.

5. Die Chloroformlösung der Alkaloidbase wird nun mit einer bestimmten Menge Salzsäure (40—50 ccm $^1/_{100}$ n-HCl) versetzt, wodurch wieder die Chlorhydrate entstehen. Beim Durchschütteln mit Äther geht das Chloroform in diesen und die wässerige Lösung kann aus dem Scheidetrichter direkt auf das Filter gelassen werden.

Extr. Strychni	Semen Strychni	Tinct. Strychni	Texterläuterungen
äthergemisch noch dreimal mit je *10 ccm Wasser* je 2 Minuten lang, filtriert auch diese Auszüge durch dasselbe Filter, wäscht mit Wasser nach und verdünnt die gesamte Flüssigkeit mit Wasser auf etwa 100 ccm.	gemisch noch dreimal mit je *10 ccm Wasser*, je 2 Minuten lang filtriert auch diese Auszüge durch dasselbe Filter, wäscht mit Wasser nach und verdünnt die gesamte Flüssigkeit mit Wasser auf etwa 100 ccm.	mal mit je *10 ccm Wasser* je 2 Minuten lang, filtriert auch diese Auszüge durch dasselbe Filter, wäscht mit Wasser nach und verdünnt die gesamte Flüssigkeit mit Wasser auf etwa 100 ccm.	
6. Nach Zusatz von so viel *Äther*, daß dessen Schicht die Höhe von etwa 1 ccm erreicht, und von *10 Tropfen Jodeosinlösung* läßt man alsdann so lange $\frac{1}{100}$ *n-Kalilauge* nach jedem Zusatz die Mischung kräftig umschüttelnd, zufließen, bis die untere wässerige Schicht eine blaßrote Färbung angenommen hat. Hierzu müssen 14,8 ccm $\frac{1}{100}$ n-Kalilauge erforderlich sein, so daß 35,2 $\frac{1}{100}$ n-Salzsäure zur Sättigung der vorhandenen Alkaloide verbraucht werden, was einem Alkaloidgehalt von *16%* entspricht.	6. Von dieser Lösung mißt man 50 ccm (= 5 g Brechnuß) ab, bringt sie in eine etwa 200 ccm fassende Flasche aus weißem Glase und fügt etwa 50 ccm Wasser und so viel *Äther* hinzu, daß dessen Schicht die Höhe von etwa 1 ccm erreicht. Nach Zusatz von *10 Tropfen Jodeosinlösung* läßt man alsdann so lange $\frac{1}{100}$ n-Kalilauge nach jedem Zusatz, die Mischung kräftig durchschüttelnd. zufließen, bis die untere wässerige Schicht eine blaßrote Färbung angenommen hat. Hierzu dürfen höchstens 15,6 ccm $\frac{1}{100}$ n-Kalilauge erforderlich sein, so daß mindestens 34,4 ccm $\frac{1}{100}$n Salzsäure zur Sättigung der vorhandenen Alkaloide verbraucht werden, was einem Mindestgehalte von *2,5% Alkaloiden* entspricht.	6. Nach Zusatz von so viel *Äther*, daß dessen Schicht die Höhe von 1 ccm erreicht, und von *10 Tropfen Jodeosinlösung* läßt man alsdann so lange $\frac{1}{100}$ *n-Kalilauge*, nach jedem Zusatz die Mischung kräftig durchschüttelnd, zufließen, bis die untere wässerige Schicht eine blaßrote Färbung angenommen hat. Hierzu müssen 17,1 ccm $\frac{1}{100}$ n-Kalilauge erforderlich sein, so daß 22,9 ccm $\frac{1}{100}$ n-Salzsäure zur Sättigung der vorhandenen Alkaloide verbraucht werden, was einem Alkaloidgehalte von *0,25%* entspricht.	6. Die nicht verbrauchte Salzsäure wird dann mit $\frac{1}{100}$ n-Kalilauge zurücktitriert. **Berechnung.** Angenommen, es sei die Alkaloide aus 0,8 g Brechnußextrakt (siehe Absatz 2) enthaltende Lösung mit 50 ccm $\frac{1}{100}$ n-Salzsäure versetzt und es seien zum Zurücktitrieren der nicht gebundenen Säure 14,8 ccm $\frac{1}{100}$ n-Kalilauge verbraucht, so sind von den Alkaloidbasen 50 — 14,8 = 35,2 ccm $\frac{1}{100}$ n-Salzsäure gebunden. Der Gehalt an Strychnin und Brucin berechnet sich demnach zu $$\frac{\left(\frac{35,2}{100}\right) \cdot 0{,}364 \cdot 100}{0,8} = 16\%.$$

7. Hydrastin.

Das Hydrastisrhizom enthält, neben geringen Mengen noch nicht genügend erforschter Alkaloide, etwa 1,5% Hydrastin ($C_{21}H_{21}NO_6$ Mol.-Gew. 383) und etwa 4% Berberin ($C_{20}H_{17}NO_4$ Mol.-Gew. 335).

Hydrastin ist ein Abkömmling des Isochinolins; seine Konstitution läßt sich in nebenstehendem Formelbilde wiedergeben.

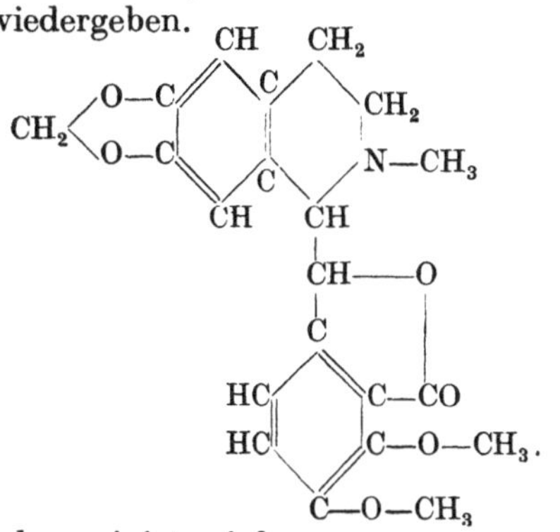

Die technische Gewinnung des Hydrastins aus der Droge und die Trennung vom Berberin beruht auf der Überführung des letzteren in das schwer lösliche Sulfat. Die Droge wird mit essigsäurehaltigem Wasser extrahiert, das Filtrat eingedampft, das Berberin mit verdünnter Schwefelsäure ausgefüllt und abfiltriert. Aus dem Filtrat wird dann das Hydrastin mit Ammoniak als rehbrauner Niederschlag abgeschieden, der durch Umkristallisieren aus heißem Alkohol gereinigt wird.

Zur Prüfung der Droge bzw. des aus derselben hergestellten Fluidextraktes auf den Gehalt an Hydrastin, wozu gleichfalls eine Scheidung des Hydrastins vom Berberin erforderlich ist, benutzt das Arzneibuch die Unlöslichkeit des letzteren in Äther oder Petroläther.

Das mit verdünntem Ammoniak mazerierte Drogenpulver wird mit Äther ausgeschüttelt, Berberin bleibt zurück, Hydrastin geht in Lösung.

Das offizinelle Hydrastinin ($C_{11}H_{11}NO_2$ Mol.-Gew. 225) kommt in dem Hydrastisrhizom nicht vor. Es ist ein Spaltungsprodukt des Hydrastins und wird aus diesem durch Einwirkung von Salpetersäure gewonnen. Unter teilweiser Oxydation und Hydrolyse zerfällt Hydrastin in Hydrastinin und Opiansäure.

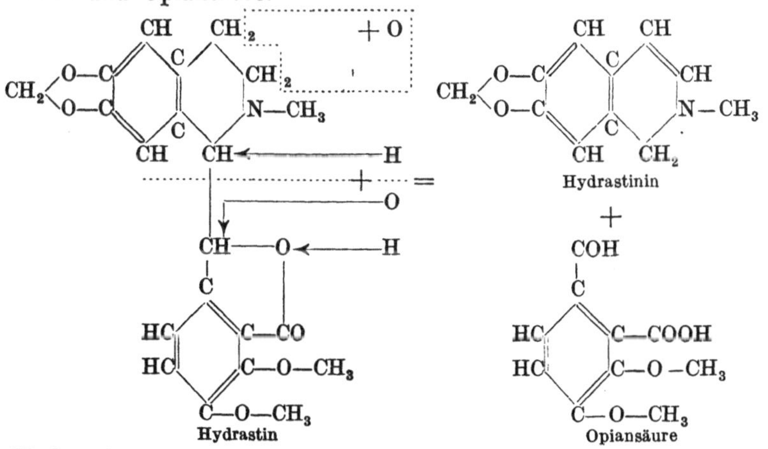

Hydrastinin vereinigt sich mit Säuren zu Salzen. Offizinell ist das Hydrastininhydrochlorid. Hydrastin wird gewichtsanalytisch bestimmt.

Extr. Hydrastis fluid.	Rhizoma Hydrastis	Texterläuterungen
1. 10 g Hydrastisfluidextrakt dampft man nach Zusatz von *20 g Wasser* in einem gewogenen Schälchen auf dem Wasserbade auf etwa 8 g ein, fügt *1, 5ccm verdünnte Salzsäure (1 + 1)* hinzu und bringt das Gemisch in ein gewogenes Kölbchen. Hierauf spült man das Schälchen sorgfältig so oft mit je *1,5 ccm Wasser* nach, bis das Gewicht der vereinigten Flüssigkeiten 20 g beträgt, fügt 1 g Talkum hinzu, schüttelt kräftig um und filtriert durch ein kleines trocknes Filter von 8 ccm Durchmesser in ein trocknes Gefäß.	1. 6 g mittelfein gepulvertes Hydrastisrhizom übergießt man in einem Arzneiglase (200 g Inhalt) mit *60 g Äther* und nach kräftigem Umschütteln mit *10 ccm Ammoniakflüssigkeit* und läßt das Gemisch unter häufigem, kräftigem Umschütteln drei Stunden stehen.	1. Die an eine unbekannte Säure gebundenen Hydrastisalkaloide, das Hydrastin und das Berberin, werden im Falle des Hydrastisfluidextraktes durch starke Salzsäure als Chlorhydrate in wässerige Lösung gebracht und so von ätherlöslichen Harzen abgetrennt. Aus dieser wässerigen Lösung macht Ammoniak die Alkaloidbasen frei, worauf die Mischung mit Äther bzw. mit Petroläther durchgeschüttelt wird. Nur das Hydrastin ist ätherlöslich; das Berberin scheidet sich ab und wird durch Filtration getrennt.
2. 10 g dieses Filtrats (= 5 g Hydrastisfluidextrakt) bringt man in ein Arzneiglas (100 g Inhalt), fügt *4 ccm Ammoniakflüssigkeit* und *30 ccm Äther* hinzu, schüttelt das Gemisch einige Minuten lang kräftig, setzt dann *30 ccm Petroläther* hinzu und schüttelt von neuem einige Minuten lang.	2. Nach vollständiger Klärung filtriert man 40 g der Ätherlösung (= 4 g Hydrastisrhizom) durch ein trockenes gut bedecktes Filter in ein Kölbchen und destilliert den Äther ab.	2. Im Falle des Hydrastisrhizoms werden die durch Ammoniak frei gemachten Basen, das Hydrastin und Berberin sogleich durch Ätherausschüttlung voneinander getrennt. Verdünnte Salzsäure führt aus dieser filtrierten Ätherlösung das Hydrastin in wasserlösliches Chlorhydrat über; alles andere bleibt im Äther gelöst. Durch Übersättigen der abgetrennten wässerigen salzsauren Lösung mit Ammoniak wird die Hydrastinbase abermals abgeschieden, mit Äther extrahiert und nach dem Verdunsten gewichtsanalytisch bestimmt.
3. Nach Zusatz von 1,5 g Traganthpulver schüttelt man hierauf kräftig noch so lange, bis sich die ätherische Schicht vollständig geklärt hat, filtriert diese durch ein gut bedecktes trocknes Filter in eine trockene Flasche und bringt so-	.3. Den Rückstand erwärmt man mit *10 ccm verdünnter Salzsäure (1 + 99)*, filtriert die Lösung durch ein kleines, mit Wasser angefeuchtetes Filter in einen Scheidetrichter, spült das Kölbchen noch zweimal mit je *5 ccm verdünter Salz-*	Berechnung. Angenommen, der so gewonnene ätherische Auszug von 3,33 g Hydrastis-

fort 40 ccm des Filtrats (= 3,33 g Hydrastisfluidextrakt) in ein gewogenes Kölbchen.

4. Nach freiwilligem Verdunsten des Äthers bei 25—30° trocknet man den Rückstand vollständig bei 100° und wägt nach dem Erkalten im Exsikkator.

Das Gewicht des Rückstandes muß mindestens 0,073 g betragen, was einem *Mindestgehalt von 2,2% Hydrastin* entspricht.

säure (*1* + *99*) nach, filtriert auch diese Auszüge durch dasselbe Filter in den Scheidetrichter und wäscht das Filter mit wenig Wasser nach.

4. Die vereinigten Salzsäureauszüge versetzt man mit *40 ccm Äther,* schüttelt das Gemisch kräftig durch, fügt Ammoniakflüssigkeit bis zur alkalischen Reaktion hinzu und schüttelt das Gemisch sofort 2 Minuten lang kräftig. Nach vollständiger Klärung läßt man die wässrige Flüssigkeit abfließen, schüttelt die in dem Scheidetrichter zurückgebliebene Ätherlösung nochmals um und gießt nach abermaliger Klärung davon 30 ccm (= 3 g Hydrastisrhizom) ab.

5. Diese läßt man alsdann in einem gewogenen leichten Kölbchen bei mäßiger Wärme verdunsten und trocknet den Rückstand bei 100° bis zum gleichbleibenden Gewicht. Die Menge des Rückstandes muß mindestens 0,075 g betragen, was einem *Mindestgehalt von 2,5% Hydrastin* entspricht.

fluidextrakt (Absatz 3) hinterließe 0,073 g wägbaren Rückstand.

Der Gehalt an Hydrastin beträgt dann

$$\frac{0{,}073 \cdot 100}{3{,}33} = 2{,}19\%.$$

b) Jodometrisch.

Die Jodometrie beruht auf der glatten Umsetzung zwischen Jod und Natriumthiosulfat nach folgendem Schema:

$$
\begin{array}{c}
SO_2\!\!\begin{array}{l} \diagup ONa \\ \diagdown S\!:\!Na + J \end{array} \\[4pt]
SO_2\!\!\begin{array}{l} \diagup S\!:\!Na + J \\ \diagdown ONa \end{array}
\end{array}
\;=\;
\begin{array}{l}
S\!-\!SO_2ONa \\ \mid \\ S\!-\!SO_2ONa
\end{array}
\;+\;2\,NaJ
$$

2 Mol Natriumthiosulfat	2 Atom Jod	1 Mol Natriumtetrathionat	2 Mol Natriumjodid

Beide Reagenzien bringt man in molekularäquivalente Lösungen (Normallösungen), von denen sich gleiche Volumina nach obiger Gleichung restlos umsetzen. Man verwendet praktisch $^1/_{10}$ n-Lösungen, deren Herstellung auf Seite 50 beschrieben ist.

Mit Hilfe einer solchen Thiosulfatlösung ist man imstande, jede unbekannte Menge freien Jods leicht und genau zu ermitteln.

Das Ende der Titration (Neutralpunkt) wird mittels Stärkelösung, entweder durch Auftreten oder durch Verschwinden blauvioletter Jodstärke, erkannt, je nachdem man mit Jod oder mit Thiosulfat titriert. Im letzten Falle tut man gut, zunächst auf Hellgelb zu titrieren und erst gegen das Ende der Titration Stärkelösung hinzuzufügen. Ausgeführt werden alle jodometrischen Bestimmungen am besten in dem Seite 77 abgebildeten Jodkölbchen.

Der jodometrischen Methode sind alle in glatter Reaktion auf Jod oder Jodwasserstoff einwirkenden Stoffe zugänglich. Bei dieser Einwirkung findet entweder Oxydation des Titrationsobjektes und Reduktion des Jods zu Jodwasserstoff oder Reduktion des Titrationsobjektes und Oxydation von Jodwasserstoff zu Jod statt.

Im ersten Falle wird eine bestimmte Menge freien Jods (eine bestimmte Anzahl Kubikzentimeter $^1/_{10}$ n-Jodlösung) mit dem Titrationsobjekt in geeignete Reaktion gebracht und der Jodverbrauch durch Titration mit Natriumthiosulfat festgestellt.

Im anderen Falle wirkt ein Überschuß von Jodwasserstoff (gebildet aus überschüssigem Jodkalium in mineralsaurer Lösung nach der Gleichung $2\,KJ + H_2SO_4 = K_2SO_4 + HJ$) auf das Titrationsobjekt ein oder es wird auf andere Weise durch das Titrationsobjekt aus Jodkalium Jod frei, z. B. durch Chlor oder Brom, und das in Freiheit gesetzte Jod wird dann durch Titration mit Natriumthiosulfat bestimmt.

Aus den verbrauchten oder entstandenen äquimolekularen Mengen Jod läßt sich die Menge des in Reaktion getretenen Titrationsobjektes auf Grund jeweiliger Umsetzungsgleichungen ermitteln.

Nach diesen beiden Gesichtspunkten lassen sich die jodometrischen Gehaltsbestimmungen des deutschen Arzneibuchs sondern in:

1. Umsetzungen infolge von Jodbindung.

1. Acidum carbolicum liquefaktum.
2. Hydrargyrum salicylicum.
3. Pastilli Hydrargyri bichlorati.
4. Unguentum Hydrargyri album.
5. Liquor Kalii arsenicosi.
6. Tartarus stibiatus.

2. Umsetzungen infolge von Jodbildung.

1. Aqua chlorata.
2. Calcaria chlorata.
3. Extractum Ferri pomatum.
4. Ferrum carbonicum saccharatum.
5. Ferrum oxydatum saccharatum.
6. Ferrum pulveratum.
7. Ferrum reductum.
8. Ferrum sulfuricum siccum.
9. Liquor Ferri albuminati.
10. Liquor Ferri oxychlorati.
11. Liquor Ferri sesquichlorati.
12. Hydrogenium peroxydatum.
13. Natrium acetylarsanilicum.
14. Natrium arsanilicum.
15. Sirupus Ferri jodati.

Ferner:

1. Jodum.
2. Tinctura Jodi.

1. Umsetzungen infolge von Jodbindung.

1. Acidum carbolicum liquefactum: Gehalt mindestens 87,8% Phenol
(C_6H_5OH, Mol.-Gew. 94,05).

Gehaltsbestimmung: Text des D. A. B. 5. *Annähernd 1 g ver-*
flüssigter Karbolsäure wird genau abgewogen und in Wasser zu 1 Liter ge-
löst. 25 ccm dieser Lösung bringt man in eine 250 ccm fassende Glasstöpsel-
flasche, fügt 50 ccm Kaliumbromidlösung (6 : 1000) und 50 ccm $^1/_{100}$ n-
Kaliumbromatlösung hinzu, mischt und versetzt die Mischung unter gutem
Umschütteln mit 5 ccm verdünnter Schwefelsäure. Nach 15 Minuten
gibt man 2 g Kaliumjodid hinzu, läßt nach kräftigem Umschütteln
5 Minuten stehen und titriert mit $^1/_{10}$ n-Natriumthiosulfatlösung. Die
Anzahl der verbrauchten Kubikzentimeter $^1/_{10}$ n-Natriumthiosulfatlösung
ist von 30 in Abzug zu bringen; der Rest gibt mit 0,001567 multipliziert
die vorhandene Menge Phenol. Es dürfen für 1 g (soll heißen 0,025 g)
verflüssigte Karbolsäure höchstens 16 ccm $^1/_{10}$ n-Natriumthiosulfatlösung
verbraucht werden, was einem Mindestgehalt von 87,8% wasserfreier
Karbolsäure entspricht (1 ccm $^1/_{10}$ n-Natriumthiosulfatlösung = 0,001567 g
Phenol, Stärkelösung als Indikator.)

Ausführung. In einem Erlenmeyer (50 ccm Inhalt) wäge man ca.
16—18 Tropfen flüssige Karbolsäure genau ab und notiere das Gewicht.
Durch wiederholtes Ausspülen mit Wasser bringe man die Karbolsäure

in einen Meßkolben und fülle zum Liter auf. Sodann verwende man zur weiteren Operation einen Erlenmeyer mit Glasstopfen (wie zur Jodzahl vorgeschrieben) von ca. 250 ccm Inhalt. Auf die weiße flockige Ausscheidung von Tribromphenol nehme man keine Rücksicht.

Die Angabe des Arzneibuches: „für 1 g Karbolsäure dürfen höchstens 16 ccm $^1/_{10}$ n-Natriumthiosulfatlösung verbraucht werden“, ist falsch. Von einer Lösung 1 : 1000 sollen 25 ccm in Arbeit genommen werden, das sind aber nur 0,025 g Karbolsäure.

Reaktion und Berechnung. Schwefelsäure macht aus Kaliumbromat Bromsäure ($HBrO_3$), aus Kaliumbromid Bromwasserstoff (HBr) frei. Beide wirken aufeinander ein unter Freiwerden von Brom.

$$2\,KBrO_3 + H_2SO_4 = K_2SO_4 + HBrO_3$$
$$2\,KBr + H_2SO_4 = K_2SO_4 + HBr.$$
$$HBrO_3 + 5\,HBr = 6\,Br + 6\,H_2O.$$

Aus 1 ccm $^1/_{100}$ n-Kaliumbromatlösung entstehen $\dfrac{6}{100000}$ Atom-Gew.

Brom, aus 50 ccm $^1/_{100}$ n-Kaliumbromatlösung entstehen $\dfrac{50 \cdot 6}{100000} = \dfrac{3}{1000}$ Atom-Gew. Brom. Diese sind äquivalent $\dfrac{3}{1000}$ Atom-Gew. Jod, die in 30 ccm $^1/_{10}$ n-Jodlösung enthalten wären und 30 ccm $^1/_{10}$ n-Natriumthiosulfatlösung entsprechen.

Also sind äquivalent:

50 ccm $^1/_{100}$ n-Kaliumbromatlösung
30 ccm $^1/_{10}$ n-Natriumthiosulfatlösung.

Von 1 Mol. Phenol werden 6 Atome Brom zu Tribromphenol und Bromwasserstoff verbraucht.

$$\begin{array}{c}
CH \\
HC\diagup\ \diagdown C\text{—}OH \\
HC\diagdown\ \diagup CH \\
CH
\end{array}
+ 6\,Br =
\begin{array}{c}
CBr \\
\diagup\ \diagdown C\text{—}OH \\
BrC\diagdown\ \diagup CBr \\
CH
\end{array}
+ 3\,HBr$$

1 Mol. Phenol + 6 Atom Brom = 1 Mol. Tribromphenol + 3 Mol. Bromwasserstoff

Das nicht verbrauchte Brom der zugesetzten Brommenge macht aus zugefügtem Kaliumjodid äquivalente Mengen Jod frei nach der Gleichung:

$$KJ + Br = KBr + J.$$

so daß nach obiger Äquivalenzberechnung das jetzt auftretende Jod als Überrest von 30 ccm $^1/_{10}$ n-Jodlösung zu betrachten ist und in Rechnung gesetzt werden kann.

Angenommen, es seien 1,18 g flüssige Karbolsäure zum Liter gelöst und es seien zur Titration von 25 ccm dieser Lösung $= \dfrac{1,18 \cdot 25}{1000} = 0,0295$ g Karbolsäure 13,5 ccm Natriumthiosulfatlösung verbraucht, so hat das Phenol $30 - 13,5 = 16,5$ ccm $^1/_{10}$ n-Brom- bzw. Jodlösung verbraucht.

Phenol ist unter den Bedingungen dieses Verfahrens zu Jod sechswertig (siehe oben) und der Phenolgehalt der flüssigen Karbolsäure
beträgt demnach:

$$\frac{\left(\dfrac{16,5}{10}\right) \cdot \left(\dfrac{0,9405}{6}\right) \cdot 100}{0,0295} = 87,7\%.$$

2. Hydrargyrum salicylicum: Gehalt annähernd 92% Merkurisalizylsäure, entsprechend 54,7% Quecksilber. ($C_6H_3 \cdot (OH) \cdot COOHg$ Mol.-
Gew. 336.)

Gehaltsbestimmung: Text des D. A. B. 5. *0,3 g Merkurisalizyl-*
säure werden in verdünnter Natronlauge gelöst, die Lösung wird mit Essig-
säure angesäuert und hierauf mit 25 ccm $^1/_{10}$ n-Jodlösung versetzt. Das
Gemisch wird in einem verschlossenen Glase unter zeitweiligem Umschwen-
ken 3 Stunden lang bei Zimmertemperatur stehen gelassen. Zur Bindung
des freien Jods dürfen alsdann höchstens 8,6 $^1/_{10}$ n-Natriumthiosulfat-
lösung verbraucht werden, was einem Mindestgehalt von 54,7% Quecksilber
entspricht (1 ccm $^1/_{10}$ n-Jodlösung = 0,0100 g Quecksilber, Stärkelösung
als Indikator).

Ausführung. Man wäge auf einem Uhrglase ungefähr 0,3 g Mer-
kurisalizilsäure genau ab und notiere die Zahl. Von dem Uhrglase spüle
man die Säure durch einen Trichter mit wenig Wasser (30—50 ccm) mittels Spritzflasche in ein Kölbchen (200 ccm Inhalt), füge tropfenweise
Natronlauge bis zur Lösung hinzu und mache dann mit verdünnter Essigsäure sauer (Lackmuspapier). Man titriert mit Natriumthiosulfat zunächst auf Hellgelb und fügt dann erst Stärkelösung hinzu.

Reaktion und Berechnung. Die Merkurisalizylsäure hat folgende, etwas eigenartige Konstitution:

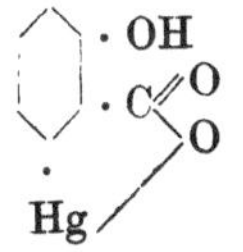

Man könnte annehmen, daß auch das Phenolhydroxyl durch Quecksilber abgesättigt ist, etwa in folgender Weise:

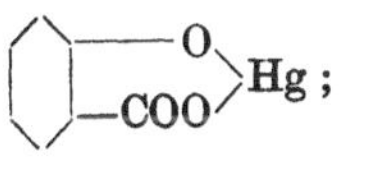

das ist aber nicht der Fall, denn die Säure liefert ein Natronsalz von folgender Formel:

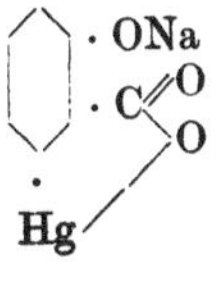

Mit Jodlösung (Auflösung von Jod in Jodkalium) setzt sich die Merkurisalizylsäure um zu Kaliumjodsalizylat und Quecksilberjodid, das in Jodkalium gelöst bleibt, nach folgendem Schema:

$$C_6H_3\!\!<^{OH}_{COO}\!\!>\!Hg + J_2 + KJ = C_6H_3\!\!<^{OH}_{COOK}\!\!>\!J + HgJ_2 .$$

Durch 1 Mol. Merkurisalizylsäure werden also 2 Atome freies Jod gebunden. Sowohl das an Salizylsäure als auch das an Quecksilber gebundene Jod reagiert nicht mit Natriumthiosulfat. Zurücktitriert wird nur das nicht verbrauchte freie Jod.

Angenommen, es seien 0,305 g Merkurisalizylsäure abgewogen, 25 ccm $^1/_{10}$ n-Jodlösung in Reaktion gebracht und 8,3 $^1/_{10}$ n-Natriumthiosulfat zum Zurücktitrieren verbraucht, so sind $25 - 8,3 = 16,7$ ccm $^1/_{10}$ n-Jodlösung durch die Merkurisalizylsäure gebunden.

Merkurisalizylsäure ist unter den Bedingungen dieses Verfahrens gegen Jod zweiwertig.

Der Quecksilbergehalt der Merkurisalizylsäure berechnet sich demnach zu:

$$\frac{\left(\dfrac{16,7}{10}\right) \cdot \left(\dfrac{0,200}{2}\right) \cdot 100}{0,305} = 54,7\% .$$

3. Pastilli Hydrargyri bichlorati: Gehalt annähernd 50% Quecksilberchlorid (HgCl Mol.-Gew. 270,9).

Gehaltsbestimmung: Text des D. A. B. 5. *2 Pastillen von je 1 g Gewicht oder eine Pastille von 2 g Gewicht werden in Wasser gelöst, die Lösung wird auf 100 ccm aufgefüllt. In 20 ccm dieser Lösung (= 0,4 g) löst man 1 g Kaliumjodid, fügt 10 ccm Kalilauge, 3 ccm Formaldehydlösung und 10 ccm Wasser hinzu und säuert nach 1 Minute mit 25 ccm verdünnter Essigsäure na. Das ausgeschiedene Quecksilber wird in 25 ccm $^1/_{10}$ n-Jodlösung gelöst und der Jodüberschuß durch $^1/_{10}$ n-Natriumthiosulfatlösung zurücktitriert. Hierzu müssen mindestens* (muß richtig heißen „dürfen höchstens") *10,4 ccm $^1/_{10}$ n-Natriumthiosulfatlösung verbraucht werden, was einem Mindestgehalt von 49,45 Quecksilberchlorid entspricht (1 ccm Jodlösung = 0,01355 g Quecksilberchlorid, Stärkelösung als Indikator).*

Ausführung. Man nehme die Bestimmung in dem auf Seite 77 abgebildeten Jodkölbchen vor. Die Reihenfolge der Zusätze — Kaliumjodid—Kalilauge—Formaldehyd — muß eingehalten werden; trifft Kalilauge mit Quecksilberchlorid ohne Kaliumjodid zusammen, so fällt gelbes Quecksilberoxyd aus.

$$HgCl + 2\,KOH = HgO + 2\,KCl + H_2O .$$

Weiter ist die Formaldehydlösung vor der Zugabe mit 10 ccm Wasser zu verdünnen, und schließlich ist so rasch zu arbeiten, daß das ausgeschiedene Quecksilber nicht zusammenfließt. Das Quecksilber wird in sehr fein verteiltem Zustande ausgeschieden, löst sich jedoch nur in diesem Zustande durch zugefügte $^1/_{10}$ n-Jodlösung in dieser Verdünnung vollständig. Bleibt ein Rest ungelöst, was öfters vorkommt, so lasse man absetzen, gieße den größten Teil der Lösung möglichst klar ab, löse den Bodensatz abermals in 5—10 ccm $^1/_{10}$ n-Jodlösung und vereinige die Lösungen wieder. In einem solchen Falle ist die Summe der zugesetzten Jodlösungen in Rechnung zu setzen.

Reaktion und Berechnung. Quecksilberchlorid und Kaliumjodid setzen sich um zu Quecksilberjodid (in Kaliumjodid löslich) und Kaliumchlorid.

$$HgCl_2 + 2\,KJ = HgJ_2 + 2\,KCl.$$

Quecksilberjodid wird bei Gegenwart freien Alkalis von Formaldehyd zu metallischem Quecksilber reduziert,

$$HgJ_2 + HCOH + 3\,KOH = Hg + 2\,KJ + HCOOK + 2\,H_2O.$$

| Quecksilber-
jodid | + | Formal-
dehyd | + | Kalilauge | = | Queck-
silber | + | Kalium-
jodid | + | Ameisen-
saures Kalium | + | Wasser |

Jod löst metallisches Quecksilber zu Quecksilberjodid, das in Kaliumjodid löslich ist:

$$Hg + J_2 + KJ = HgJ_2 \cdot KJ.$$

Angenommen, es seien zu 0,4 g Pastille (= 20 ccm der Lösung 2 : 100) 25 und 5 = 30 ccm $^1/_{10}$ n-Jodlösung hinzugefügt und 15,4 ccm $^1/_{10}$ n-Natriumthiosulfatlösung zum Zurücktitrieren verbraucht, so sind 30 — 15,4 = 14,6 $^1/_{10}$ n-Jodlösung vom Quecksilber verbraucht.

Quecksilber ist unter den Bedingungen des vorliegenden Verfahrens zu Jod zweiwertig. Der Gehalt an Quecksilberchlorid der Pastille berechnet sich demnach zu:

$$\frac{\left(\dfrac{14,6}{10}\right) \cdot \dfrac{0,2709}{2} \cdot 100}{0,4} = 49,4\%.$$

4. Unguentum Hydrargyri album: Gehalt annähernd 10% Quecksilberamidchlorid ($HgClNH_2$ Mol.-Gew. 251,7).

Gehaltsbestimmung. Text der D. A. B. 5. *5 g Quecksilberpräzipitatsalbe werden in einem Kölbchen mit 25 g verdünnter Salzsäure unter öfterem Umschwenken 10 Minuten lang im Wasserbade erwärmt, worauf man etwa 30 ccm Wasser hinzufügt und erkalten läßt. Nach dem Erkalten gießt man die Lösung in einen Meßkolben von 100 ccm Inhalt, spült die Vaselinschicht wiederholt mit Wasser ab und ergänzt so die Flüssigkeit auf 100 ccm.*

Zu 25 ccm dieser Lösung (= 1,25 g Quecksilberpräzipitatsalbe), die sich in einem mit Glasstöpsel verschlossene Glase befinden, gibt man 1 g Kaliumjodid und nach dessen Lösung 10 ccm Kalilauge. Alsdann fügt man 3 ccm Formaldehydlösung und 10 ccm Wasser hinzu und säuert nach 1 Minute mit 25 ccm verdünnter Essigsäure an. Das ausgeschiedene Quecksilber wird in 20 ccm $^1/_{10}$ n-Jodlösung gelöst und der Jodüberschuß durch $^1/_{10}$ n-Natriumthiosulfatlösung zurücktitriert. Es müssen (muß richtig heißen „dürfen höchstens") *dazu 10,1 ccm $^1/_{10}$ n-Natriumthiosulfatlösung ver-*

braucht werden, was einem Gehalt von annähernd 10% Quecksilberchloramid entspricht (1 ccm $^1/_{10}$ n-Jodlösung = annähernd 0,01257 Quecksilberpräzipitat, Stärkelösung als Indikator).

Ausführung. Für die Ausführung dieser Gehaltsbestimmung gilt das auf Seite 122 bei Pastilli Hydrargyri bichlorati bereits Gesagte.

Reaktion und Berechnung. Quecksilberpräzipitat ist aufzufassen als ein Quecksilberchlorid, in dem ein Chlor durch eine Amidogruppe NH_2 ersetzt ist. Der Stickstoff wird dann als dreiwertig aufgefaßt.

$$Hg\left\langle {}^{Cl}_{NH_2} \right.$$

Quecksilberchloramid

Nimmt man fünfwertigen Stickstoff an, so leitet sich das Quecksilberpräzipitat vom Chlorammonium ab, in dem 2 Wasserstoffatome durch ein zweiwertiges Quecksilberatom ersetzt sind:

$$N \overset{\overset{\textstyle H}{\textstyle H}}{\underset{\underset{\textstyle Cl}{\textstyle Hg}}{}}$$

Merkuriammoniumchlorid

Salzsäure führt Quecksilberpräzipitat in Quecksilberchlorid über.
$$HgClNH_2 + 2\,HCl = HgCl_2 + NH_4Cl\,.$$

Kaliumjodid verwandelt Quecksilberchlorid in Quecksilberjodid, das in Kaliumjodid löslich ist.
$$HgCl_2 + 3\,KJ = HgJ_2 \cdot KJ + 2\,KCl\,.$$

Quecksilberjodid wird bei Gegenwart freien Alkalis von Formaldehyd zu metallischem Quecksilber reduziert.
$$HgJ_2 + HCOH + 3\,KOH = Hg + 2\,KJ + HCOOK + 2\,H_2O\,.$$

Jod löst metallisches Quecksilber zu Quecksilberjodid, das in Kaliumjodid löslich ist.
$$Hg + J_2 + KJ = HgJ_2 \cdot KJ\,.$$

Angenommen, es seien 5,28 g Quecksilberpräzipitatsalbe abgewogen, $20 + 5 = 25$ ccm $^1/_{10}$ n-Jodlösung zugesetzt und 14,8 ccm $^1/_{10}$ n-Natriumthiosulfatlösung verbraucht, so sind zur Bindung des in 1,32 g Quecksilberpräzipitatsalbe (25 ccm der auf 100 ccm aufgefüllten Lösung) vorhandenen Quecksilbers $25 - 14,8 = 10,2$ ccm $^1/_{10}$ n-Jodlösung verbraucht.

Quecksilber ist unter den Bedingungen des angewendeten Verfahrens zu Jod zweiwertig. Der Gehalt der Salbe an Quecksilberpräzipitat berechnet sich demnach zu:

$$\frac{\left(\dfrac{10,2}{10}\right) \cdot \left(\dfrac{0,2517}{2}\right) \cdot 100}{1,32} = 9,7\%.$$

5. Liquor Kalii arsenicosi: Gehalt 1% arsenige Säure (As_2O_3 Mol.-Gew. 197,92).

Gehaltsbestimmung. Text des D. A. B. 5. *Werden 5 g Fowlersche Lösung mit einer Lösung von 1 g Natriumbikarbonat in 20 g Wasser und einigen Tropfen Stärkelösung gemischt, so muß die Mischung 10 ccm $^1/_{10}$ n-Jodlösung entfärben und bei weiterem Zusatz von höchstens 0,1 ccm $^1/_{10}$ n-Jodlösung sich dauernd blau färben, was einem Gehalt von nicht weniger als 0,99 und nicht mehr als 1% arseniger Säure entspricht (1 ccm $^1/_{10}$ n-Jodlösung = 0,004948 g Arsentrioxyd, Stärkelösung als Indikator).*

Ausführung. Man wäge ungefähr 5 g Fowlersche Lösung in einem Becherglase genau ab, notiere die Zahl und titriere dann bis zur Blaufärbung.

Reaktion und Berechnung. Die dem Arsenigsäureanhydrid As_2O_3 entsprechende arsenige Säure H_3AsO_3 ist frei nicht bekannt. Man kennt nur ihre Salze, die Arsenite. Diese leiten sich teilweise von der Ortho-, teilweise von der Metaform ab.

$$As{\overset{\displaystyle OAg}{\underset{\displaystyle OAg}{-OAg}}} \qquad As{\overset{\displaystyle O}{\underset{\displaystyle OK}{\big<}}}$$

Silberarsenit **Kaliumarsenit**

Das in der Fowlerschen Lösung enthaltene Arsenit gehört der Metaform an. Arsenige Säure hat das Bestreben, aus ihrem ungesättigten dreiwertigen in den gesättigten fünfwertigen Zustand überzugehen; sie wird durch Oxydationsmittel leicht zu Arsensäure oxydiert, wobei sie selbst reduzierend wirkt.

$$\overset{III}{As}{\overset{\displaystyle OH}{\underset{\displaystyle OH}{-OH}}} \quad \xrightarrow{\;+\,O\;} \quad \overset{V}{As}{\overset{\displaystyle O}{\underset{\displaystyle OH}{\big<\!\!-OH\,\,OH}}}$$

Ein sehr geeignetes, quantitativ wirkendes Oxydationsmittel ist Jod. Bei diesem Vorgang wird man eine primäre Addition von Jod und eine Abspaltung von Jodwasserstoff anzunehmen haben, etwa nach folgendem Schema:

$$As{\overset{\displaystyle O}{\underset{\displaystyle OH}{\big<}}} \xrightarrow{\;+\,2\,J\;} \left[As{\overset{\displaystyle O}{\big<\!\!\begin{array}{c}J\\J\\OH\end{array}}} + \overset{II}{H}{\big>}O \right] \xrightarrow{\;-\,2\,HJ\;} As{\overset{\displaystyle O}{\underset{\displaystyle OH}{\big<\!\!-O}}}$$

Die Metarsensäure geht durch Wasseraufnahme in Arsensäure über:

$$As{\overset{\displaystyle O}{\underset{\displaystyle OH}{\big<\!\!-O}}} \xrightarrow{\;+\,H_2O\;} As{\overset{\displaystyle O}{\underset{\displaystyle OH}{\big<\!\!\begin{array}{c}OH\\OH\end{array}}}}$$

Summarisch ausgedrückt:

$$HAsO_2 + 2\,J + 2\,H_2O \;\rightleftarrows\; H_3AsO_4 + 2\,HJ.$$

Diese Reaktion ist aber reversibel, d. h. umkehrbar, denn der auftretende Jodwasserstoff vermag das entstandene Arsenat wieder zu Arsenit zu reduzieren. Um dieses zu verhüten, muß der Jodwasserstoff fortgeschafft werden, was durch Zusatz von Natriumbikarbonat geschieht.

$$HJ + NaHCO_3 = NaJ + CO_2 + H_2O.$$

Angenommen, es seien 5,16 g Fowlersche Lösung abgewogen und 10,3 ccm $^1/_{10}$ n-Jodlösung zur Titration verbraucht, so berechnet sich der Gehalt an Arsentrioxyd As_2O_3 folgendermaßen.

Arsentrioxyd ist unter den Bedingungen des angewandten Verfahrens vierwertig.

$$As_2O_3 + 4 J + 2 H_2O = As_2O_5 + 4 HJ.$$

$$\frac{\left(\dfrac{10,3}{10}\right) \cdot \left(\dfrac{0,19792}{4}\right) \cdot 100}{5,16} = 0,987\%.$$

Das Deutsche Arzneibuch schreibt für die Gehaltsprüfung dieses Präparats sehr enge Grenzen vor. Nun gehen aber wäßrige Lösungen von Alkaliarseniten nach einiger Zeit durch Selbstoxydation in Arsenate über. Das hat zur Folge, daß sich oft, auch wenn der Liquor peinlichst genau hergestellt ist, ein Mindergehalt an arseniger Säure herausstellen wird, was bei den amtlichen Apothekenbesichtigungen stets zu Beanstandungen führt. Es ergibt sich daraus die Notwendigkeit, die Fowlersche Lösung in gewissen Zeiträumen frisch zu bereiten, was das Arzneibuch auch hätte vorschreiben können.

6. Tartarus stibiatus: Gehalt 99,7 Brechweinstein.

$$\left(\begin{array}{l} CH(OH)\text{---}COOK \\ \quad| \\ CH(OH\text{---}COO\text{---}SbO \end{array} \quad {}^1/_2\,H_2O \cdot \text{Mol.-Gew. } 332,3\right)$$

Gehaltsbestimmung: Text des D. A. B. 5. *Zur Blaufärbung einer Lösung von 0,5 g Brechweinstein und 0,5 g Weinsäure in 100 ccm Wasser müssen nach Zusatz von 5 g Natriumbikarbonat und einigen Tropfen Stärkelösung 30 ccm $^1/_{10}$ n-Jodlösung erforderlich sein, was einem Gehalt von 99,7% Brechweinstein entspricht (1 ccm $^1/_{10}$ n-Jodlösung = 0,01662 g Brechweinstein, Stärkelösung als Indikator).*

Reaktion und Berechnung. Brechweinstein wird dargestellt durch Auflösen von Antimontrioxyd in Weinsteinlösung, wozu anhaltendes Erwärmen erforderlich ist.

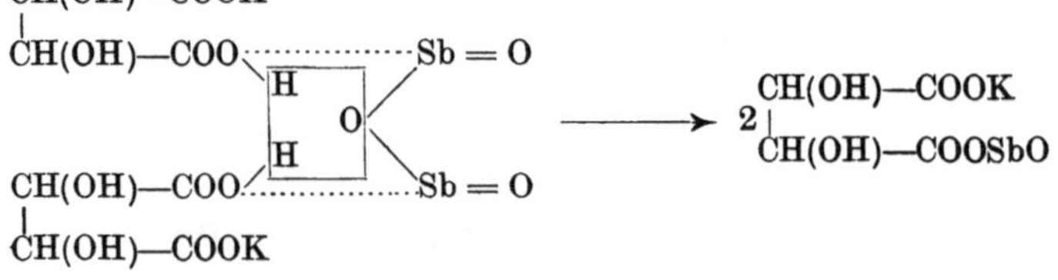

$$
\begin{array}{l}
CH(OH)\text{---}COOK \\
\quad| \\
CH(OH)\text{---}COO\cdots\cdots Sb=O \\
\qquad\qquad H \\
\qquad\qquad\quad O \\
\qquad\qquad H \\
CH(OH)\text{---}COO\cdots\cdots Sb=O \\
\quad| \\
CH(OH)\text{---}COOK
\end{array}
\longrightarrow 2\begin{array}{l} CH(OH)\text{---}COOK \\ \quad| \\ CH(OH)\text{---}COOSbO \end{array}
$$

Wird die Operation nicht vollständig zu Ende geführt, so ist der Brechweinstein weinsteinhaltig. Das soll durch die Gehaltsbestimmung festgestellt werden.

Brechweinstein ist Antimonylkaliumtartrat mit dreiwertigem Antimon. Durch Jod wird das dreiwertige Antimon unter Sauerstoffaufnahme in fünfwertiges übergeführt, wodurch Jod zu Jodwasserstoff reduziert wird (vgl. bei Liquor Kalii arsenicosi).

$$\begin{array}{l} CH(OH){-}COOK \\ | \qquad\qquad III \\ CH(OH){-}COOSbO \end{array} + 2\,J + H_2O \;\underset{\longleftarrow}{\overset{\longrightarrow}{\rule{2cm}{0pt}}}\; \begin{array}{l} CH(OH){-}COOK \\ | \qquad\qquad V \\ CH(OH){-}COOSbO_2 \end{array} + 2\,HJ$$

Es wird also Jod verbraucht werden. Die Reaktion ist aber reversibel, d. h. die entstandene Jodwasserstoffsäure kann wieder reduzierend wirken, sie muß deshalb fortgeschafft werden, was durch Zusatz von Natriumbikarbonat geschieht.

$$HJ + NaHCO_3 = NaJ + CO_2 + H_2O.$$

Angenommen es seien 0,527 g Brechweinstein abgewogen und 31,6 ccm $^1/_{10}$ n-Jodlösung verbraucht, so berechnet sich der Gehalt des Brechweinsteins an reinem Antimonylkaliumtartrat wie folgt:

Antimonylkaliumtartrat ist unter den Bedingungen des angewendeten Verfahrens gegen Jod zweiwertig (siehe obige Gleichung).

$$\frac{\left(\dfrac{31,6}{10}\right) \cdot \left(\dfrac{0,3323}{2}\right) \cdot 100}{0,527} = 99,6\%.$$

2. Umsetzung infolge von Jodbildung.

1. Aqua chlorata: Gehalt 0,4—0,5% wirksames Chlor (Cl Atom-Gew. 35,46).

Gehaltsbestimmung: Text des D. A. B. 5. *Werden 25 g Chlorwasser in 10 ccm Kaliumjodidlösung (1 + 9) gegossen und wird dann mit $^1/_{10}$ n-Natriumthiosulfatlösung titriert, so müssen zur Bindung des ausgeschiedenen Jods 28,2—35,3 ccm $^1/_{10}$ n-Natriumthiosulfatlösung erforderlich sein, was einem Gehalt von 0,4—0,5% Chlor entspricht (1 ccm $^1/_{10}$ n-Natriumthiosulfatlösung = 0,003546 g Chlor, Stärkelösung als Indikator).*

Reaktion und Berechnung. Chlor setzt sich mit Kaliumjodid zu Kaliumchlorid und Jod um.

$$Cl + KJ = KCl + J.$$

Chlor und Jod sind gleichwertig.

Angenommen, es seien 25 g Chlorwasser abgewogen und 30,6 $^1/_{10}$ n-Natriumthiosulfatlösung verbraucht, so berechnet sich der Gehalt des Chlorwassers an freiem Chlor zu

$$\frac{\left(\dfrac{30,6}{10}\right) \cdot 0,03546 \cdot 100}{25} = 0,43\%.$$

Das offizinelle Chlorwasser darf nicht stärker als 0,5 und nicht schwächer als 0,4 prozentig sein. Ein Chlorwasser von genau dieser Stärke längere Zeit vorrätig zu halten ist unmöglich, denn selbst bei der sachgemäßesten Aufbewahrung, vor Luft und Licht geschützt, sinkt der Chlorgehalt innerhalb weniger Wochen um mehr als 0,1%. Als Endprodukt der Zersetzung tritt Salzsäure auf. Im Dunkeln entsteht bis zum Gleichgewichtszustande unterchlorige Säure und Salzsäure.

$$2\,Cl + H_2O \rightleftarrows HOCl + HCl.$$

Am Licht findet vollständige Zersetzung in Salzsäure und Sauerstoff statt.

$$HOCl + HCl \longrightarrow 2\,HCl + O.$$

Längere Zeit aufbewahrtes Chlorwasser wird deshalb stets sauer reagieren und es wäre vielleicht rationelles Chlorwasser nicht vorrätig zu halten, sondern jedesmal bei Bedarf frisch herzustellen.

Eine sehr bequeme Methode ist die aus Würfelchlorkalk und verdünnter Salzsäure in einem Kippschen Apparat.

$$Ca{<}^{Cl}_{OCl} + 2\,HCl = CaCl_2 + H_2O + Cl_2.$$

Solch ein Apparat müßte dann stets gebrauchsfertig gefüllt im Laboratorium vorhanden sein. Chlorwasser läßt sich so in kurzer Zeit herstellen auch ist die Einstellung auf den richtigen Gehalt in wenigen Minuten erledigt, wenn die Meßflüssigkeiten vorhanden sind.

Angenommen das hergestellte Chlorwasser wäre 0,8 prozentig, so sind 100 g davon zur Einstellung auf 0,5% mit 60 g Wasser zu verdünnen.

$$\frac{0,8 \cdot 100}{0,5} = 160.$$

2. Calcaria chlorata: Gehalt mindestens 25% wirksames Chlor (Cl Atom-Gew. 35,46).

Gehaltsbestimmung. Text des D. A. B. 5. *5 g Chlorkalk werden in einer Reibschale mit Wasser zu einem feinen Brei zerrieben und mit Wasser in einem Meßkolben von 500 ccm Inhalt gespült. 50 ccm der auf 500 ccm verdünnten und gut durchgeschüttelten, trüben Flüssigkeit (= 0,5 g Chlorkalk) werden mit einer Lösung von 1 g Kaliumjodid in 20 ccm Wasser gemischt und mit 20 Tropfen Salzsäure angesäuert. Zur Bindung des ausgeschiedenen Jods müssen mindestens 35,2 ccm $^1/_{10}$ n-Natriumthiosulfatlösung erforderlich sein, was einem Mindestgehalt von 25% wirksamen Chlor entspricht (1 ccm $^1/_{10}$ n-Natriumthiosulfatlösung = 0,003546 g wirksames Chlor, Stärkelösung als Indikator).*

Reaktion und Berechnung. Als wirksames oder aktives Chlor des Chlorkalkes gilt dasjenige Chlor, welches auf Säurezusatz entbunden wird. Dieses Chlor ist im Chlorkalk an Kalzium als Kalziumhypochloritchlorid $Ca\big\langle{}^{Cl}_{OCl}$ gebunden. Mineralsäuren, Essigsäure, auch schon Kohlensäure zerlegen dieses Salz in das Kalziumsalz der betreffenden Säure und in Chlor.

$$Ca\big\langle{}^{Cl}_{OCl} + H_2SO_4 = CaSO_4 + H_2O + 2\,Cl$$

oder

$$Ca\big\langle{}^{Cl}_{OCl} + 2\,HCl = CaCl_2 + H_2O + 2\,Cl.$$

Aus Kaliumjodid macht das entbundene Chlor äquivalente Mengen Jod frei.

$$Cl + KJ = KCl + J.$$

Angenommen, es seien von 0,5 g Chlorkalk 40,5 ccm $^1/_{10}$ n-Natriumthiosulfatlösung verbraucht, so berechnet sich der Gehalt des Chlorkalkes an aktivem Chlor zu

$$\frac{\left(\dfrac{40,5}{10}\right) \cdot 0,03546 \cdot 100}{0,5} = 28,7\%.$$

Reines Kalziumhypochloritchlorid enthält etwa 50% Chlor.

$$Ca\big\langle{}^{Cl}_{OCl} \quad \text{Mol.-Gew. } 134$$

$$Cl \text{ Atom-Gew. } 35.$$

$$\frac{70 \cdot 100}{134} = \text{rund } 50\%.$$

Höchstprozentiger Chlorkalk in frischem Zustande besteht aus:
10% Kalziumhydroxyd,
10% Wasser,
80% Kalziumhypochloritchlorid.
Solch ein Chlorkalk würde also 40% wirksames Chlor aufweisen:

$$\frac{50 \cdot 80}{100} = 40\%.$$

Der beste Chlorkalk kann also nur 40% Chlor liefern.

Das Deutsche Arzneibuch fordert einen Mindestgehalt von 25%, was natürlich einen höheren Gehalt nicht ausschließen soll. Der Gehalt des Chlorkalkes an wirksamem Chlor nimmt bei nicht sachgemäßer Aufbewahrung, vor Licht und Luft geschützt, infolge von Kohlensäureaufnahme aus der Luft, rasch ab. Es bilden sich folgende Zersetzungsprodukte, von denen das Kalziumchlorid, infolge seiner hygroskopischen Eigenschaft, das Feuchtwerden des Chlorkalkes verursacht.

$$Ca\big\langle{}^{Cl}_{OCl} + CO_2 + H_2O = CaCO_3 + 2\,HCl + O\,,$$
$$Ca\big\langle{}^{Cl}_{OCl} + 2\,HCl = CaCl_2 + \underline{Cl_2} + H_2O\,,$$
$$2\,Ca\big\langle{}^{Cl}_{OCl} + 2\,O_2 = Ca(ClO_3)_2 + CaCl_2.$$

3. Extractum Ferri pomatum: Gehalt an Eisen mindestens 5% (Fe Atom-Gew. 55,85).

Gehaltsbestimmung. Text des D. A. B. 5. *1 g eisenhaltiges Apfelextrakt wird in einem Porzellantiegel eingeäschert, die Asche wiederholt mit einigen Tropfen Salpetersäure befeuchtet, der Verdunstungsrückstand geglüht und in 5 ccm heißer Salzsäure gelöst. Diese Lösung verdünnt man mit 20 ccm Wasser, versetzt sie nach dem Erkalten mit 2 g Kaliumjodid und läßt sie 1 Stunde lang in einem verschlossenen Glase stehen. Zur Bindung des ausgeschiedenen Jods müssen mindestens 9 ccm $^1/_{10}$ n-Natriumthiosulfatlösung erforderlich sein, was einem Mindestgehalt von 5% Eisen entspricht (1 ccm $^1/_{10}$ n-Natriumthiosulfatlösung = 0,005585 g Eisen, Stärkelösung als Indikator).*

Berechnung siehe auf S. 133.

4. Ferrum carbonicum saccharatum: Gehalt an Eisen 9,5—10% (Fe Atom-Gew. 55,85).

Gehaltsbestimmung. Text des D. A. B. 5. *1 g zuckerhaltiges Ferrokarbonat wird in 10 ccm verdünnter Schwefelsäure ohne Anwendung von Wärme gelöst, die Lösung mit $^1/_2$ prozentiger Kaliumpermanganatlösung bis zur schwachen, kurze Zeit bestehen bleibenden Rötung und nach der Entfärbung mit 2 g Kaliumjodid versetzt. Diese Mischung läßt man 1 Stunde lang in einem verschlossenen Glase stehen. Zur Bindung des ausgeschiedenen Jods müssen mindestens 17,0—17,8 ccm Natriumthiosulfatlösung erforderlich sein, was einem Gehalt von 9,5—10% Eisen entspricht (1 ccm $^1/_{10}$ n-Natriumthiosulfatlösung = 0,005585 g Eisen, Stärkelösung als Indikator).*

Berechnung siehe auf S. 133.

5. Ferrum oxydatum saccharatum: Gehalt an Eisen 2,8—3% (Fe Atom-Gew. = 55,85).

Gehaltsbestimmung. Text des D. A. B. 5. *1 g Eisenzucker wird in 10 ccm verdünnter Schwefelsäure auf dem Wasserbade gelöst, die Lösung nach dem vollständigen Verschwinden der rotbraunen Farbe und nach dem Erkalten mit $^1/_2$ prozentiger Kaliumpermanganatlösung bis zur schwachen, kurze Zeit bestehen bleibenden Rötung und nach dem Entfärben mit 2 g Kaliumjodid versetzt. Die Mischung läßt man 1 Stunde lang in einem verschlossenen Glase stehen. Zur Bindung des ausgeschiedenen Jods müssen 5,0—5, 3$^1/_{10}$ n-Natriumthiosulfatlösung erforderlich sein, was einem Gehalt von 2,8—3% Eisen entspricht (1 ccm $^1/_{10}$ n-Natriumthiosulfatlösung = 0,005585 g Eisen, Stärkelösung als Indikator).*

Berechnung siehe auf S. 133.

6. Ferrum pulveratum: Gehalt an Eisen mindestens 97,8%.

7. Ferrum reductum: Gehalt an metallischem Eisen mindestens 90%, Gesamtgehalt an Eisen mindestens 96,6% (Fe Atom-Gew. 55,85).

Gehaltsbestimmung. Text des D. A. B. 5. *1 g $\frac{gepulvertes}{reduziertes}$ Eisen wird in etwa 50 ccm verdünnter Schwefelsäure gelöst und die Lösung auf 100 ccm verdünnt. 10 ccm dieser Lösung (= 0,1 g*

Eisen) werden mit ¹/₂ prozentiger Kaliumpermanganatlösung bis zur schwachen Rötung versetzt. Nachdem die Flüssigkeit durch Zusatz von Weinsäure wieder entfärbt worden ist, gibt man 2 g Kaliumjodid hinzu und läßt die Mischung 1 Stunde lang in einem verschlossenen Glase stehen. Zur Bindung des ausgeschiedenen Jods müssen mindestens $\frac{17,5}{17,3}$ ccm ¹/₁₀ n-Natriumthiosulfatlösung verbraucht werden, was einem Mindestgehalt von $\frac{97,8}{96,6}$% Eisen entspricht (1 ccm ¹/₁₀ n-Natriumthiosulfatlösung = 0,005585 g Eisen, Stärkelösung als Indikator).

Gepulvertes Eisen enthält stets geringe Mengen Kohlenstoff, auch Kieselsäure, je nach dem Reinheitsgrade des zur Herstellung verwendeten Roheisens. Gepulvertes Eisen ist aber, wegen seiner feinen Verteilung, ganz besonders oxydabel und wird deshalb stets wechselnde Mengen von Eisenoxyd Fe_2O_3 enthalten.

Bei einem Mindestgehalt von 97,8% Eisen entfällt, da Kohlenstoff und Kieselsäure höchstens 1% betragen dürfen, der Rest 100 — 98,8 = 1,2% auf oxydischen Sauerstoff.

Fe_2O_3 (Mol.-Gew. 160) enthält $\frac{48 \cdot 100}{160} = 30\%$ Sauerstoff. Der Gehalt des gepulverten Eisens an Eisenoxyd wird demnach $\frac{1,2 \cdot 100}{30} = 4\%$ betragen dürfen.

Reduziertes Eisen soll mindestens bis zu 90% aus metallischem Eisen bestehen, dabei aber einen Gesamteisengehalt von 96,6% aufweisen.

Reduziertes Eisen wird erhalten durch Fällung von Eisenchlorid mit Ammoniak und Behandeln des gefällten Eisenhydroxyds mit Wasserstoff bei höherer Temperatur.

$$FeCl_3 + 3\,NH_3 = Fe(OH)_3 + NH_4Cl,$$

$$Fe{\Bigg\langle}{\begin{matrix}OH\\OH\\OH\end{matrix}} \longrightarrow Fe{\Big\langle}{\begin{matrix}O\\OH\end{matrix}} \xrightarrow{\ 3\,H\ } Fe + 2\,H_2O,$$

Ein Teil des Eisens wird aber, besonders bei zu hoher Temperatur, durch den in der Reaktion auftretenden Wasserdampf in Eisenoxyduloxyd Fe_3O_4 übergeführt.

$$3\,Fe + 4\,H_2O = Fe_3O_4 + 4\,H_2.$$

Die Wertbestimmung bezweckt die Feststellung des Gehaltes an Fe_3O_4.

Wird die Gesamtmenge des Eisens im Ferrum reductum zu 96,6% gefunden und rechnet man auf fixe, in Salzsäure unlösliche Stoffe, den zulässigen Gehalt von 1%, so wird der Rest 100 — 97,6 — 2,4% auf oxydischen Sauerstoff entfallen.

Fe_3O_4 (Mol.-Gew. 232) enthält $\frac{64 \cdot 100}{232} = 27,6\%$ Sauerstoff und 100—27,6 = 72,4% Eisen.

Demnach sind 2,4 g Sauerstoff an $\dfrac{2,4 \cdot 72,4}{27,6} = 6,3$ g Eisen gebunden und das Ferrum reductum enthält dann $96,6 - 6,3 = 90,3\%$ metallisches Eisen.

Berechnung siehe auf S. 133.

8. Ferrum sulfuricum siccum: Gehalt an Eisen mindestens $30,2\%$ (Fe Atom-Gew. 55,85).

Gehaltsbestimmung. Text des D. A. B. 5. *0,2 g getrocknetes Ferrosulfat werden in 10 ccm verdünnter Schwefelsäure gelöst, die Lösung mit $^1/_2$ prozentiger Kaliumpermanganatlösung bis zur schwachen Rötung versetzt. Nachdem die Mischung durch Zusatz von Weinsäure wieder entfärbt worden ist, gibt man 2 g Kaliumjodid hinzu und läßt die Mischung 1 Stunde lang in einem verschlossenen Glase stehen. Zur Bindung des ausgeschiedenen Jods müssen mindestens 10,8 ccm $^1/_{10}$ n-Natriumthiosulfatlösung erforderlich sein, was einem Mindestgehalt von 30,2\% Eisen entspricht (1 ccm $^1/_{10}$ n-Natriumthiosulfatlösung = 0,005585 g Eisen, Stärkelösung als Indikator).*

Berechnung siehe auf S. 133.

9. Liquor Ferri albuminati: Gehalt an Eisen 0,4% (Fe Atom-Gew. 55,85).

Gehaltsbestimmung. Text des D. A. B. 5. *Eine Mischung von 20 g Eisenalbuminatlösung und 30 g verdünnter Schwefelsäure wird im Wasserbade erwärmt, bis der anfangs braunrote Niederschlag eine weißliche Färbung zeigt. Nach dem Erkalten wird die Mischung auf 100 ccm verdünnt und filtriert. 50 ccm des Filtrats (= 10 g Eisenalbuminatlösung) werden mit $^1/_2$ prozentiger Kaliumpermanganatlösung zur schwachen, kurze Zeit bestehen bleibenden Rötung und nach Entfärbung mit 1 g Kaliumjodid versetzt. Die Mischung läßt man 1 Stunde lang in einem verschlossenen Glase stehen. Zur Bindung des ausgeschiedenen Jods müssen 7,0—7,2 ccm $^1/_{10}$ n-Natriumthiosulfatlösung erforderlich sein, was einem Gehalt von 0,39—0,40\% Eisen entspricht (1 ccm $^1/_{10}$ n-Natriumthiosulfatlösung = 0,005585 g Eisen, Stärkelösung als Indikator).*

Berechnung siehe auf S. 133.

10. Liquor Ferri oxychlorati dialysati: Gehalt an Eisen $3,3—3,6\%$ (Fe Atom-Gew. 55,85).

Gehaltsbestimmung. Text des D. A. B. 5. *10 ccm einer dialysierten Eisenoxychloridlösung werden in einem 100 ccm fassenden Meßkolben mit 10 ccm Salzsäure erwärmt, bis eine klare, hellgelbe Lösung entstanden ist. Nach dem Erkalten wird die Lösung mit 2 g Kaliumjodid versetzt und in dem verschlossenen Meßkolben 1 Stunde lang stehen gelassen. Hierauf wird mit Wasser bis zur Marke aufgefüllt. 20 ccm dieser Lösung (= 0,2 ccm dialysierter Eisenoxychloridlösung) müssen zur Bindung des ausgeschiedenen Jods 12,5—13,5 ccm $^1/_{10}$ n-Natriumthiosulfatlösung erfordern, was einem Gehalt von 3,3—3,6\% Eisen entspricht (1 ccm $^1/_{10}$ n-Natriumthiosulfatlösung = 0,005585 g Eisen, Stärkelösung als Indikator).*

Berechnung siehe auf S. 133.

11. Liquor Ferri sesquichlorati: Gehalt an Eisen 10% (Fe Atom-Gew. 55,85).

Gehaltsbestimmung. Text des D. A. B. 5. *5 g Eisenchlorid-lösung werden mit Wasser auf 100 ccm verdünnt. 20 ccm dieser Lösung (= 1 g Eisenchloridlösung) werden mit 2 ccm Salzsäure und 2 g Kalium-jodid versetzt und in einem verschlossenen Glase 1 Stunde lang stehen gelassen. Zur Bindung des ausgeschiedenen Jods müssen 18 ccm $^1/_{10}$ n-Natriumthiosulfatlösung erforderlich sein, was einem Gehalt von 10% Eisen entspricht (1 ccm $^1/_{10}$ n-Natriumthiosulfatlösung = 0,005585 g Eisen, Stärkelösung als Indikator).*

Erläuterungen für die Eisenbestimmungen.

Reaktion und Berechnung. Die Ausführung der Eisenbestim-mungen zerfällt in drei Abschnitte.

1. Die Auflösung der Substanz.

Zum Auflösen wird verdünnte Schwefelsäure (1 + 5) oder konzen-trierte Salzsäure angewendet. Der Säureüberschuß genügt, um aus dem später zugesetzten Kaliumjodid Jodwasserstoff freizumachen.

$$2\,KJ + H_2SO_4 = K_2SO_4 + 2\,HJ.$$

2. Die Oxydation der Eisenlösung.

Zur jodometrischen Bestimmung des Eisens muß dasselbe in dreiwertiger Form, als Ferrisalz vorliegen. Die Eisenlösung wird dazu mit Kaliumpermanganat oxydiert.

$$10\,\overset{\text{II}}{\text{Fe}}SO_4 + 2\,KMnO_4 + 8\,H_2SO_4 = 5\,\overset{\text{III}}{\text{Fe}}_2(SO_4)_3 + K_2SO_4 + 2\,MnSO_4 + 8\,H_2O.$$

Der nicht zu vermeidende Überschuß KMnO$_4$ ist bei der weiteren Operation störend, muß deshalb weggeschafft werden. Dieses geschieht durch Zusatz von Weinsäure bis zum Verschwinden der roten Farbe. Weinsäure verbraucht Kaliumpermanganat, dabei selbst in Kohlen-säure und Wasser zerfallend. Sind andere organische Stoffe, wie Zucker oder Eiweiß, zugegen, so wird durch diese der Überschuß von Kaliumpermanganat zerstört.

3. Die Reduktion der Ferrisalze.

Ferrisalze werden durch Jodwasserstoff zu Ferrosalzen reduziert. Jod wird dabei frei. Dieses Jod wird mit Natriumthiosulfat titriert.

$$\overset{\text{III}}{\text{Fe}}_2(SO_4)_3 + 2\,HJ = 2\,\overset{\text{II}}{\text{Fe}}SO_4 + H_2SO_4 + J_2$$

oder $\qquad \overset{\text{III}}{\text{Fe}}Cl_3 + HJ = \overset{\text{II}}{\text{Fe}}Cl_2 + HCl + J.$

Je 1 Atom dreiwertiges Eisen macht 1 Atom Jod frei, das wieder einem Mol. Natriumthiosulfat entspricht.

Angenommen, es seien 21,34 g Eisenalbuminatlösung abgewogen und zur Titration der Hälfte (= 10,67 g Eisenalbuminatlösung = 50 ccm der bereiteten Lösung) seien 7,4 ccm $^1/_{10}$ n-Natriumthiosulfatlösung verbraucht, so ist der Eisengehalt der Eisenalbuminatlösung

$$\frac{\left(\dfrac{7,4}{10}\right) \cdot 0,05585 \cdot 100}{10,67} = 3,94\%.$$

12. Hydrogenium peroxydatum: Gehalt mindestens 3 Gewichtsprozente Wasserstoffsuperoxyd (H_2O_2 Mol.-Gew. 34,016).

Gehaltsbestimmung. Text des D. A. B. 5. *10 g Wasserstoffsuperoxydlösung werden mit Wasser auf 100 ccm verdünnt; 10 ccm dieser Lösung (= 1 g Wasserstoffsuperoxydlösung) werden mit 5 ccm verdünnter Schwefelsäure (1 + 5) und 10 ccm Kaliumjodidlösung (1 + 9) versetzt und die Mischung in einem verschlossenen Glase $^1/_2$ Stunde lang stehen gelassen. Zur Bindung des ausgeschiedenen Jods müssen mindestens 17,7 ccm $^1/_{10}$ n-Natriumthiosulfatlösung erforderlich sein, was einem Mindestgehalt von 3% Wasserstoffsuperoxyd entspricht (1 ccm $^1/_{10}$ n-Natriumthiosulfatlösung = 0,0017 g H_2O_2. Stärkelösung als Indikator).*

Reaktion und Berechnung. Aus Kaliumjodid und Schwefelsäure entsteht Jodwasserstoff. Von Wasserstoffsuperoxyd wird Jodwasserstoff zu Jod oxydiert.

$$2\,KJ + H_2SO_4 = K_2SO_4 + 2\,HJ$$
$$2\,HJ + H_2O_2 = 2\,H_2O + J_2.$$

Ein Mol. Wasserstoffsuperoxyd macht 2 Atome Jod frei, und es wird $^1/_2$ Mol. H_2O_2 einem Atom Jod entsprechen.

Angenommen es seien von 1 g Wasserstoffsuperoxydlösung (10 ccm einer Lösung von 10 : 100) 17,7 ccm $^1/_{10}$ n-Natriumthiosulfatlösung verbraucht, so beträgt der Gehalt an Wasserstoffsuperoxyd

$$\frac{\left(\dfrac{17,7}{10}\right) \cdot \left(\dfrac{0,034016}{2}\right) \cdot 100}{1} = 3\%.$$

13. Natrium acetylarsanilicum.

14. Natrium arsanilicum: Gehalt $\dfrac{21,2 \text{ bis } 21,7}{24,1 \text{ bis } 24,6}\%$ Arsen (As Atom-Gew. 74,96).

Gehaltsbestimmung. Text des D. A. B. 5.

$$0,2\ g\ \frac{azetylaminophenylarsinsaures\ Natrium}{aminophenylarsinsaures\ Natrium}$$

werden in einem langhalsigen Kolben aus Jenaer Glas von etwa 100 ccm Inhalt mit 10 ccm Schwefelsäure und 1 ccm rauchender Salpetersäure übergossen; die Mischung wird zum Sieden erhitzt und 1 Stunde lang im Sieden erhalten. Nach dem Erkalten werden vorsichtig zweimal je 50 ccm Wasser hinzugefügt und jedesmal durch Kochen wieder verdampft. Die mit 10 ccm Wasser verdünnte erkaltete Flüssigkeit wird mit einer Lösung von 2 g Kaliumjodid in 5 ccm Wasser versetzt. Darauf wird so viel Wasser hinzugefügt, daß der entstandene Niederschlag sich löst. Die Lösung wird nach halbstündigem Stehen mit $^1/_{10}$ n Natriumthiosul-

fatlösung ohne Zusatz eines Indikators titriert, bis die Flüssigkeit farblos geworden ist. Zur Bindung des ausgeschiedenen Jods müssen $\frac{11,3 \ bis \ 11,6}{12,9 \ bis \ 13,1}$ *ccm* $^1/_{10}$ *n-Natriumthiosulfatlösung erforderlich sein, was einem Gehalt von* $\frac{21,2 \ bis \ 21,7}{24,1 \ bis \ 24,6}$ *% Arsen entspricht.* (*1 ccm* $^1/_{10}$ *n-Natriumthiosulfatlösung = 0,00374 g Arsen*).

Ausführung. Zur Zerstörung organischer Substanzen mit Salpeter-Schwefelsäure benutzt man sogenannte Kjeldahlkolben, das sind Rundkolben aus gut gekühltem Jenaer Glas mit langem Halse (Jenaer Stempel). Der Kolben wird auf einem Drahtnetz über freier Flamme erhitzt und durch eine Klammer eines Stativs in eine etwas geneigte Stellung gebracht um ein Herausspritzen zu verhüten. Die Operation ist unter einem Abzuge vorzunehmen. Der Wasserzusatz erfolgt nach jedesmaligem Abkühlen des Kolbens.

Reaktion und Berechnung. Arsinsäuren leiten sich von der Orthoarsensäure durch Ersatz eines Hydroxyls durch ein organisches Radikal ab.

$$As \diagup\!\!\!\diagdown \begin{matrix} O \\ OH \\ OH \\ OH \end{matrix} \qquad As \diagup\!\!\!\diagdown \begin{matrix} O \\ OH \\ OH \\ CH_3 \end{matrix} \qquad As \diagup\!\!\!\diagdown \begin{matrix} O \\ OH \\ OH \\ C_6H_4{-}NH_2 \end{matrix}$$

Orthoarsensäure   Methylarsinsäure   p-Amidophenylarsinsäure

Durch Kochen mit Salpeterschwefelsäure werden Arsinsäuren zu Metarsensäure, Kohlensäure und Wasser oxydiert.

$$As \diagup\!\!\!\diagdown \begin{matrix} O \\ OH \\ OH \\ CH_3 \end{matrix} + 4\,O = As \diagup\!\!\!\diagdown \begin{matrix} O \\ O \\ OH \end{matrix} + CO_2 + 2\,H_2O$$

Ebenso wird auch das Atoxyl zu Arsensäure, Kohlensäure und Wasser verbrannt.

Der Überschuß an Salpetersäure muß, weil er in dem späteren Verlauf der Reaktion aus Jodwasserstoff Jod freimachen würde, durch wiederholtes Kochen mit Wasser verjagt werden, wodurch gleichzeitig die Metarsensäure in Arsensäure übergeführt wird.

$$As \diagup\!\!\!\diagdown \begin{matrix} O \\ O \\ OH \end{matrix} \xrightarrow{\ H_2O\ } As \diagup\!\!\!\diagdown \begin{matrix} O \\ OH \\ OH \\ OH \end{matrix}$$

Wird nun zu der schwefelsauren Lösung Kaliumjodid hinzugefügt, so reduziert der freiwerdende Jodwasserstoff die Arsensäure zu arseniger Säure, sich selbst zu Jod oxydierend.

$$A \diagup\!\!\!\diagdown \begin{matrix} O \cdots\cdots H \!\cdot\! J \\ OH \quad H \!\cdot\! J \\ OH \\ OH \end{matrix} = As \diagup\!\!\!\diagdown \begin{matrix} OH \\ OH \\ OH \end{matrix} + J_2 + H_2O$$

Durch 1 Mol. Arsensäure werden 2 Atome Jod in Freiheit gesetzt und Arsen verhält sich unter den Bedingungen dieses Verfahrens zu Jod zweiwertig.

Angenommen, es hätten 0,2 g Atoxyl 13,1 ccm $^1/_{10}$ n-Natriumthiosulfatlösung verbraucht, so berechnet sich der Arsengehalt des Atoxyls zu

$$\frac{\left(\dfrac{13,1}{10}\right) \cdot \left(\dfrac{0,07496}{2}\right) \cdot 100}{0,2} = 24,5\%.$$

15. Sirupus Ferri jodati: Gehalt annähernd 5% Eisenjodür (FeJ_2 Mol.-Gew. 309,69) entsprechend annähernd 4,1% Jod (J Atom-Gew. 126,92).

Gehaltsbestimmung: Text des D. A. B. 5. *5 g Jodeisensirup werden in eine etwa 200 ccm fassende Glasstöpselflasche (Jodkölbchen) mit der Vorsicht gebracht, daß der Hals und die Wandungen der Flasche davon nicht benetzt werden. Sodann fügt man 4 g Eisenchloridlösung (30 proz.) hinzu, mischt durch sanftes Umschwenken und läßt das Gemisch 1 bis $1^1/_2$ Stunden lang gut verschlossen stehen. Hierauf verdünnt man mit 100 ccm Wasser, fügt 10 ccm Phosphorsäure und nach dem Umschwenken 1 g Kaliumjodid hinzu und titriert sogleich mit $^1/_{10}$ n-Natriumthiosulfatlösung. Zur Bindung des ausgeschiedenen Jods dürfen nicht weniger als 15,8 und nicht mehr als 16,2 ccm $^1/_{10}$ n-Natriumthiosulfatlösung verbraucht werden, was einem Gehalt von 4,01—4,11% Jod entspricht (1 ccm $^1/_{10}$ n-Natriumthiosulfatlösung = 0,01269 g Jod, Stärkelösung als Indikator).*

Reaktion und Berechnung. Eisenjodür setzt sich mit Eisenchlorid um zu Eisenchlorür und freiem Jod.

$$FeJ_2 + 2\,FeCl_3 = 3\,FeCl_2 + J_2.$$

Das überschüssige Eisenchlorid muß entfernt werden, denn es würde aus dem bei der nachfolgenden Titration entstehenden Natriumjodid Jod freimachen, was zur Folge hätte, daß man das Eisenchlorid titrieren würde.

$$NaJ + FeCl_3 = NaCl + FeCl_2 + J.$$

Zu diesem Zweck wird es mit überschüssiger Phosphorsäure in Ferriphosphat übergeführt, das an der weiteren Reaktion sich nicht beteiligt.

$$FeCl_3 + H_3PO_4 = FePO_4 + 3\,HCl.$$

Der Zusatz von Kaliumjodid erfolgt nur, um ausgeschiedenes Jod in Lösung zu halten, an der Reaktion nimmt es nicht teil.

Eisenjodür ist unter den Bedingungen des angewendeten Verfahrens gegen Natriumthiosulfat zweiwertig.

Angenommen, es seien 5,36 g Jodeisensirup abgewogen und 17,1 ccm $^1/_{10}$ n-Natriumthiosulfatlösung verbraucht, so berechnet sich der Gehalt des Jodeisensirups an Eisenjodür zu:

$$\frac{\left(\dfrac{17,1}{10}\right) \cdot \left(\dfrac{0,30969}{2}\right) \cdot 100}{5,36} = 4,9\%$$

und der Jodgehalt beträgt

$$\frac{\left(\dfrac{17,1}{10}\right) \cdot 0{,}12692 \cdot 100}{5{,}36} = 4{,}05\%.$$

16. Jodum: Gehalt mindestens 99% Jod (J Atom-Gew. 126,92).

Gehaltsbestimmung: Text des D. A. B. 5. *Eine Lösung von 0,2 g Jod und 1 g Kaliumjodid in 20 ccm Wasser muß zur Bindung des gelösten Jods mindestens 15,6 ccm $^1/_{10}$ n-Natriumthiosulfatlösung verbrauchen, was einem Gehalt von 99% Jod entspricht (1 ccm $^1/_{10}$ n-Natriumthiosulfatlösung = 0,01269 g Jod, Stärkelösung als Indikator).*

Reaktion und Berechnung. Das gewöhnliche Jod des Handels ist stets mehr oder minder chlorhaltig, es enthält oft auch mineralische Verunreinigungen. Jodum resublimatum ist ziemlich reines Jod, doch immerhin nicht absolut chemisch rein. Der Gehalt des offizinellen Jods an chemisch reinem Jod soll durch Titration mit Natriumthiosulfat ermittelt werden.

Man wäge auf einem Uhrglase ungefähr 0,2 g Jod genau ab und notiere die Zahl, spüle mit einer Kaliumjodidlösung (1 : 20) in ein Becherglas und titriere nach erfolgter Lösung mit $^1/_{10}$ n-Natriumthiosulfatlösung zunächst auf hellgelb, setze dann erst Stärkelösung hinzu und titriere schließlich auf farblos.

Jod setzt sich mit Natriumthiosulfat um zu tetrathionsaurem Natrium und Natriumjodid (siehe Schema S. 118).

$$2\,Na_2S_2O_3 + 2\,J = 2\,NaJ + Na_2S_4O_6\,.$$

Jod ist also zu Natriumthiosulfat einwertig.

Angenommen, es seien 0,182 g Jod abgewogen und 14,2 ccm $^1/_{10}$ n-Natriumthiosulfatlösung verbraucht, so beträgt der Gehalt des Jods an chemisch reinem Jod

$$\frac{\left(\dfrac{14,2}{10}\right) \cdot 0{,}12692 \cdot 100}{0{,}182} = 99\%.$$

17. Tinctura Jodi: Gehalt 9,4—10% Jod (J Atom-Gew. 126,92).

Gehaltsbestimmung: Text des D. A. B. 5. *2 ccm Jodtinktur müssen nach Zusatz von 0,5 Kaliumjodid und 25 ccm Wasser zur Bindung des freien Jods 13,4—14,2 ccm $^1/_{10}$ n-Natriumthiosulfatlösung verbrauchen, was einem Gehalt von 9,4—10% Jod entspricht (1 ccm $^1/_{10}$ n-Natriumthiosulfatlösung = 0,0126 92 g Jod, Stärkelösung als Indikator).*

Reaktion und Berechnung. Der Jodgehalt der Jodtinktur nimmt mit der Zeit erheblich ab. Diese Erscheinung ist eindeutig noch nicht aufgeklärt. Sicher ist, daß Jod, ähnlich wie Chlor, jedoch nur in weit schwächerem Maße, auf den Äthylalkohol oxydierend einwirkt. Jod wird dabei zu Jodwasserstoff reduziert, der der weiteren Oxydation entgegenwirkt, bis ein Gleichgewichtszustand erreicht ist. Licht und Lufteinwirkung beschleunigen den Vorgang, und zwar dadurch, daß eine Verschiebung des Gleichgewichtszustandes der primären Umsetzungsprodukte eintritt, was zur Folge hat, daß der Jodgehalt mehr abnimmt. Auch die Alkalität des Glases der Gefäße soll einen Einfluß auf derartige Vorgänge ausüben.

Die vorgeschriebene Gehaltsgrenze der Jodtinktur liegt zwischen 9,4—10%. Auf diesem Gehalt eine Jodtinktur längere Zeit zu erhalten, dürfte unmöglich sein. Es dürfte sich deshalb empfehlen, die Tinktur in kürzeren Zeitabschnitten frisch herzustellen.

Bezüglich der Umsetzung mit Natriumthiosulfat wird auf das bei Jod S. 137 Gesagte verwiesen.

Angenommen, 2 ccm Jodtinktur hätten 13,8 ccm Natriumthiosulfatlösung verbraucht, so beträgt der Gehalt der Jodtinktur an freiem Jod:

$$\frac{\left(\dfrac{13,8}{10}\right) \cdot 0,12692 \cdot 100}{2 \cdot 0,902 \text{ (spez. Gew.)}} = 9,7\%.$$

c) Fällungsanalytisch.

Die maßanalytische Fällungsmethode beruht auf der glatten Umsetzung von Ammoniumrhodanid oder von Silbernitrat, entweder miteinander oder mit anderen Salzen oder Verbindungen, mit denen farblose, unlösliche Niederschläge entstehen.

Es setzen sich z. B. um

1. $NH_4SCN + AgNO_3 = AgSCN + NH_4NO_3.$

       Titrierlösung   Titrierte Lösung   unlöslicher weißer Niederschlag   löslich

2. $NH_4SCN + Hg(NO_3)_2 = Hg(SCN)_2 + 2\,NH_4NO_3$

       Titrierlösung   Titrierte Lösung   unlöslicher weißer Niederschlag   löslich

3. $AgNO_3 + NaCl = AgCl + NaNO_3$

       Titrierlösung   Titrierte Lösung   unlöslicher weißer Niederschlag   löslich

Über die Herstellung und Einstellung dieser Maßlösungen siehe S. 49 u. 52.

Als Indikatoren dienen solche Salze, die mit den zu titrierenden Substanzen nicht, mit den Titrierlösungen aber erst im Überschuß, Färbungen hervorrufen.

Der Neutralpunkt wird an dem Auftreten dieser Färbungen erkannt[1]). Über diese Indikatoren siehe S. 53 u. 58.

Der Fällungstitriermethode sind alle Substanzen zugänglich, die entweder direkt oder indirekt mit Silbernitrat oder mit Ammoniumrhodanid in glatte Reaktion treten.

---

[1]) Eine Ausnahme macht der Indikator KJ bei der Bestimmung der Blausäure im Bittermandelwasser. Hier ist der Neutralpunkt die auftretende weiße Trübung.

Je nachdem mit der einen oder mit der anderen Maßlösung titriert wird, können diese Gehaltsbestimmungen des Arzneibuches eingeteilt werden in:

1. Titration mit Ammoniumrhodanid.

1. Charta sinapisata
2. Oleum sinapis
3. Semen sinapis
4. Spiritus sinapis
5. Unguentum Hydrargyri cinereum
6. Unguentum Hydrargyri rubrum
7. Emplastrum Hydrargyri
8. Argentum proteinicum

Indikator: Ferriammoniumsulfat.

2. Titration mit Silbernitrat.

1. Ammonium bromatum
2. Kalium bromatum
3. Natrium bromatum
4. Argentum c. Kalio nitrico

Indikator: Kaliumchromat.

5. Aqua amygdalarum   Indikator: Kaliumjodid.

1. Titration mit Ammoniumrhodanid.

1. Charta sinapisata: Gehalt: 100 qcm liefern mindestens 0,0119 g Allylsenföl (C_3H_5NCS Mol.-Gew. 99,12).

Bestimmung des Senföls: Text der D. A. B. 5. *100 qcm in Streifen geschnittenes Senfpapier werden in einem Kolben mit 50 ccm Wasser von 20°—25° übergossen. Man läßt den verschlossenen Kolben unter wiederholtem Umschwenken 2 Stunden lang stehen, setzt alsdann 10 ccm Weingeist und 2 ccm Olivenöl hinzu und destilliert unter sorgfältiger Kühlung.*

Die zuerst übergehenden 30 ccm werden in einem Meßkolben von 100 ccm Inhalt, der 10 ccm Ammoniakflüssigkeit enthält, aufgefangen und mit 10 ccm $^1/_{10}$ n-Silbernitratlösung versetzt.

Der Kolben wird darauf durch einen kleinen Trichter verschlossen und die Mischung 1 Stunde lang im Wasserbade erhitzt. Nach dem Abkühlen und Auffüllen mit Wasser bis zur Marke dürfen 50 ccm des klaren Filtrats nach Zusatz von 6 ccm Salpetersäure und 1 ccm Ferriammoniumsulfatlösung höchstens 3,8 ccm $^1/_{10}$ n-Ammoniumrhodanidlösung bis zum Eintritt der Rotfärbung erforderlich sein, was einen Mindestgehalt von 0,0119 g Allylsenföl in 100 qcm entspricht (1 ccm $^1/_{10}$ n-Silbernitratlösung = 0,004956 g Allylsenföl; Ferriammoniumsulfatlösung als Indikator).

Reaktion und Berechnung siehe auf Seite 141.

2. Semen sinapis: Gehalt: Schwarzer Senf liefert mindestens 0,7% Allylsenföl (C_3H_5NCS Mol.-Gew. 99,12).

Bestimmung des Senföls: Text des D. A. B. 5. *5 g gepulverter schwarzer Senfsamen werden in einem Kolben mit 50 ccm Wasser von 20—25° übergossen. Man läßt den verschlossenen Kolben unter wieder-*

holtem Umschwenken 2 Stunden lang stehen, setzt alsdann 20 ccm Weingeist und 2 ccm Olivenöl hinzu und destilliert unter sorgfältiger Kühlung.

Die zuerst übergehenden 40—50 ccm werden in einem Meßkolben von 100 ccm Inhalt, der 10 ccm Ammoniakflüssigkeit enthält, aufgefangen und mit 20 ccm $^1/_{10}$ n-Silbernitratlösung versetzt.

Der Kolben wird darauf durch einen kleinen Trichter verschlossen und die Mischung 1 Stunde lang im Wasserbade erhitzt.

Nach dem Abkühlen und Auffüllen mit Wasser bis zur Marke dürfen 50 ccm des klaren Filtrats nach Zusatz von 6 ccm Salpetersäure und 1 ccm

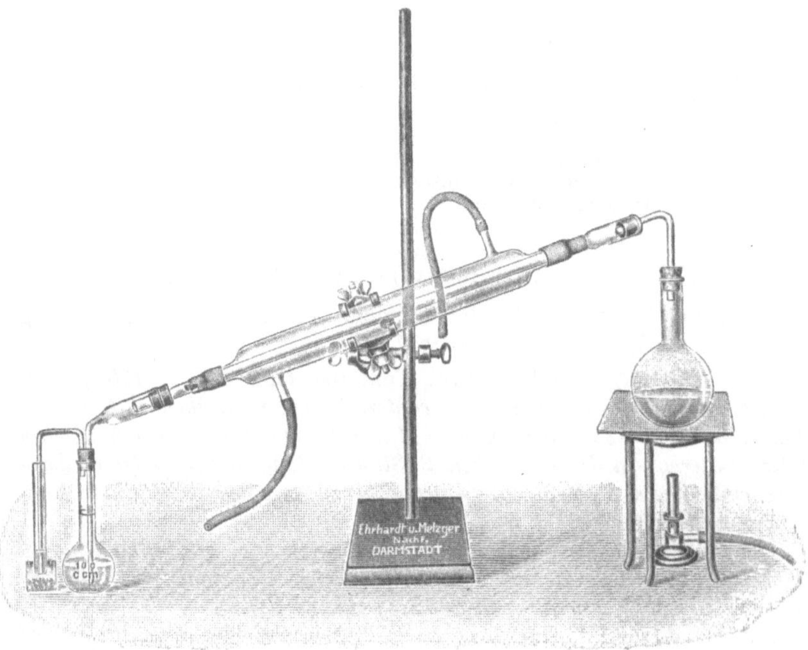

Fig. 28. Senföldestillation.

*Ferriammoniumsulfatlösung höchstens 6,5 ccm $^1/_{10}$ n-Ammoniumrhodanidlösung bis zum Eintritt der Rotfärbung erforderlich sein, was 0,7%
Allylsenföl entspricht. (1 ccm $^1/_{10}$ n-Silbernitratlösung = 0,004956 g
Allylsenföl, Ferriammoniumsulfatlösung als Indikator.)*

Reaktion und Berechnung siehe auf Seite 141.

3. Oleum sinapis: Gehalt mindestens 97% Allylsenföl (C_3H_5NCS Mol.-Gew. 99,12).

Gehaltsbestimmung: Text des D. A. B. 5. *5 ccm einer Lösung des Senföls in Weingeist (1 + 49) wird in einem Meßkolben von 100 ccm Inhalt mit 10 ccm Ammoniakflüssigkeit und 50 ccm $^1/_{10}$ n-Silbernitratlösung gemischt. Dem Kolben wird ein kleiner Trichter aufgesetzt und* *die Mischung 1 Stunde lang im Wasserbade erhitzt. Nach dem Abkühlen und Auffüllen mit Wasser auf 100 ccm dürfen 50 ccm des klaren Filtrats nach Zusatz von 6 ccm Salpetersäure und 1 ccm Ferriammoniumsulfatlösung höchstens 16,8 ccm $^{1}/_{10}$ n-Ammoniumrhodanidlösung bis zum Eintritt der Rotfärbung erforderlich sein, was einem Mindestgehalt von 97% Allylsenföl entspricht. (1 ccm $^{1}/_{10}$ n-Silbernitratlösung = 0,004956 g Allylsenföl, Ferriammoniumsulfatlösung als Indikator.)*

Reaktion und Berechnung siehe unten.

4. Spiritus sinapis: Gehalt mindestens 1,94% Allylsenföl (C_3H_5NCS Mol.-Gew. 99,12).

Gehaltsbestimmung: Text des D. A. B. 5. *5 ccm Senfspiritus werden in einem Meßkolben von 100 ccm Inhalt mit 10 ccm Ammoniakflüssigkeit und 50 ccm $^{1}/_{10}$ n-Silbernitratlösung gemischt. Dem Kolben wird ein kleiner Trichter aufgesetzt und die Mischung 1 Stunde lang im Wasserbade erhitzt. Nach dem Abkühlen und Auffüllen mit Wasser auf 100 ccm dürfen 50 ccm des klaren Filtrats nach Zusatz von 6 ccm Salpetersäure und 1 ccm Ferriammoniumsulfatlösung höchstens 16,8 ccm $^{1}/_{10}$ n-Ammoniumrhodanidlösung bis zur Rotfärbung erforderlich sein, was einem Mindestgehalt von 1,94% Allylsenföl entspricht (1 ccm $^{1}/_{10}$ n-Silbernitratlösung = 0,004956 g Allylsenföl, Ferriammoniumsulfatlösung als Indikator).*

Erläuterungen für die Senfölbestimmungen.

Reaktion und Berechnung. Senföle sind aufzufassen als die Ester einer an sich unbekannten Isosulfocyansäure $S = C = NH$.

$$CH_3—CH_2\!\cdot\!OH + H\!\cdot\!N = C = S \quad = \quad CH_3—CH_2—N = C = S$$
$$\text{Äthylsenföl}$$

Sie sind isomer mit den Estern der Rhodanwasserstoffsäure $C = N—SH$

$$CH_3—CH_2\!\cdot\!OH + H\!\cdot\!S—N = C \quad = \quad CH_3—CH_2—S—N = C.$$
$$\text{Rhodanäthyl}$$

Wirkt Ammoniak auf Senföle ein, so addiert sich dieses an die Stickstoff-Kohlenstoff-Doppelbindung und es entsteht ein Thioharnstoffderivat.

$$CH_2 = CH—CH_2—N = C = S \quad \text{Allylsenföl}$$
$$H \quad NH_2 \quad \text{Ammoniak}$$
$$CH_2 = CH—CH_2—\!\!\!\begin{array}{c}NH\\NH_2\end{array}\!\!\!>C = S \quad \text{Allylthioharnstoff.}$$

Aus Silbernitrat und Ammoniak entsteht Silberoxyd, das in Ammoniak löslich ist.

$$2\,AgNO_3 + 2\,NH_3 + H_2O = Ag_2O + 2\,NH_4NO_3.$$

Silberoxyd entzieht in der Wärme dem Allylthioharnstoff Schwefelwasserstoff, schwarz ausfallendes Silbersulfid und Allylzyanamid bildend.

$$CH_2 = CH—CH_2—NH$$
$${>}C\,S + Ag_2O =$$
$$N\,H_2$$

$$CH_2 = CH—CH_2—NH—C \equiv N + Ag_2S + H_2O \,.$$

Von 1 Mol. Senföl werden also 2 Mol. Silbernitrat verbraucht. 1 Mol. Silbernitrat entspricht $^1/_2$ Mol. Senföl.

Das nicht verbrauchte Silberoxyd wird vor der Titration durch Salpetersäure in Silbernitrat zurückverwandelt.

Angenommen, es seien 5 ccm einer zweiprozentigen alkoholischen Senföllösung mit 50 ccm $^1/_{10}$ n-Silbernitratlösung in Reaktion gebracht, es sei aber nur die Hälfte der auf 100 ccm aufgefüllten Reaktionsmischung, also nur 25 ccm der $^1/_{10}$ n-Silberlösung zurücktitriert, wozu 16,8 $^1/_{10}$ n-Ammoniumrhodanidlösung verbraucht seien, so wären von obigen 5 ccm Senföllösung 50 — (2 · 16,8 = 33,6) = 16,4 ccm $^1/_{10}$ n-Silbernitratlösung verbraucht.

Senföl ist unter den Bedingungen des angewendeten Verfahrens gegen Silbernitrat zweiwertig (siehe obige Gleichung).

Der Allylsenfölgehalt obiger alkoholischer Senföllösung beträgt demnach:

$$\frac{\left(\dfrac{16,4}{10}\right) \cdot \left(\dfrac{0,099\,12}{2}\right) \cdot 100}{5} = 1,627 \text{ Volumprozente}$$

oder

$$\frac{1,627}{0,835 \text{ (spez. Gew.)}} = 1,94 \text{ Gewichtsprozente.}$$

In den abgewogenen 2 g Senföl waren also 1,94 reines Allylsenföl enthalten, was einem Gehalt von $\dfrac{1,94 \cdot 100}{2} = 97\%$ entspricht.

5. Unguentum Hydrargyri cinereum: Gehalt 30% Quecksilber (Hg Atom-Gew. 200).

Gehaltsbestimmung: Text des D. A. B. 5. *2 g Quecksilbersalbe erhitzt man mit 20 ccm roher Salpetersäure etwa 10 Minuten lang auf dem Wasserbade in einem weithalsigen Kolben mit Rückflußkühler. Sobald in der Mischung keine Quecksilberkügelchen mehr zu erkennen sind, fügt man, den Rückflußkühler abspülend, 25 ccm Wasser hinzu und erhitzt von neuem, bis sich die Fettschicht klar abgeschieden hat. Nach dem Erkalten gießt man die Lösung durch ein Flöckchen Watte in einen Meßkolben von 100 ccm Inhalt, zerkleinert die Fettscheibe, spült sie und das Kölbchen 4—5 mal mit je etwa 5 ccm Wasser nach, versetzt die vereinigten, wässerigen Flüssigkeiten mit so viel Kaliumpermanganatlösung, daß sie beständig gefärbt sind oder sich braune Flocken abscheiden und klärt das Gemisch durch Zusatz von Ferrosulfatlösung. Man füllt darauf die Lösung bis zur Marke auf. 25 ccm der filtrierten Lösung (= 0,5 g Quecksilbersalbe) werden mit 2 ccm Ferriammoniumsulfat-*

lösung und mit so viel $^1/_{10}$ n-Ammoniumrhodanidlösung versetzt, daß eine braunrote Färbung eintritt.

Hierzu müssen 15 ccm $^1/_{10}$ n-Ammoniumrhodanidlösung verbraucht werden, was einem Gehalt von 30% Quecksilber entspricht (1 ccm $^1/_{10}$ n-Ammoniumrhodanidlösung = 0,01 g Quecksilber, Ferriammoniumsulfatlösung als Indikator).

. Reaktion und Berechnung siehe auf Seite 144.

6. Unguentum Hydrargyri rubrum: Gehalt 10% Quecksilberoxyd, (HgO Mol.-Gew. 216).

Gehaltsbestimmung: Text des D. A. B. 5. *5 g Quecksilberoxydsalbe erhitzt man unter häufigem Umschwenken mit 20 ccm Salpetersäure auf dem Wasserbade in einem weithalsigen Kölbchen mit aufgesetztem Trichter, bis die rote Farbe der Salbe vollständig verschwunden ist. Alsdann fügt man, den Trichter abspülend, 25 ccm Wasser hinzu und erhitzt von neuem, bis sich die Fettschicht klar abgeschieden hat. Nach dem Erkalten gießt man die Lösung durch ein Flöckchen Watte in einen Meßkolben von 100 ccm Inhalt, zerkleinert die Fettscheibe, spült sie und das Kölbchen 4—5 mal mit je etwa 5 ccm Wasser nach, versetzt die vereinigten wäßrigen Flüssigkeiten mit so viel Kaliumpermanganatlösung, daß sie beständig rot sind oder sich braune Flocken abscheiden und klärt das Gemisch durch Zusatz von Ferrosulfatlösung. Man füllt darauf die Lösung bis zur Marke auf. 50 ccm der filtrierten Lösung (= 2,5 g Quecksilberoxydsalbe) werden mit 2 ccm Ferriammoniumsulfatlösung und mit so viel $^1/_{10}$ n-Ammoniumrhodanidlösung versetzt, daß eine braunrote Färbung eintritt.*

Hierzu müssen 23,1 ccm $^1/_{10}$ n-Ammoniumrhodanidlösung verbraucht werden, was einem Gehalt von 10% Quecksilberoxyd entspricht. 1 ccm $^1/_{10}$ n-Ammoniumrhodanidlösung = 0,01 g Quecksilber, Ferriammoniumsulfatlösung als Indikator.)

Reaktion und Berechnung siehe auf Seite 144.

7. Emplastrum Hydrargyri: Gehalt annähernd 20% Quecksilber (Hg Atom-Gew. 200).

Gehaltsbestimmung: Text des D. A. B. 5. *3 g Quecksilberpflaster erhitzt man mit 20 ccm roher Salpetersäure etwa 10 Minuten lang auf dem Wasserbade in einem weithalsigen Kölbchen am Rückflußkühler. Sobald in dem sandigen Bodensatz von Bleinitrat keine Quecksilberkügelchen mehr erkennbar sind, fügt man, den Rückflußkühler abspülend, 25 ccm Wasser hinzu und erhitzt von neuem, bis sich die Fettschicht klar abgeschieden hat. Nach dem Erkalten gießt man die Lösung durch ein Flöckchen Watte in einen Meßkolben von 100 ccm Inhalt, zerkleinert die Fettscheibe, spült sie und das Kölbchen 4—5 mal mit je etwa 5 ccm Wasser nach, versetzt die vereinigten Flüssigkeiten mit so viel Kaliumpermanganatlösung, daß sie beständig rot gefärbt sind oder sich braune Flocken abscheiden und klärt das Gemisch durch Zusatz von Ferrosulfatlösung. Man füllt darauf die Lösung bis zur Marke auf. 25 ccm der filtrierten Lösung (= 0,75 g Quecksilberpflaster) werden mit*

2 ccm Ferriammoniumsulfatlösung und so viel $^1/_{10}$ n-Ammoniumrhodanid-
lösung versetzt, daß eine braunrote Färbung eintritt. Hierzu müssen
14—15 ccm $^1/_{10}$ n-Ammoniumrhodanidlösung verbraucht werden, was einem
Gehalt von 18,7—20% Quecksilber entspricht (1 ccm $^1/_{10}$ n-Ammonium-
rhodanidlösung = 0,01 g Quecksilber, Ferriammoniumsulfatlösung als
Indikator).

Erläuterungen für die Quecksilberbestimmungen.

Reaktion und Berechnung. Starke Salpetersäure im Überschuß löst Quecksilber oder Quecksilberoxyd zu Merkurinitrat.

$$3\,Hg + 2\,HNO_3 = 3\,HgO + 2\,NO + H_2O$$
$$HgO + 2\,HNO_3 = Hg(NO_3)_2 + H_2O.$$

Nicht verbrauchte Salpetersäure sowie Stickoxyde müssen beseitigt
werden, was durch Kaliumpermanganat[1]) geschieht.

$$KMnO_4 + 2\,HNO_3 = KNO_3 + MnO_2 + H_2O + O$$
$$(NO + NO_2) + H_2O + O_2 = 2\,HNO_3.$$

Der Überschuß von Kaliumpermanganat wird durch Ferrosulfatlösung[2]) fortgenommen, wodurch Ferrosulfat zu Ferrisulfat oxydiert wird.

$$2\,KMnO_4 + 3\,H_2SO_4 = K_2SO_4 + 2\,MnSO_4 + 3\,H_2O + 5\,O$$
$$2\,FeSO_4 + H_2SO_4 + O = Fe_2(SO_4)_3 + H_2O.$$

Nun kann die Quecksilbernitratlösung mit Rhodanammonium
titriert werden.

$$Hg(NO_3)_2 + 2\,NH_4SCN = Hg(SCN)_2 + 2\,NH_4NO_3.$$

1 Atom Quecksilber verbraucht 2 Mol. Ammoniumrhodanid.

Angenommen, es seien 2,46 g Quecksilbersalbe abgewogen und zur
Titration von 25 ccm der auf 100 ccm aufgefüllten Lösung (= 0,615 g
Quecksilbersalbe) seien 18,5 ccm $^1/_{10}$ n-Ammoniumrhodanidlösung ver-
braucht, so beträgt der Quecksilbergehalt der Salbe

$$\frac{\left(\dfrac{18,5}{10}\right) \cdot \left(\dfrac{0,200}{2}\right) \cdot 100}{0,615} = 30\%.$$

8. Argentum proteinicum: Gehalt mindestens 8% Silber (Ag Atom-
Gew. 107,88).

Gehaltsbestimmung: Text des D. A. B. 5. *1 g bei 80° getrock-*
netes Albumosesilber wird im Porzellantiegel langsam verascht. Der Rück-
stand wird mit etwa 5 ccm Salpetersäure so lange erhitzt, als sich ge-

---

[1]) Nach dem Reagenzienverzeichnis des Arzneibuches auf S. 586 ist die Stärke
der Kaliumpermanganatlösung 1 : 1000. Diese Lösung ist zu diesem Zwecke zu
schwach, denn das vorgeschriebene Volumen von 100 ccm würde überschritten
werden. Man verwende besser eine Lösung 1 : 50 oder 1 : 100.

[2]) Siehe Arzneibuch Reagenzienverzeichnis S. 583. — Bei Bedarf ist 1 Teil
Ferrosulfat in einem Gemisch von 1 Teil Wasser und 1 Teil verdünnter Schwefelsäure (1 + 5) zu lösen.

färbte Dämpfe entwickeln. Die Lösung wird in ein Kölbchen gespült und mit Wasser auf etwa 100 ccm verdünnt. Nach Zusatz einiger Tropfen Ferriammoniumsulfatlösung müssen mindestens 7,4 ccm $^1/_{10}$ n-Ammoniumrhodanidlösung bis zum Eintritt einer roten Färbung verbraucht werden, was einem Mindestgehalt von 8% Silber entspricht (1 ccm $^1/_{10}$ n-Ammoniumrhodanidlösung = 0,01079 g Silber, Ferriammonium-sulfatlösung als Indikator).

Reaktion und Berechnung. Im Albumosesilber ist das Silber anderer Art gebunden, als in anorganischen Salzen; es läßt sich z. B. weder mit Schwefelwasserstoff noch mit Halogeniden nachweisen. Daraus ist zu schließen, daß die Lösungen Silberionen nicht enthalten, was auch der Grund ist, weshalb es mit Rhodanammonium nicht direkt titriert werden kann. Dazu muß es erst vorbereitet, nämlich in Silbernitrat übergeführt werden. Das geschieht durch Abrauchen mit Salpetersäure. Man nehme aber die Operation unter einem Abzuge oder in einem sehr gut gelüfteten Raume vor. Nach dem Erkalten des Tiegels bringe man denselben in ein Becherglas und übergieße mit wenig Wasser, nehme ihn dann heraus, spritze mit Wasser ab und verdünne mit Wasser bis zu etwa 100 ccm. Dann wird mit Rhodanammonium titriert.

Silbernitrat ist gegen Rhodanammonium gleichwertig.

$$AgNO_3 + NH_4SCN = AgSCN + NH_4NO_3.$$

Angenommen, es wäre 1,08 g Albumosesilber abgewogen und es seien 8,1 ccm Ammoniumrhodanidlösung zur Titration verbraucht, so beträgt der Silbergehalt des Albumosesilbers

$$\frac{\left(\dfrac{8,1}{10}\right) \cdot 0,1079 \cdot 100}{1,08} = 8,09\%.$$

Nun soll das Albumosesilber vor der Untersuchung bei 80° getrocknet werden. Der ermittelte Silbergehalt bezieht sich also auf ein Präparat ohne Feuchtigkeit. Das Trockengewicht verschiedener Präparate verschiedener Provenienz differiert oft ganz erheblich voneinander. Durch die Gehaltsprüfungen sollen doch aber Normen geschaffen werden für Arzneimittel in dem Zustande, in dem sie verwendet werden. Man wird also nicht umhin können den Feuchtigkeitsgehalt mit zu bestimmen und mit in Rechnung zu setzen. Dahingehende Erwägungen wären im Arzneibuch sicher von Wert.

2. Titration mit Silbernitrat.

1. Ammonium bromatum: Gehalt mindestens 97,9% Ammonium-bromid (NH$_4$Br Mol.-Gew. 97,96).

Gehaltsbestimmung. Text des D. A. B. 5. *Löst man 3 g des bei 100° getrockneten Salzes in so viel Wasser auf, daß die Lösung 500 ccm beträgt, so dürfen 50 ccm dieser Lösung (= 0,3 g Ammoniumbromid) nach Zusatz einiger Tropfen Kaliumchromatlösung nicht weniger als*

30,6 und nicht mehr als 30,9 ccm $^1/_{10}$ n-Silbernitratlösung bis zur bleibenden roten Färbung verbrauchen, was einem Mindestgehalt von 98,9 Ammoniumbromid in dem getrockneten Salze entspricht (1 ccm $^1/_{10}$ n-Silbernitratlösung = 0,009796 g Ammoniumbromid oder = 0,00536 g Ammoniumchlorid, Kaliumchromat als Indikator).

Zulässiger Wassergehalt 1%.

Berechnung siehe unten.

2. Kalium bromatum: Gehalt mindestens 98,7% Kaliumbromid (KBr Mol.-Gew. 119,02).

Gehaltsbestimmung: Text des D. A. B. 5. *Löst man 3 g des bei 100° getrockneten Salzes in soviel Wasser auf, daß die Lösung 500 ccm beträgt, so dürfen 50 ccm dieser Lösung (= 0,3 g Kaliumbromid) nach Zusatz einiger Tropfen Kaliumchromatlösung nicht weniger als 25,1 und nicht mehr als 25,4 ccm $^1/_{10}$n-Silbernitratlösung bis zur bleibenden roten Färbung verbrauchen, was einem Mindestgehalt von 98,7% Kaliumbromid entspricht (1 ccm $^1/_{10}$ n-Silbernitratlösung = 0,0119 g Kaliumbromid oder = 0,00746 g Kaliumchlorid, Kaliumchromat als Indikator).*

Wassergehalt nicht zulässig.

Berechnung siehe unten.

3. Natrium bromatum: Gehalt mindestens 94,3% Natriumbromid (NaBr Mol.-Gew. 102,92).

Gehaltsbestimmung: Text des D. A. B. V. *Löst man 3 g des bei 100° getrockneten Salzes in so viel Wasser auf, daß die Lösung 500 ccm beträgt, so dürfen 50 ccm dieser Lösung (= 0,3 g Natriumbromid) nach Zusatz einiger Tropfen Kaliumchromatlösung nicht weniger als 29,0 und nicht mehr als 29,3 ccm $^1/_{10}$n-Silbernitratlösung bis zur bleibenden roten Färbung verbrauchen, was einem Mindestgehalt von 99,3% Natriumbromid in dem getrockneten Salze entspricht (1 ccm $^1/_{10}$ n-Silbernitratlösung = 0,01029 g Natriumbromid oder = 0,005846 g Natriumchlorid, Kaliumchromat als Indikator).*

Zulässiger Wassergehalt 5%.

Erläuterungen für die Bromidbestimmungen.

Zur Erzielung richtiger Resultate ist sorgfältiges, längeres Trocknen der zerriebenen Salze bei 100° unbedingtes Erfordernis. Trotzdem für Kaliumbromid ein Feuchtigkeitsgehalt nicht zugelassen ist, läßt das Arzneibuch dieses Salz vor der Untersuchung dennoch trocknen, ohne zu erwähnen, daß das Gewicht beim Trocknen nicht abnehmen darf.

Halogenwasserstoffsaure Salze geben mit Silbernitrat in Wasser unlösliches Halogensilber.

Sowohl Bromide als auch Chloride und Jodide reagieren mit Silbernitrat in analoger Weise.

$$AgNO_3 + NH_4Br = AgBr + NH_4NO_3$$
$$AgNO_3 + NaCl = AgCl + NaNO_3$$
$$AgNO_3 + KJ = AgJ + KNO_3.$$

1 ccm $^1/_{10}$ n-Silbernitratlösung zeigt stets $^1/_{10\,000}$ Mol.-Gew. Halogensalz an, und zwar

0,009796 g Ammoniumbromid	0,00746 g Kaliumchlorid
0,00535 g Ammoniumchlorid	0,01029 g Natriumbromid
0,01190 g Kaliumbromid	0,005846 g Natriumchlorid.

Die Titration der Bromide bezweckt hauptsächlich den Nachweis eines eventuellen Chloridgehaltes. Da aber auch Chloride Silbernitratlösung verbrauchen, so wird sich der Bromidgehalt aus den verbrauchten Kubikzentimetern $^1/_{10}$ n-Silberlösung und dem Molekulargewicht der Bromide nur dann berechnen lassen, wenn die für die Bromide feststehenden theoretischen Werte nicht überschritten werden.

Im anderen Falle muß der Bromidgehalt nach der Formel

$$100 - \left(\frac{y-x}{z-x}\right) \cdot 100$$

berechnet werden, worin

> x die für 1 g Bromid berechnete Anzahl Kubikzentimeter $^1/_{10}$ n-Silbernitratlösung,
>
> z die für 1 g Chlorid berechnete Anzahl Kubikzentimeter $^1/_{10}$ n-Silbernitratlösung,
>
> y die für 1 g der zu untersuchenden Substanz ermittelte Anzahl Kubikzentimeter $^1/_{10}$ n-Silbernitratlösung

bedeuten.

Werte für x und z.

1. **Ammoniumhaloide.**

$$z = NH_4Cl = \frac{1}{0,00535} = 187,0 \text{ ccm } ^1/_{10}\text{n-AgNO}_3 ,$$

$$x = NH_4Br = \frac{1}{0,009796} = 102,1 \text{ ccm } ^1/_{10}\text{n-AgNO}_3 ,$$

$$(z - x) = 84,9 \text{ ccm } ^1/_{10}\text{n-AgNO}_3 .$$

2. **Kaliumhaloide.**

$$z = KCl = \frac{1}{0,00746} = 134,0 \text{ ccm } ^1/_{10}\text{n-AgNO}_3 ,$$

$$x = KBr = \frac{1}{0,0119} = 84,0 \text{ ccm } ^1/_{10}\text{n-AgNO}_3 ,$$

$$(z - x) = 50,0 \text{ ccm } ^1/_{10}\text{n-AgNO}_3 .$$

3. **Natriumhaloide.**

$$z = NaCl = \frac{1}{0,005846} = 171,0 \text{ ccm } ^1/_{10}\text{n-AgNO}_3 ,$$

$$x = NaBr = \frac{1}{0,01029} = 97,1 \text{ ccm } ^1/_{10}\text{n-AgNO}_3 ,$$

$$(z - x) = 73,9 .$$

Die im Arzneibuch bei den einzelnen Bromiden angegebenen Mindest-
silberwerte kommen den oben berechneten, theoretischen Werten sehr
nahe. Damit ist gesagt, daß Salze anderer Säuren, die mit Silbernitrat sich nicht umsetzen, nicht vorhanden sein dürfen. Die Höchst-
werte gehen dagegen über die theoretischen Werte hinaus, womit ein
geringer Gehalt an Chloriden gestattet sein soll.

Die Art der Berechnung der Analysenresultate wird also abhängig
sein von der Größe des Faktors y.

Fall 1. Der gefundene Wert für y ist kleiner oder ebenso
groß als der vorgeschriebene Mindestwert. Angenommen 0,3 g Ammoniumbromid hätte 30,4 ccm bzw. 30,6 ccm
$^1/_{10}$ n-Silbernitratlösung verbraucht, so berechnet sich der
Bromidgehalt nach

$$\frac{\left(\dfrac{30,4}{10}\right) \cdot 0,097\,96 \cdot 100}{0,3} = 99,26\%$$

oder

$$\frac{\left(\dfrac{30,6}{10}\right) \cdot 0,097\,96 \cdot 100}{0,3} = 99,92\%.$$

Fall 2. Der gefundene Wert für y ist größer als der Mindestwert. Angenommen 0,3 g Ammoniumbromid hätte 30,7 ccm
bzw. 31,8 ccm $^1/_{10}$ n-Silbernitratlösung[1] verbraucht, so berechnet sich der Bromidgehalt zu

$$100 - \left(\frac{102,3 - 102,1}{84,9}\right) \cdot 100 = 99,77\%$$

oder

$$100 - \left(\frac{106 - 102,1}{84,9}\right) \cdot 100 = 95,41\%.$$

So angestellte Untersuchungen haben natürlich nur dann Sinn,
wenn man sich vorher von der Abwesenheit von Jodiden überzeugt
hat. Als Verfälschungsmittel spielen Jodide keine Rolle, weil sie im
Preise höher stehen als Bromide, dennoch können sie als Verunreinigungen Bromiden beigemischt sein. Jodide werden infolge ihres höheren
Molekulargewichtes die Silberzahl herabdrücken, können also, selbst
im Falle der Anwesenheit von Chloriden, eine auf reines Bromid scheinbar
stimmende Silberzahl herbeiführen.

Man prüft auf Jodide, indem man zu einer Lösung von 0,5 g Bromid
in 10 ccm Wasser 3 Tropfen Eisenchloridlösung und etwas Stärkelösung
zufügt. Innerhalb 10 Minuten darf keine Blaufärbung auftreten.

---

[1] Für 1 g Ammoniumbromid betragen die Werte $\dfrac{30,7 \cdot 100}{0,3} = 102,3$ und $\dfrac{31,8 \cdot 100}{0,3} = 106,0$.

Schließlich muß vor der Titration auch auf fremde Basen quali-
tativ geprüft werden[1]). Auch die Anwesenheit fremder Basen kann
das Resultat wesentlich beeinflussen. Ein natriumbromidhaltiges
Ammoniumbromid wird, auch wenn es frei von Salzen anderer Halogen-
wasserstoffsäuren ist, niemals auf reines Ammoniumbromid stimmende
Werte geben. Es gelingt aber andrerseits leicht, verschiedene Chloride
und Bromide so zu mischen, daß eine auf den anscheinend richtigen
Bromidgehalt stimmende Silberzahl vorgetäuscht wird.

Ein Beispiel möge dies erläutern.

1 g Ammoniumbromid fordert 102,1 ccm $^1/_{10}$ n-AgNO$_3$

   0,18 g Ammoniumchlorid verbrauchen 33,6 ccm $^1/_{10}$ n-AgNO$_3$

   0,82 g Kaliumbromid verbrauchen   68,8 ,,   ,,

so daß 1 g dieser Mischung ebenfalls   102,4 ccm $^1/_{10}$ n-AgNO$_3$
verbrauchen würden.

Will man also den titrimetrischen Gehaltsbestimmungen der Bromide
überhaupt einen Wert beimessen, so wird man die Substanz zuvor
auf fremde Säuren **und** Basen zu prüfen haben.

4. Argentum nitricum cum Kalio nitrico: Gehalt 32,3—33,1%
Silbernitrat (AgNO$_3$ Mol.-Gew. 169,89).

Gehaltsbestimmung: Text des D. A. B. 5. *1 g salpeterhaltiges
Silbernitrat wird in 10 ccm Wasser gelöst; die Lösung wird in 20 ccm
$^1/_{10}$ n-Natriumchloridlösung und einigen Tropfen Kaliumchromatlösung
gemischt und mit $^1/_{10}$ n-Silbernitratlösung bis zur bleibenden roten Färbung
titriert. Hierzu müssen 0,5—1,0 ccm $^1/_{10}$ n-Silbernitratlösung erforderlich
sein, was einem Gehalt von 32,3—33,1% Silbernitrat entspricht (1 ccm
$^1/_{10}$ n-Natriumchloridlösung = 0,01699 Silbernitrat, Kaliumchromat als
Indikator).*

Reaktion und Berechnung. Silbernitrat wird durch überschüssiges Natriumchlorid vollständig als Silberchlorid gefällt. Die
nicht verbrauchte $^1/_{10}$ n-Natriumchloridlösung wird mit $^1/_{10}$ n-Silbernitratlösung zurücktitriert. Das Silbernitrat der Substanz wird also
auf dem Wege einer Differenzbestimmung ermittelt.

Silbernitrat und Natriumchlorid sind einander gleichwertig.

$$AgNO_3 + NaCl = AgCl + NaNO_3.$$

Angenommen, es seien 1,28 g salpeterhaltiges Silbernitrat abgewogen, 30 ccm $^1/_{10}$ n-Natriumchloridlösung zugesetzt und zum Zurücktitrieren 5 ccm $^1/_{10}$ n-Silbernitratlösung verbraucht, so waren zur Ausfällung des im Höllenstein vorhandenen Silbernitrats 30 — 5 = 25 ccm
$^1/_{10}$ n-Natriumchloridlösung erforderlich. Der Gehalt an Silbernitrat
beträgt demnach

$$\frac{\left(\dfrac{25}{10}\right) \cdot 0,1699 \cdot 100}{1,28} = 33\%.$$

---

[1]) Über den Nachweis von Ammonium, Kalium und Natriumsalzen, siehe
S. 35 u. 36.

5. Aqua Amygdalarum amararum: Gehalt 0,1 Prozent Zyanwasserstoff (HCN Mol.-Gew. 27,02).

Gehaltsbestimmung: Text des B. A. B. 5. *Werden 25 ccm Bittermandelwasser mit 100 ccm Wasser verdünnt und mit 2 ccm Kaliumjodidlösung und 1 ccm Ammoniakflüssigkeit versetzt, so müssen bis zum Eintritt einer bleibenden Trübung 4,5—4,8 ccm $^1/_{10}$ n-Silbernitratlösung verbraucht werden, was einem Gehalt von 0,099—0,107% Zyanwasserstoff entspricht (1 ccm $^1/_{10}$ n-Silbernitratlösung = 0,005404 g Zyanwasserstoff in ammoniakalischer Lösung, Kaliumjodid als Indikator).*

Reaktion und Berechnung. Bittermandelwasser enthält neben geringen Mengen freier Blausäure (HCN) an Benzaldehyd chemisch gebundenen Zyanwasserstoff, eine Verbindung, die man als Benzaldehydzyanhydrin bezeichnet und die als Nitril der Mandelsäure aufzufassen ist.

$$C_6H_5-C{\Large\langle}{}^O_H \xrightarrow{\ HCN\ } C_6H_5-C{\Large\langle}{}^{OH}_{\ \ \ CN}^{\ \ H}$$

Benzaldehyd   Benzaldehydzyanhydrin

$$C_6H_5-CH(OH)-COOH$$

Mandelsäure

$$C_6H_5-CH(OH)-CN$$

Mandelsäurenitril

Freien Zyanwasserstoff soll das Bittermandelwasser nur bis höchstens 0,02% enthalten. Die Ermittlung geschieht durch Fällung mit Silbernitrat als Zyamsilber in salpetersaurer Lösung.

$$AgNO_3 + HCN = AgCN + HNO_3.$$

Benzaldehydzyanhydrin setzt sich in salpetersaurer Lösung mit Silbernitrat nicht um.

Man versetzt 10 ccm Bittermandelwasser mit einigen Tropfen Salpetersäure und fügt genau abgemessene 0,8 ccm $^1/_{10}$ n-Silbernitratlösung hinzu. Das weiß ausfallende Zyansilber wird abfiltriert und das Filtrat weiter mit Silbernitratlösung versetzt. Dann darf eine Fällung erneut nicht eintreten.

0,8 ccm $^1/_{10}$ n-Silbernitrat entsprechen genau 0,022% freier Blausäure

$$\frac{\left(\dfrac{0,8}{10}\right) \cdot 0,027\,02 \cdot 100}{10 \cdot 0,98\ \text{(spez. Gew.)}} = 0,022\%.$$

Titriert man dagegen mit Silbernitrat in ammoniakalischer Lösung, so spaltet sich Benzaldehydzyanhydrin in Benzaldehyd und Blausäure, die dann mit Silbernitrat reagiert.

$$C_6H_5-C{\Large\langle}{}^{O\ H}_{\ \ \ CN}^{\ \ H} \xrightarrow{\qquad} C_6H_5-C{\Large\langle}{}^O_H + HCN$$

Aus dem freigewordenen Benzaldehyd entsteht mit Ammoniak Hydrobenzamid, das mit Silbernitrat nicht reagiert.

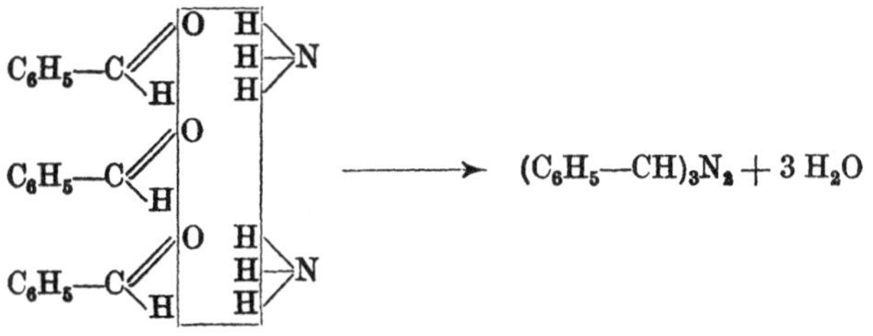

$$C_6H_5-CH)_3N_2 + 3\,H_2O$$

Die Blausäure vereinigt sich mit Ammoniak zu Zyanammonium.

$$HCN + NH_3 \longrightarrow NH_4CN$$

Alkalizyanide fällen aber Silbernitrat nicht als Zyansilber, sondern bilden leichtlösliche Doppelzyanide. So entsteht aus Silbernitrat und Zyanammonium das in Wasser lösliche Zyansilberzyanammonium.

$$AgNO_3 + 2\,NH_4CN = AgCN \cdot NH_4CN + NH_4NO_3.$$

Erst wenn sämtliches Zyanammonium in das Doppelzyanid übergeführt ist, gibt überschüssiges Silbernitrat mit dem Indikator Jodkalium eine weiße Trübung von Silberjodid. Diese Trübung ist der Endpunkt der Titration.

Zyanwasserstoff ist unter den Bedingungen des vorgenannten Verfahrens zu Silbernitrat halbwertig (siehe obige Gleichung).

Angenommen, es seien auf 25 ccm Bittermandelwasser 4,8 ccm $^1/_{10}$ n-Silbernitratlösung verbraucht, so berechnet sich der Blausäuregehalt des Bittermandelwassers zu

$$\frac{\left(\dfrac{4,8}{10}\right) \cdot (2 \cdot 0,027\,02) \cdot 100}{25 \cdot 0,98 \text{ (spez. Gew.)}} = 0,106\%.$$

2. Die gewichtsanalytischen Methoden.

Die große Zahl der im Arzneibuch vorgeschriebenen maßanalytischen Bestimmungen läßt erkennen, daß diesen, gegenüber den gewichtsanalytischen der Vorzug gegeben ist. Dieses beruht auf der recht bequemen, schnell und leicht ausführbaren Art der Maßanalyse, so daß auf die gewichtsanalytische Bestimmung nur in solchen Fällen zurückgegriffen ist, für welche die Maßanalyse sich nicht eignet.

Ganz allgemein beruht die Gewichtsanalyse auf der quantitativen Abscheidung irgendeines Bestandteiles einer Substanz in einer wägbaren Form, dessen Gewicht entweder direkt die gesuchten Werte angibt, oder aus dessen Gewicht der gesuchte Bestandteil berechnet werden kann.

Die Methoden der Gewichtsanalyse lassen sich nach der Art ihrer
Ausführung sondern in

a) Bestimmung des Trockenrückstandes,
b)   „   des Glührückstandes,
c)   „   des Ascherückstandes,
d)   „   eines aus einer Substanz isolierten Bestandteiles,
e)   „   des nach dem Extrahieren einer Substanz ver-
             bleibenden Rückstandes.

a) Bestimmung des Trockenrückstandes.

Im allgemeinen spielt die Bestimmung des Trockenrückstandes, gegenüber den anderen analytischen Methoden, als Diagnostikum nur eine un-
tergeordnete Rolle. Sie mag bei einigen im Preise hochstehenden Han-
delsartikeln, wie Chinin, Morphium, Opium oder auch bei Rhizoma Rhei
und Myrrha, den Geldwert bei käuflicher Erwerbung zu kontrollieren vielleicht geeignet sein, als Prüfungsmethode dürfte sie wohl höchst selten
auszuführen sein und auch bei den amtlichen Besichtigungen wird sie
wohl kaum jemals die Grundlage von Beanstandungen bilden, weil hier
von der Norm abweichende Befunde kaum zu erwarten sind.

Die Ausführung der Trockenbestimmungen erfolgt in einem mit
Thermometer versehenen, durch Dampf oder mit offener Flamme auf
100° geheizten Thermostaten. In einigen Fällen wird höher erhitzt, so
Dionin auf 110°, Arsacetin und Atoxyl auf 105°.

Zur Trockenbestimmung fester Substanzen wägt man 1—2 g auf
einem Uhrglase genau ab, erhitzt 1—5 Stunden im Thermostaten auf
100°, läßt im Exsikkator erkalten und wägt.

Der Trockenrückstand berechnet sich in Prozenten nach der Formel

$$100 - \left(\frac{a - b}{a}\right) \cdot 100,$$

worin a die abgewogene und b die getrocknete Substanz in Gramm be-
deutet.

Zur Trockenbestimmung flüssiger oder extraktartiger Substanzen
wiegt man 5—10 g in einem kleinen Erlenmeyer genau ab und trocknet
bis zur Gewichtskonstanz 5—10 Stunden, läßt im Exsikkator erkalten
und wägt. Zur Berechnung dient dieselbe Formel.

**Tabelle der Trockenrückstände in Gewichtsprozenten
bei 100° (T. R.).**

Feste Substanzen.

1. Acidum tannicum	mindestens 88
2. Aethylmorphin hydrochloric. (110°) . .	„ 90,5
3. Ammonium bromatum	„ 99
4. Atropinum sulfuricum	„ 97,4
5. Chinium ferro citricum	„ 90
6. Chininum hydrochloricum	„ 90,9

**Tabelle der Trockenrückstände in Gewichtsprozenten
bei 100° (T. R.). (Fortsetzung.)**

7. Chininum sulfuricum	mindestens 83,8
8. Chininum tannicum	„ 90
9. Codeinum phosphoricum	höchstens 91,8
	mindestens 91,5
10. Coffeinum Natr. salicylicum	„ 95
11. Manna	„ 90
12. Morphin. hydrochloricum	„ 85,6
13. Natrium acetylarsanilicum (105°) . . .	höchstens 81,3
	mindestens 79,5
14. Natrium arsanyl (105°)	höchstens 78,4
	mindestens 76,8
15. Natrium jodatum	„ 95
16. Opium pulver.	„ 92
17. Scopolamin hydrobromic.	ca. 87,7
18. Succus Liquiritiae pulv.	mindestens 83
19. Theobrominum Natr. salicyl.	„ 90
20. Theophyllinum	„ 90,9

Flüssige oder extraktartige Substanzen.

1. Collodium	mindestens 4
2. Liquor Aluminii acetico tartarici . . .	„ 44,8
3. Pulpa Tamarindor. dep.	„ 60
4. Styrax liquid. dep.	„ 90
5. Succus Liquiritiae dep.	„ 70

b) Bestimmung des Glührückstandes.

Als Glührückstand bezeichnet man den bei höherer Temperatur
(Flamme des Bunsenbrenners) zurückbleibenden, auf diese Weise sich
nicht weiter verändernden, mineralischen Bestandteil verschiedener
Verbindungen.

Das Verglühen kann zweierlei Umwandlungen zur Folge haben; einmal, wenn die Substanzen wasserhaltig sind, einfache Abgabe von Kristall oder Hydratwasser, wie z. B. bei Magnesium oder Natrium sulfuricum siccum, oder das andere Mal eine Umwandlung in chemischer Hin-
sicht, derart, daß ein Teil der Substanz vergast und der feuerbeständige
Rest als neues chemisches Individuum zurückbleibt, wie z. B. Natrium
bicarbonicum unter Verlust von Kohlensäure in Natrium carbonicum
übergeht.

In beiden Fällen aber müssen die Rückstände von chemisch einheitlicher und bekannter Zusammensetzung sein, um aus ihrem Gewicht den
Gehalt der ursprünglichen Substanz an irgendeinem Stoff berechnen zu
können.

Zum Verglühen eignen sich am besten die Nitrate der Schwermetalle.
Man führt Salze anderer, besonders organischer Säuren durch Abrauchen
mit starker Salpetersäure zunächst in Nitrate über und glüht diese.
Nitrate geben ebenso, wie manche Karbonate meist sehr reine Oxydver-
bindungen.

Tabelle der Glührückstände.

1. Bismutum nitricum	mindestens	47%	Bi_2O_3
2. Bismutum subgallicum	„	52%	Bi_2O_3
3. Bismutum subnitricum	„	$79{-}82\%$	Bi_2O_3
4. Bismutum subsalicylicum	„	63%	Bi_2O_3
5. Cerussa	„	85%	PbO
6. Chininum ferro citricum	„	30%	Fe_2O_3
7. Ferrum lacticum	„	27%	Fe_2O_3
8. Liquor Aluminii acetici	„	$2,3{-}2,6\%$	Al_2O_3
9. Magnesium carbonicum	„	40%	MgO
10. Natrium bicarbonicum	höchstens	$63,8\%$	Na_2CO_3
11. Kalium bicarbonicum	„	69%	K_2CO_3
12. Magnesium sulfuricum siccum	mindestens	70%	$MgSO_4$
13. Natrium sulfuricum siccum	„	$88,6\%$	Na_2SO_4
14. Calcium phosphoricum	„	$73,8{-}75\%$	$Ca_2P_2O_7$

1. Bismutum nitricum: Gehalt mindestens $42,1\%$ Wismut (Bi Atom. Gew. 208).

Gehaltsbestimmung: Text des D. A. B. 5. *Wird Wismutnitrat bis zum Entweichen des Kristallwassers vorsichtig erhitzt und darauf geglüht, so muß es mindestens 47% Wismutoxyd hinterlassen, was einem Mindestgehalt von 42,1 % Wismut entspricht.*
Berechnung siehe unten.

2. Bismutum subgallicum: Gehalt mindestens $46,6\%$ Wismut (Bi Atom-Gew. 208).

Gehaltsbestimmung: Text des D. A. B. 5. *In einem nicht zu kleinen, mit einem Uhrglase bedeckten Porzellantiegel werden 0,5 g basisches Wismutgallat über einer kleinen Flamme derart erhitzt, daß sich der Boden des Tiegels 6—8 cm über der Flamme befindet. Nachdem die Masse eine dunklere Färbung angenommen hat, wird die Flamme entfernt und das Uhrglas ein wenig abgehoben. Das hierbei eintretende Verglimmen der Masse wird in der Weise geregelt, daß man das Uhrglas abwechselnd auflegt und wieder abhebt. Nachdem das basische Wismutgallat vollständig verglimmt ist, erhitzt man allmählich bis zum Glühen. Der Rückstand wird in wenig Salpetersäure gelöst, die Lösung zur Trockne eingedampft und der Rückstand geglüht. Das Gewicht des so erhaltenen Wismutoxyds muß mindestens 0,26 g betragen, was einem Mindestgehalt von 46,6 % Wismut entspricht.*
Berechnung siehe unten.

3. Bismutum subnitricum: Gehalt $70,8{-}73,5\%$ Wismut (Bi Atom-Gew. 208).

Gehaltsbestimmung: Text des D. A. B. 5. *Basisches Wismutnitrat muß beim Glühen 79—82% Wismutoxyd hinterlassen, was einem Gehalt von 70,8—73,5% Wismut entspricht.*
Berechnung siehe unten.

4. Bismutum subsalicylicum: Gehalt mindestens $56,4\%$ Wismut (Bi Atom-Gew. 208).

Gehaltsbestimmung: Text des D. A. B. 5. *0,5 g basisches Wismutsalizylat werden in einem Porzellantiegel verascht. Wird der Rückstand in wenig Salpetersäure gelöst, die Lösung zur Trockne eingedampft und der Trockenrückstand geglüht, so müssen mindestens 0,315 g Wismutoxyd zurückbleiben, was einem Mindestgehalt von 56,4% Wismut entspricht.*

Erläuterungen zu den Wismutbestimmungen.

Zur Feststellung des Gehaltes metallischen Wismuts in den Wismutpräparaten werden die Nitrate, Bismutum nitricum und Bismutum subnitricum direkt geglüht, die organischen Wismutverbindungen Bismutum subgallicum und Bismutum subsalicylicum zuerst verascht, dann durch Salpetersäure in die Nitrate übergeführt und schließlich geglüht. In allen Fällen erhält man gelbes Wismutoxyd Bi_2O_3.

Der von dem Arzneibuch geforderte Mindestgehalt an metallischem Wismut steht hinter dem theoretisch berechneten zurück.

	Berechnet % Bi	Mindest gefordert % Bi
Wismutnitrat . . . . $\dfrac{208 \cdot 100}{484} =$	42,9	42,1
Wismutsubgallat . . . . $\dfrac{208 \cdot 100}{411} =$	50,6	46,6
Wismutsubnitrat . . . . . . $\dfrac{208 \cdot 100}{\left(\dfrac{304 + 286}{2}\right)} =$	70,5	$\begin{cases} 70,8 \\ \text{bis } 73,5 \end{cases}$
Wismutsubsalizylat . . . . $\dfrac{208 \cdot 100}{361} =$	57,6	56,4

Die Zahlen im Nenner sind die Molekulargewichte der Verbindungen. Will man für das basische Wismutnitrat ein seiner Zusammensetzung entsprechendes Molekulargewicht angeben, so wird man es aus seinen Bestandteilen ableiten müssen, das aber dann nur annähernd richtig sein dürfte. Basisches Wismutnitrat ist nach den üblichen Anschauungen[1] keine einheitliche Verbindung. Der Niederschlag, der durch Eingießen

---

[1] Andererseits spricht auch nichts gegen die Auffassung als eine einheitliche Verbindung, etwa in folgender Weise entstanden:

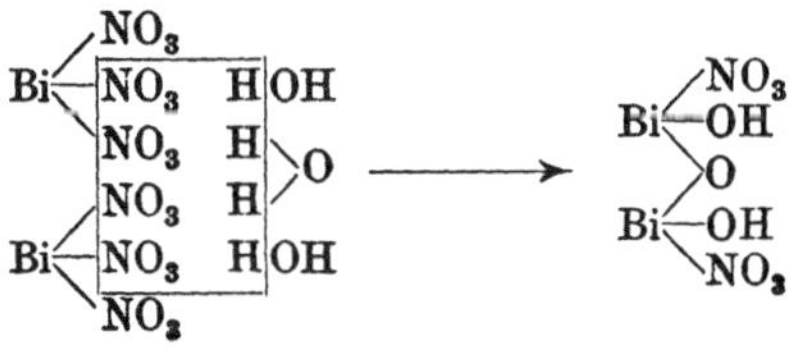

$$\underset{\text{Bi}}{\underset{\text{Bi}}{}}\begin{cases} NO_3 \\ NO_3 \quad H \,|\, OH \\ NO_3 \quad H \\ NO_3 \quad H \end{cases}\!\!\!\!\!O \quad \cdots$$

einer Lösung neutralen Nitrates $Bi{\Large\langle}\genfrac{}{}{0pt}{}{\genfrac{}{}{0pt}{}{NO_3}{NO_3}}{NO_3}$ in warmes Wasser entsteht, soll im wesentlichen ein Gemenge zweier basischer Nitrate sein:

$$Bi{\Large\langle}\genfrac{}{}{0pt}{}{\genfrac{}{}{0pt}{}{OH}{OH}}{NO_3} \quad \text{(Mol.-Gew. 304) — Bi-Gehalt } 68{,}4\%,$$

$$Bi{\Large\langle}\genfrac{}{}{0pt}{}{O}{NO_3} \quad \text{(Mol.-Gew. 286) — Bi-Gehalt } 72{,}7\%.$$

Nimmt man das Mengenverhältnis beider im offizinellen Subnitrat zu annähernd gleichen Teilen an, so ergibt sich ein Wismutgehalt von

$$\frac{68{,}4 + 72{,}7}{2} = 70{,}5\%;$$

was dem vom Arzneibuch geforderten Mindestgehalt ungefähr entspricht.

Dem offizinellen basischen Wismutnitrat ist aber stets etwas Wismuthydroxyd der Formel

$$Bi{\Large\langle}\genfrac{}{}{0pt}{}{O}{OH} \quad \text{(Mol.-Gew. 241) — Bi-Gehalt } 86{,}3\%$$

beigemengt, dessen relative Menge den Wismutgehalt des Subnitrats wesentlich beeinflussen, also erhöhen wird. Immerhin darf der Gehalt an diesem Hydroxyd über ein Maximum nicht hinausgehen, was in der Angabe eines Höchstgehaltes mit 79,5% zum Ausdruck kommt.

Geglühtes, gelbes Wismutoxyd Bi_2O_3 (Mol.-Gew. **464**) enthält

$$\frac{2 \cdot 208 \cdot 100}{464} = 89{,}65 \text{ metallisches Wismut.}$$

Angenommen 0,68 g basisches Wismutnitrat hätten 0,55 g Wismutoxyd geliefert, so beträgt der Gehalt des basischen Wismutnitrates an metallischem Wismut

$$\frac{0{,}55 \cdot 89{,}65}{0{,}68} = 72{,}5\%.$$

5. Cerussa: Gehalt mindestens 78,9% Blei. (Pb Atom-Gew. 207,1).

Gehaltsbestimmung: Text des D. A. B. 5. *Bleiweiß muß beim Glühen mindestens 85% Bleioxyd hinterlassen, was einem Mindestgehalt von 78,9% Blei entspricht.*

Basisches Bleikarbonat soll. ungefähr die Zusammensetzung

$$2\,PbCO_3 \cdot Pb(OH)_2$$

haben, entsprechend einem Molekulargewicht 775,3 und einem Bleigehalt von

$$\frac{3 \cdot 207{,}1 \cdot 100}{775{,}3} = 80{,}1\%.$$

Die Strukturformel von Bleiweiß ließe sich in folgendem Bilde wiedergeben:

$$\begin{array}{c} \text{CO} \diagup \text{O—Pb—OH} \\ \diagdown \text{O} \diagdown \\ \qquad \text{Pb} \\ \diagup \text{O} \diagup \\ \text{CO} \\ \diagdown \text{O—Pb—OH} \end{array}$$

In unreinen Handelswaren kann der Bleigehalt, je nach der Art des Herstellungsverfahrens, durch beigemengtes Bleisulfat geringer, durch beigemengtes Bleioxyd aber höher als normal sein.

$$\text{Bleisulfat } PbSO_4 \text{ enthält } \frac{207 \cdot 100}{303} = 68{,}3\% \text{ Pb},$$

$$\text{Bleioxyd } PbO \text{ enthält } \frac{207 \cdot 100}{223} = 92{,}8\% \text{ Pb}.$$

Das Arzneibuch schreibt nur einen Mindestgehalt vor, berücksichtigt also Beimengung von Bleioxyd nicht, was offenbar eine Lücke ist.

Berechnung: Angenommen, es hätten 1,7 g basisches Bleikarbonat nach dem Glühen 1,5 g Bleioxyd hinterlassen, so beträgt der Bleigehalt

$$\frac{1{,}5 \cdot 92{,}8}{1{,}7} = 81{,}8\%.$$

6. Chininum ferro citricum: Gehalt 21% Eisen (Fe Atom-Gew. 55,85).

Gehaltsbestimmung: Text des D. A. B. 5. *1 g Eisenchininzitrat wird in einem Porzellantiegel mit Salpetersäure durchfeuchtet; nachdem diese in gelinder Wärme verdunstet ist, wird der Rückstand geglüht, bis alle Kohle verbrannt ist. Es müssen mindestens 0,3 g Eisenoxyd hinter bleiben, das an heißes Wasser nichts abgeben und angefeuchtetes Lackmuspapier nicht bläuen darf.*

Berechnung siehe bei Ferrum lacticum.

7. Ferrum lacticum: Gehalt mindestens 18,9% Eisen, $(CH_3—CH(OH)—COO)_2 Fe$ (Mol.-Gew. 287,98; Fe Atom-Gew. 55,85).

Gehaltsbestimmung: Text des D. A. B. 5. *1 g Ferrolaktat wird in einem Porzellantiegel mit Salpetersäure durchfeuchtet diese in gelinder Wärme verdunstet und der Rückstand geglüht, bis alle Kohle verbrannt ist. Es müssen mindestens 0,27 g Eisenoxyd hinterbleiben, was einem Mindestgehalt von 18,9% Eisen, entsprechend 97,3% Ferrolaktat entspricht. Das hinterbliebene Eisenoxyd darf an Wasser nichts abgeben und angefeuchtetes Lackmuspapier nicht bläuen (Alkalikarbonate).*

Der von dem Arzneibuch verlangte Eisengehalt des Ferrolaktats von

$$18{,}9\% \text{ bleibt etwas hinter dem theoretischen Wert von } \frac{55{,}85 \cdot 100}{288} = 19{,}3\%$$

zurück.

$$\text{Eisenoxyd } (Fe_2O_3 \text{ Mol.-Gew. } 159{,}7) \text{ enthält } \frac{2 \cdot 55{,}85 \cdot 100}{159{,}7} = 69{,}9\%$$

Eisen.

Angenommen, 0,89 g Ferrolaktat hätten beim Glühen 0,248 Eisenoxyd hinterlassen, so würde der Eisengehalt $\dfrac{0,248 \cdot 69,9}{0,89} = 19,4\%$ betragen.

8. Liquor Aluminii acetici: Gehalt 7,3 —8,3% basisches Aluminium-azetat der Zusammensetzung $\begin{array}{c} CH_3\text{—}COO \\ CH_3\text{—}COO \end{array}\!\!>\!Al\text{—}OH$ (Mol.-Gew. 162,2).

Gehaltsbestimmung: Text des D. A. B. 5. *Werden 10 g Alumi-niumazetatlösung mit 100 ccm Wasser verdünnt, zum Sieden erhitzt und mit 5 ccm Ammoniakflüssigkeit versetzt, so entsteht ein Niederschlag von Aluminiumhydroxyd, der beim Glühen 0,23—0,26 g Aluminiumoxyd liefern muß, was einem Gehalt von annähernd 7,3—8,3 % basischem Alu-miniumazetat entspricht.*

Ammoniak fällt aus Aluminiumsalzlösungen weißes voluminöses Aluminiumhydroxyd.

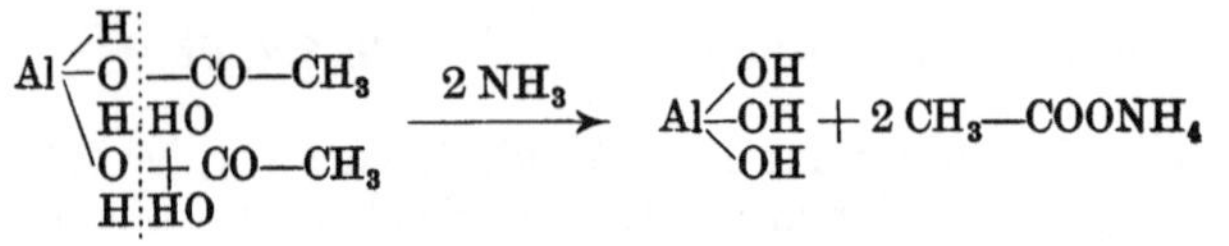

$$\text{Al}\begin{cases} \text{O—CO—CH}_3 \\ \text{H} \mid \text{HO} \\ \text{O} + \text{CO—CH}_3 \\ \text{H} \mid \text{HO} \end{cases} \xrightarrow{2\,\text{NH}_3} \quad \text{Al}\begin{cases} \text{OH} \\ \text{OH} \\ \text{OH} \end{cases} + 2\,\text{CH}_3\text{—COONH}_4$$

Beim Glühen entsteht unter Wasserverlust Aluminiumoxyd.

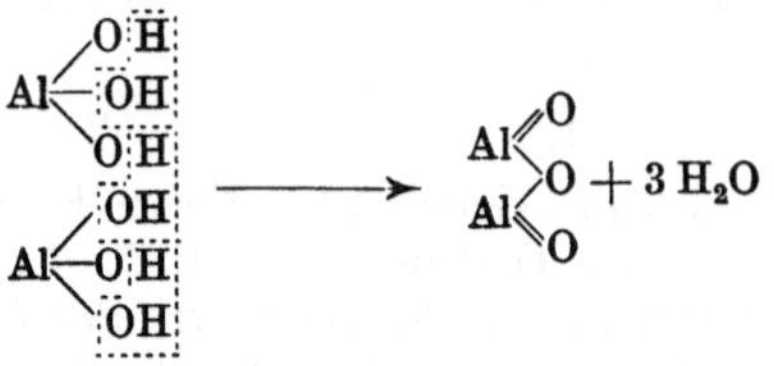

$$\left.\begin{array}{c} \text{Al}\begin{cases} \text{O} \mid \text{H} \\ \text{OH} \\ \text{O} \mid \text{H} \end{cases} \\ \text{Al}\begin{cases} \text{OH} \\ \text{O} \mid \text{H} \\ \text{OH} \end{cases} \end{array}\right\} \longrightarrow \quad \begin{array}{c}\text{Al}\!\!\diagdown\!\!\begin{array}{c}\text{O}\\ \text{O}\end{array} \\ \text{Al}\!\!\diagup\!\!\begin{array}{c}\\ \text{O}\end{array}\end{array} + 3\,\text{H}_2\text{O}$$

Basisches Aluminiumazetat enthält 31,5% Aluminiumoxyd Al_2O_3 (Mol.-Gew. 102,2).

$$\frac{\left(\dfrac{102,2}{2}\right) \cdot 100}{162,2} = 31,5.$$

Angenommen, 12,4 g Aluminiumazetatlösung hätten 0,295 g Alumi-niumoxyd geliefert, so beträgt der Gehalt an basischem Aluminiumazetat 7,5%.

$$\frac{0,295 \cdot 100}{12,4} = 2,37\% \; Al_2O_3\,,$$

$$\frac{2,37 \cdot 100}{31,5} = 7,5\% \text{ basisches Azetat.}$$

9. Magnesium carbonicum: Gehalt mindestens 24% Magnesium (Mg Atom-Gew. 24,3).

Gehaltsbestimmung: Text des D. A. B. 5. *0,5 g basisches Magne-siumkarbonat müssen beim Glühen mindestens 0,2 g Rückstand hinter-lassen, was einem Mindestgehalt von 24% Magnesium entspricht.*

Basisches Magnesiumkarbonat wird durch Fällen einer Magnesiumsulfatlösung mit Sodalösung erhalten. Der unter Kohlensäureentwicklung ausfallende weiße Niederschlag ist nicht einheitlich zusammengesetzt. Gewöhnlich wird er als ein Gemenge neutralen Karbonats $MgCO_3$ und Hydroxyds $(Mg(OH)_2$ mit folgenden Formeln wiedergegeben:

$$3\,MgCO_3 + Mg(OH)_2 + 3\,H_2O,$$
$$4\,MgCO_3 + Mg(OH)_2 + 4\,H_2O.$$

Wäre das richtig, so müßte man aus einer wässerigen Suspension des basischen Karbonats nach der Filtration das neutrale kohlensaure Magnesium $MgCO_3 + 3\,H_2O$, das im Wasser löslich ist, isolieren können. Das ist aber nicht der Fall. Neutrales Karbonat enthält die Lösung erst nach dem Einleiten von Kohlensäure. Es dürfte deshalb den Tatsachen besser entsprechen, das offizinelle basische Magnesiumkarbonat als zwei oder mehr „einheitlich" zusammengesetzte basische Salze anzusprechen und sie durch folgende Formelbilder auszudrücken:

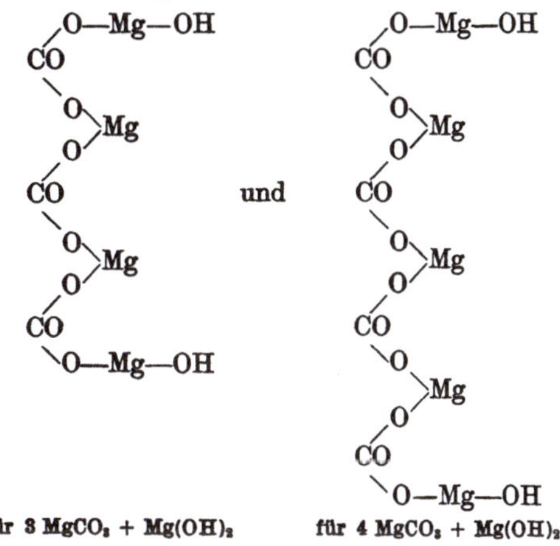

Nun verlangt das Arzneibuch von dem offizinellen basischen Magnesiumkarbonat einen Mindestmagnesiumgehalt von 24%, und es wäre zu untersuchen, was damit gesagt wird.

Neutrales Karbonat $MgCO_3 + 3\,H_2O$ (Mol.-Gew. 138,3) enthält $\dfrac{24{,}32 \cdot 100}{138{,}3} = \mathbf{17{,}6\%}$ Magnesium.

Basische Karbonate $\cdot\ 3\,MgCO_3 \cdot Mg(OH)_2 + 3\,H_2O$ (Mol.-Gew. 365,2) enthält $\dfrac{4 \cdot 24{,}32 \cdot 100}{365{,}2} = \mathbf{26{,}6\%}$ Magnesium und $4\,MgCO_3 \cdot Mg(OH)_2 + 4\,H_2O$ (Mol.-Gew. 467,5) enthält $\dfrac{5 \cdot 24{,}32 \cdot 100}{467{,}5} = \mathbf{26{,}0\%}$ Magnesium.

Magnesiumoxyd MgO (Mol.-Gew. 40,3) enthält $\dfrac{24{,}32 \cdot 100}{40{,}3} = \mathbf{60{,}3\%}$ Magnesium.

Berücksichtigt man, daß die basischen Karbonate geringe Mengen Feuchtigkeit enthalten können, so wird auf diese der geforderte

Mindestmagnesiumgehalt von 24 % gut stimmen. Nun kann es aber vorkommen, daß beim Trocknen, besonders bei Temperaturen über 100°, das basische Karbonat unter Kohlensäureverlust und Wasserabgabe zum Teil in Magnesiumoxyd übergeht. Solch eine kohlensäureärmere Magnesia wird dann einen höheren Magnesiumgehalt haben. Derartig minderwertige Handelswaren wären aber nach den Forderungen des Arzneibuches trotzdem zulässig, weil nur ein Mindestgehalt und kein Höchstgehalt vorgeschrieben ist. Es müßten etwa 27—28% Höchstgehalt an Magnesium vorgeschrieben werden.

Wird basisches Magnesiumkarbonat geglüht, so bleibt reines Oxyd MgO zurück.

$$\left.\begin{array}{r} 3\,MgCO_3 \\ Mg(OH)_2 \end{array}\right\} \longrightarrow 4\,MgO + 3\,CO_2 + H_2O\,.$$

Angenommen, es hätte 0,52 g basisches Magnesiumkarbonat 0,215 g Magnesiumoxyd geliefert, so beträgt der Magnesiumgehalt

$$\frac{0,215 \cdot 60,3}{0,52} = 24,9\%.$$

10. Natrium bicarbonicum: Gehalt des über Schwefelsäure getrockneten Salzes mindestens 98% Natriumbikarbonat.

Gehaltsbestimmung: Text des D. A. B. 5. *Über Schwefelsäure getrocknetes Natriumbikarbonat darf beim Glühen höchstens 63,8% Rückstand hinterlassen, was einem Mindestgehalt von 98% Natriumbikarbonat in dem getrockneten Salze entspricht.*

Durch Verglühen von Natriumbikarbonat soll eine eventueller Gehalt an Natriummonokarbonat ermittelt werden. Das offizinelle Salz soll zu 98% aus reinem $NaHCO_3$ bestehen. Natriumbikarbonat zerfällt beim Glühen glatt in Natriumkarbonat, Kohlensäure und Wasser.

$$2\,NaHCO_3 \longrightarrow Na_2CO_3 + CO_2 + H_2O$$

Mol.-Gew.　$2 \cdot 84 = 168$　　106　　44　　18.

Reines Bikarbonat liefert also $\dfrac{106 \cdot 100}{168} = 63,1\%$ Glührückstand.

Karbonathaltiges Bikarbonat würde einen höheren Glührückstand geben.

Angenommen, es hätten 1,42 g Natriumbikarbonat 0,914 g Glührückstand ergeben, so beträgt dieser $\dfrac{0,914 \cdot 100}{1,42} = 64,3\%$. Daraus berechnet sich der Gehalt an Bikarbonat zu $\dfrac{63,1 \cdot 100}{64,3} = 98\%$.

11. Kalium bicarbonicum: Beim Glühen sollen 69% Rückstand hinterbleiben.

Kaliumbikarbonat zerfällt beim Glühen in Kaliumkarbonat, Kohlensäure und Wasser.

$$2\,KHCO_3 \longrightarrow K_2CO_3 + CO_2 + H_2O$$

Mol.-Gew. $2 \cdot 100 = 200$　　138　　44　　18

Kaliumbikarbonat liefert also beim Glühen $\dfrac{138 \cdot 100}{200} = 69\%$ Kaliumkarbonat. Das Arzneibuch verlangt diesen theoretischen Wert.

12. Magnesium sulfuricum siccum: Gehalt mindestens 70% wasserfreies Magnesiumsulfat.

Gehaltsbestimmung: Text des D.A.B.5. *Beim schwachen Glühen
darf getrocknetes Magnesiumsulfat höchstens 30% an Gewicht verlieren.*

Magnesiumsulfat $MgSO_4$ kristallisiert bei gewöhnlicher Temperatur
mit 7 H_2O, bei 70° mit 6 H_2O Kristallwasser.

Beim Erhitzen des Salzes auf 100° entweicht das Kristallwasser bis
auf 2 Mol.; bei 150° bleibt nur noch 1 Mol. zurück, das erst über 200°
entweicht.

Da Magnesiumsulfat durch Erhitzen mit Dampf entwässert wird,
wird das offizinelle Salz ungefähr 2 Mol. Kristallwasser enthalten. Das
Arzneibuch läßt, wenn es mindestens 70% Rückstand fordert, aber fast
3 Mol. Kristallwasser zu, was aus folgender Tabelle hervorgeht:

$$MgSO_4 \text{ wasserfrei} \qquad\qquad 100\% \; MgSO_4$$

$$MgSO_4 + H_2O \quad \frac{120{,}3 \cdot 100}{138{,}3} = \; 87\% \; MgSO_4$$

$$MgSO_4 + 2H_2O \; \frac{120{,}3 \cdot 100}{156{,}3} = \; 77\% \; MgSO_4$$

$$MgSO_4 + 3H_2O \; \frac{120{,}3 \cdot 100}{174{,}3} = \; 69\% \; MgSO_4$$

Berechnung. Angenommen, 1,6 g trockenes Magnesiumsulfat hinterlassen 1,2 g Rückstand, so beträgt der Gehalt an wasserfreiem Magnesiumsulfat

$$\frac{1{,}2 \cdot 100}{1{,}6} = 75 \; \% \; .$$

13. Natrium sulfuricum siccum: Entwässertes Natriumsulfat soll bei
mäßigem Glühen höchstens 11,4% an Gewicht verlieren.

Natriumsulfat kristallisiert normal mit 10 Mol. Kristallwasser.

Aus einer übersättigten Lösung scheidet sich ein Salz mit 7 Mol.
Kristallwasser ab. Wird eine bei 33° gesättigte Lösung hoher erhitzt, so
erhält man ein Salz mit 1 Mol. Kristallwasser; das ist das offizinelle Natrium sulfuricum siccum. Bei schwachem Glühen entweicht dieses Kristallwasser und es bleibt wasserfreies Natriumsulfat zurück,

$$Na_2SO_4 \cdot H_2O \longrightarrow Na_2SO_4 + H_2O \,,$$
$$\text{Mol.-Gew.} \quad 160 \qquad\qquad 142 \qquad 18$$

und zwar zu $\dfrac{142 \cdot 100}{160} = 88{,}6\%$.

Das Arzneibuch fordert mit 11,4% Glühverlust den theoretischen
Wert.

14. Calcium phosphoricum: Kalziumphosphat soll beim Glühen 25—26,2% an Gewicht verlieren.

Das offizinelle Kalziumphosphat soll hauptsächlich sekundäres Salz $CaHPO_4 \cdot 2\,H_2O$ sein. Beim Glühen entweicht außer den beiden Mol. Kristallwasser noch ein Molekül Wasser, was zur Bildung von Kalziumpyrophosphat führt.

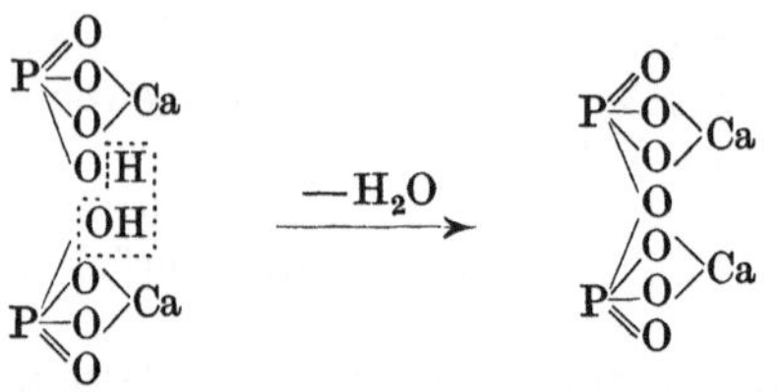

$$\text{2 Mol. sekundäres Kalziumphosphat} \quad -H_2O \rightarrow \quad \text{1 Mol. Kalziumpyrophosphat}$$

2 Mol. sekundäres Kalziumphosphat Mol.-Gew. $2 \cdot 172 = 344$	1 Mol. Kalziumpyrophosphat Mol.-Gew. 254

Sekundäres Kalziumphosphat liefert also beim Glühen

$$\frac{254 \cdot 100}{344} = 73{,}8\%$$

Rückstand, verliert also 26,2% Wasser. Da das offizinelle Salz stets geringe Mengen wasserfreies Trikalziumphosphat $Ca_3(PO_4)_2$ enthält, so wird die Gewichtsabnahme beim Glühen etwas geringer sein. Diesen Verhältnissen trägt das Arzneibuch Rechnung, indem es als unterste Grenze nur 25% Glühverlust fordert.

c) Bestimmung des Verbrennungs- oder Ascherückstandes.

Als Verbrennungsrückstand bezeichnet man die bei der Verbrennung organischer Substanzen verbleibende Asche.

Das Arzneibuch schreibt Aschebestimmungen für alle offizinellen, einheitlich zusammengesetzten, festen Kohlenstoffverbindungen vor, dann aber auch für eine Reihe von Drogen, vegetabilischen Ursprunges, meistens Harzen. Bei ersteren besteht die Asche, falls solche überhaupt zurückbleibt — denn die meisten Kohlenstoffverbindungen verbrennen restlos zu Kohlensäure und Wasser —, aus Kohlenstoff. Die Menge dieses Kohlenstoffs soll, mit wenigen Ausnahmen, nicht mehr als 0,1% betragen. Die Feststellung des Aschegewichtes hat den Zweck, Verunreinigungen oder auch absichtliche Verfälschungen mit anorganischen, mineralischen Stoffen aufzudecken. So kann es vorkommen, daß Chinin mit Kochsalz verfälscht ist, oder daß eine Weinsäure kalkhaltig ist. Feuerbeständige Stoffe würden, auch wenn sie nur zu 1% beigemengt wären, die Asche von 1 g Substanz um 1 cg erhöhen, wogegen der zulässige Aschegehalt nur 1 mg betragen würde.

Derartige Verfälschungen werden sich aus den Ascherückständen mit Sicherheit feststellen lassen. Sind aber die Verfälschungsmittel organischer Natur, wie z. B. Zucker, so wird man mittels Veraschung eine Verfälschung nur schwierig nachweisen können.

Immerhin werden solche Fälle zu den Seltenheiten gehören, und es dürfte den Aschebestimmungen der organischen Verbindungen (siehe Tabelle 1, unten) deshalb kaum große praktische Bedeutung zuzumessen sein.

Anders liegen die Verhältnisse bei den Drogen (siehe Tabelle 2, Seite 164).

Die Verbrennungsrückstände dieser sind bedeutend höher, sie liegen zwischen 1—16% und enthalten außer unverbranntem Kohlenstoff die in den Drogen vorkommenden Mineralsalze.

Hier soll durch die Aschebestimmung festgestellt werden, ob die Stoffe vielleicht einer Extraktion schon unterworfen waren. Extrahierte Harze werden einen höheren, extrahierte Pflanzenpulver einen niederen Aschegehalt aufweisen.

Ausführung. In einem geräumigen, genau gewogenen Porzellantiegel werden von den Stoffen der Tabelle 1 ungefähr 1—2 g, von den Stoffen der Tabelle 2 ungefähr 0,5—1 g genau abgewogen. Der auf ein Tondreieck eines Dreifußes schräg gelegte Tiegel wird anfangs gelinde mit bewegter Bunsenflamme, dann mit untergestellter Flamme so lange erhitzt, bis die Asche grau oder weiß geworden ist.

Nach dem Erkalten im Exsikkator wird der Tiegel gewogen.

Die Berechnung der Asche in Prozenten erfolgt nach dem Ansatz

$$\frac{a \cdot 100}{b},$$

worin a die ermittelte Asche und b das Gewicht der Substanz bedeuten.

Tabelle der Verbrennungsrückstände in Gewichtsprozenten.

1. Kohlenstoffverbindungen.

1. Acidum camphoricum	höchstens	0,1
2. Acidum citricum	,,	0,1
3. Acidum diaethylbarbituricum	,,	0,1
4. Acidum gallicum	,,	0,1
5. Acidum salicylicum	,,	0,1
6. Acidum tannicum	,,	0,2
7. Acidum tartaricum	,,	0,1
8. Acidum trichloraceticum		0,0
9. Adeps Lanae anhydricus	höchstens	0,1
10. Apomorphinum hydrochloricum	,,	0,1
11. Aethylmorphin hydrochloricum	,,	0,1
12. Agaricin	,,	0,1
13. Anaesthesin	,,	0,1
14. Arecolinum hydrobromicum	,,	0,1
15. Atropinum sulfuricum	,,	0,1
16. Chininum hydrochloricum	,,	0,1
17. Chininum sulfuricum	,,	0,1
18. Chininum tannicum	,,	0,2
19. Chloralum formamidatum	,,	0,1

Tabelle der Verbrennungsrückstände in Gewichtsprozenten.
(Fortsetzung.)

20. Chloralhydrat	höchstens	0,1
21. Chrysarobin	,,	0,25
22. Cocain hydrochloricum	,,	0,1
23. Coffein	,,	0,1
24. Diaethylmorphin	,,	0,1
25. Eucain B.	,,	0,1
26. Guajacolum carbonicum	,,	0,1
27. Hexamethylentetramin	,,	0,1
28. Homatropinum hydrobromicum	,,	0,1
29. Hydrastinin hydrochloricum	,,	0,1
30. Jodoform	,,	0,1
31. Lactylphenitidin	,,	0,1
32. Methylsulfonal	,,	0,1
33. Morphinum hydrochloricum	,,	0,1
34. Naphthalin	,,	0,1
35. Naphthol	,,	0,1
36. Phenolphthalein	,,	0,1
37. Novocain	,,	0,1
38. Phenylum salicylicum	,,	0,1
39. Physostygminum salicylicum	,,	0,1
40. Pilocarpinum hydrochloricum	,,	0,1
41. Podophyllinum	,,	0,5
42. Pyramidon	,,	0,1
43. Pyrazolon-phenyl-dimethyl	,,	0,1
44. Pyrazolon-phenyl-dimethyl-salicyl	,,	0,1
45. Pyrogallol	,,	0,1
46. Saccharum	,,	0,1
47. Saccharum Lactis	,,	0,25
48. Santonin	,,	0,1
49. Scopolaminum hydrobromicum	,,	0,1
50. Stovain	,,	0,1
51. Strychninum nitricum	,,	0,1
52. Sulfonal	,,	0,1
53. Tannalbin	,,	0,2
54. Tannigen	,,	0,1
55. Tannoform	,,	0,2
56. Terpinhydrat	,,	0,1
57. Theophyllin	,,	0,1
58. Thymol	,,	0,1
59. Tropacocain hydrochloricum	,,	0,1
60. Veratrinum	,,	0,1

2. Drogen.

1. Benzoe	höchstens	2,0
2. Carragheen	,,	16,0
3. Catechu	,,	6,0
4. Euphorbium	,,	10,0
5. Galbanum	,,	10,0
6. Gelatina	,,	2,0
7. Gossypium depuratum	,,	0,3
8. Gummi arabicum	,,	5,0
9. Gutti	,,	1,0

Tabelle der Verbrennungsrückstände in Gewichtsprozenten.
(Fortsetzung.)

10. Manna	höchstens 3,0
11. Myrrha	„ 7,0
12. Rhizoma Calami pulv.	„ 6,0
13. Rhizoma Rhei.	„ 12,0
14. Succus Liquiritiae	mindestens 5,0 höchstens 11,0
15. Succus Liquiritiae depurat.	„ 11,0
16. Tragacanth.	„ 3,5
Ferner:	
17. Sulfur depuratus	„ 1,0
18. Sulfur praecipitatus	„ 0,5
19. Sulfur sublimatus	„ 1,0

d) Bestimmung eines aus einer Substanz isolierten Bestandteils.

In folgenden 14 offizinellen Präparaten werden die zu ermittelnden
Bestandteile entweder mechanisch mit Hilfe eines geeigneten Lösungs-
mittels extrahiert und auf diese Weise zur Wägung gebracht, oder es
werden die gesuchten Bestandteile auf chemischem Wege abgeschieden
und dann, entweder in reiner Form oder in Form ihrer Umwandlungs-
produkte gewogen.

In vielen Fällen lassen sich die gesuchten Anteile durch Ausschütteln
mit Äther, Chloroform, Ligroin usw. den wässerigen Substanzlösungen
entziehen. Die Lösungsmittel werden nach Abtrennung der wässerigen
Schicht verdunstet und der Rückstand bei 100° getrocknet und gewogen.

In anderen Fällen sind die Trennungsmethoden komplizierter. Sie
erfolgt oft unter Anwendung eines Reagens, welches den gesuchten Bestandteil in Freiheit setzt oder mit diesem eine neue abtrennbare Verbindung eingeht. Die Ausführung dieser Operationen ist bei den einzelnen Substanzen ausführlich beschrieben.

Es werden isoliert aus

1. Cantharides	Kantharidin
2. Chininum ferro-citricum	Chinin
3. Chininum tannicum	Chinin
4. Coffeinum Natr. salicylicum	Koffein
5. Cresolum crudum	Trinitrokresol
6. Liquor Cresoli saponatus	Kresol
7. Manna	Mannit
8. Pastilli Santonini	Santonin
9. Rhizoma Rhei.	Extrakt
10. Sapo kalinus	Fettsäuren
11. Styrax crudus.	Extrakt
12. Tannalbin	Gerbsäure
13. Theobromin Natr. salicylicum	Theobromin
14. Tubera Jalapae	Harz

1. Cantharides: Gehalt mindestens 0,8% Kantharidin (Mol.-Gew. 196).

Gehaltsbestimmung: Text des D. A. B. 5. *15 g mittelfein gepulverte spanische Fliegen übergießt man in einem Arzneiglase mit 150 g Chloroform und 2 g Salzsäure, läßt das Gemisch unter häufigem Umschütteln 24 Stunden lang stehen und filtriert alsdann 102 g der Chloroformlösung (= 10 g spanische Fliegen) durch ein trockenes, gut bedecktes Filter von 12 cm Durchmesser in ein gewogenes, leichtes Kölbchen. Hierauf destilliert man das Chloroform bei mäßiger Wärme vollständig ab, übergießt den Rückstand nach dem Erkalten mit 10 ccm Petroleumbenzin und läßt die Mischung unter zeitweiligem Umschwenken 12 Stunden lang in dem geschlossenen Gefäß stehen. Alsdann filtriert man die Flüssigkeit durch ein bei 100° getrocknetes, gewogenes Filter von 5 cm Durchmesser, das mit Petroleumbenzin durchfeuchtet ist, übergießt das Ungelöste unter Umschwenken viermal mit je 5 ccm Petroleumbenzin und filtriert auch diesen durch dasselbe Filter, ohne dabei auf die an den Wandungen des Kölbchens haftenden Kristalle Rücksicht zu nehmen. Nachdem die Ränder des Filters noch durch Auftropfen von 5 ccm Petroleumbenzin ausgewaschen sind, trocknet man das Kölbchen und das Filter bei 30—40°. Hierauf wäscht man das Kölbchen und das Filter mit kleinen Mengen Wasser, dem auf je 10 ccm 1 Tropfen Ammoniumkarbonatlösung zugefügt ist, so lange aus, bis die ablaufende Flüssigkeit kaum noch gefärbt erscheint und wäscht schließlich noch einmal mit 5 ccm Wasser nach. Dann trocknet man Kölbchen und Filter zunächst bei 40—50°, bringt darauf das Filter mit Inhalt in das Kölbchen und trocknet noch so lange bei 100°, bis keine Gewichtsabnahme mehr erfolgt. Sollte so das erhaltene Kantharidin nicht gut kristallinisch, sondern harzig oder dunkel gefärbt sein, so zieht man es wiederholt mit heißem Azeton aus, filtriert die Lösung durch ein kleines Filter in ein gewogenes Kölbchen, wäscht das Filter mit Azeton nach, verdampft das Azeton bei gelinder Wärme und trocknet den Rückstand bei 100° bis zum gleichbleibenden Gewicht. Das Gewicht des kristallinischen Rückstandes muß mindestens 0,08 g betragen, was einem Mindestgehalt von 0,8% Kantharidin entspricht.*

Die Konstitution des Kantharidins ist noch nicht ganz aufgeklärt. Durch Wasseraufnahme wird es in Kantharidinsäure $C_{10}H_{14}O_5$ übergeführt, gilt deshalb als inneres Anhydrid dieser Säure.

Die Methode der Gehaltsbestimmung der Kanthariden an Kantharidin beruht auf der Löslichkeit des Kantharidins in salzsäurehaltigem Chloroform. Das Lösungsmittel nimmt aber noch Fett und andere organische Bestandteile der Kanthariden auf. Von diesen wird das Kantharidin befreit durch Fällung mit Benzin. Kantharidin ist in Benzin unlöslich und scheidet sich ab, während andere chloroformlösliche Stoffe gelöst bleiben. Wird das Kantharidin nicht sogleich kristallinisch erhalten, so kristallisiert man aus heißem Azeton um.

Berechnung. Angenommen, es hätten 102 g eines zehnprozentigen Chloroformauszuges (= 10 g Kanthariden) 0,082 g Rückstand geliefert, so beträgt der Gehalt an Kantharidin

$$\frac{0,082 \cdot 100}{10} = 0,82\%.$$

2. Chininum ferro-citricum: Gehalt 9—10% Chinin.

Gehaltsbestimmung: Text der D. A. B. 5. *Wird eine Lösung von 1 g des bei 100° getrockneten Eisenchininzitrats in 5 ccm Wasser mit Natronlauge bis zur stark alkalischen Reaktion versetzt und viermal mit je 10 ccm Äther unter Vermeidung starken Schüttelns ausgezogen, so müssen die abgehobenen klaren Ätherschichten nach dem Verdunsten des Äthers und Trocknen des Rückstandes bei 100° mindestens 0,09 g Chinin liefern.*

Berechnung siehe unten.

2. Chininum tannicum: Gehalt 30—32% Chinin.

Gehaltsbestimmung: Text des D. A. B. V. *Wird 1 g des bei 100° getrockneten Chinintannats mit 5 ccm Wasser gemischt, das Gemisch mit Natronlauge bis zur stark alkalischen Reaktion versetzt und viermal mit je 10 ccm Äther ausgeschüttelt, so müssen nach dem Verdunsten der abgehobenen klaren Ätherschichten und Trocknen des Rückstandes bei 100° mindestens 0,3 g Chinin zurückbleiben.*

Man nehme das Ausschütteln mit Äther in zwei Scheidetrichtern vor derart, daß man die alkalische wässerige Flüssigkeit in den leeren abfließen läßt. Der zurückbleibende Äther wird erst nach vollständiger Klärung in ein tariertes Kölbchen gelassen, in dem das isolierte Chinin nach dem Verdunsten gewogen wird.

Natronlauge macht die ätherlösliche Chininbase aus ihren Verbindungen frei, mit den abgespaltenen Säuren wasserlösliche Salze bildend, z. B.

Chinintannat + NaOH = Chinin + Natriumtannat.

Berechnung. Angenommen, es wären aus 1,37 g Chinintannat 0,435 g Chinin isoliert, so beträgt der Chiningehalt:

$$\frac{0,435 \cdot 100}{1,37} = 31,7\%.$$

4. Coffeinum Natrium salicylicum: Gehalt 43,8% Koffein.

Gehaltsbestimmung: Text der D. A. B. 5. *Wird die Lösung von 1 g Koffein-Natriumsalizylat in 5 ccm Wasser viermal mit je 5 ccm Chloroform ausgeschüttelt, so müssen nach dem Verdunsten des Chloroforms und Trocknen des Rückstandes bei 100° mindestens 0,4 g Koffein hinterbleiben.*

Die Zusammensetzung des nach Angabe des Deutschen Arzneibuches hergestellten Koffein-Natriumsalizylats berechnet sich zu

45,45 % Koffein
und 54,54 % Natriumsalizylat.

Unter Berücksichtigung des zulässigen Feuchtigkeitsgehaltes von 5% kann sich das Verhältnis ändern in

43,18% Koffein,
51,82% Natriumsalizylat.

Nun fordert das Arzneibuch einen Koffeingehalt von 43,8%, also einen höheren Gehalt, als ein Präparat mit 5% Feuchtigkeit haben kann.

Andererseits gibt es an, daß die aus 1 g Substanz isolierte Menge Koffein **mindestens 0,4 g** betragen soll; das wären aber nur 40%. Den Verhältnissen würde besser entsprochen werden, wenn ein Mindestgehalt von etwa 43% und ein Höchstgehalt von 45,5% vorgeschrieben wäre.

Exakte Bestimmungen können natürlich nur nach Ermittlung des Feuchtigkeitsgehaltes ausgeführt worden. Die Substanz ist deshalb vorher bei 100° zu trocknen.

Berechnung. Angenommen, es hätten 1,18 g des getrockneten Salzes 0,516 g Chloroform löslichen Rückstand hinterlassen, so beträgt der Koffeingehalt:

$$\frac{0{,}516 \cdot 100}{1{,}18} = 43{,}7\%.$$

5. Cresolum crudum: Gehalt mindestens 50% m-Kresol

$$C_6H_4\Big\langle{}^{OH\ (1)}_{CH_3\ (3)} \quad (\text{Mol.-Gew.} = 108{,}06).$$

Gehaltsbestimmung: Text des D. A. B. 5. *In einem weithalsigen Kolben von etwa 1 l Inhalt erhitzt man 10 g rohes Kresol und 30 g Schwefelsäure 1 Stunde lang auf dem Wasserbade. Das Gemisch kühlt man auf Zimmertemperatur ab, fügt 90 ccm rohe Salpetersäure hinzu und löst sofort durch behutsames Umschwenken. Nach Beendigung der nach etwa 1 Minute eintretenden, heftig verlaufenden Reaktion läßt man den Kolben noch 15 Minuten lang stehen, gießt dann den Inhalt in eine Porzellanschale, die 40 ccm Wasser enthält und spült den Kolben mit ebensoviel Wasser nach. Nach 2 Stunden zerkleinert man die entstandenen Kristalle mit einem Pistill, bringt sie auf ein Saugfilter und wäscht in kleinen Anteilen mit 100 ccm Wasser, die man vorher zum Ausspülen des Kolbens und der Schale benutzt hat, nach. Die Kristalle werden mit dem Filter 2 Stunden lang bei 100° getrocknet und nach dem Erkalten gewogen, wobei man ein Filter von gleicher Größe als Gegengewicht benutzt. Die Menge des so erhaltenen Trinitro-m-Kresols muß mindestens 8,7 g betragen; sein Schmelzpunkt darf nicht unter 105° liegen.*

Das rohe Kresol, früher Acidum carbolicum crudum genannt, kommt in sehr verschiedenen Stärken von 10—100% in den Handel. Es sind dieses mehr oder minder dunkel oder hellbraun gefärbte Flüssigkeiten, die neben wenig Phenol hauptsächlich Kresole (Methylphenole), und zwar

vorwiegend meta-Kresol der Formel enthalten sollen.

Das offizinelle Cresolum crudum soll einen Gehalt von **50%** an meta-Kresol haben; ein solches Kresol soll zu **90%** zwischen **199 und 204°** sieden.

Die Gehaltsermittlung an m-Kresol beruht auf der Überführung des Kresols in Trinitrokresol über die Sulfosäure.

$$\text{(Kresol)} + H_2SO_4 = \text{(Kresolsulfosäure)} + H_2O$$

$$\text{(Kresolsulfosäure)} + 3\,HNO_3 = \text{(Trinitrokresol)} + H_2SO_4 + 2\,H_2O$$

Dieses Trinitrokresol bildet gelblichweiße Kristalle, die in Wasser fast unlöslich oder schwer löslich sind.

Würde die Reaktion quantitativ verlaufen, so müßten 10 g 50% Kresol 11,25 Trinitrokresol liefern, was sich folgendermaßen berechnet:

Kresol (Mol.-Gew. 108),
Trinitrikresol (Mol.-Gew. 243).

$$10 \text{ g Kresol (100\%) müßten } \frac{243 \cdot 10}{108} = 22,5 \text{ g Trinitrokresol liefern}$$

und ein 50 prozentiges Kresol $\dfrac{22,5}{2} = 11,25$ g Trinitrokresol geben. Die Umsetzung erfolgt aber nicht quantitativ; die Ausbeute ist experimentell durchschnittlich auf 8,7 g bestimmt.

Die Berechnung kann deshalb hier nicht nach den Molekulargewichten erfolgen, sondern der Kresolgehalt muß nach dem Ansatz

$$\frac{\text{gefundene Menge Trinitrokresol, aus 10 g Kresol} \cdot 50}{8,7}$$

berechnet werden.

Angenommen, es hätten 10 g Cresolum crudum nur 6,4 g Trinitrokresol geliefert, so wäre das Kresol

$$\frac{6,4 \cdot 50}{8,7} = 36,8 \text{ prozentig.}$$

Zu dieser recht umständlichen Untersuchungsmethode sei bemerkt, daß es nur bei einigermaßen einwandfreien Handelssorten gelingt, des Trinitrokresols habhaft zu werden. Enthält das Kresol wesentliche Menge von Phenolen oder Harzen, so besteht das Reaktionsprodukt nach Einwirkung der Salpetersäure aus einer zähen Schmiere, aus der ein einheitlicher Körper nicht zu isolieren ist. In solchen Fällen wird aber die fraktionierte Destillation schon über die Frage der Verwendbarkeit der Ware Auskunft geben.

6. Liquor Cresoli saponatus: Gehalt annähernd 50% rohes Kresol.

Gehaltsbestimmung: Text des D. A. B. 5. *20 g Kresolseifen-lösung werden in einem Kolben mit 60 g Wasser verdünnt, mit Dimethyl-aminoazobenzollösung versetzt und mit Schwefelsäure bis zur Rotfärbung angesäuert. Hierauf wird mit Wasserdampf destilliert. Sobald das anfangs milchig-trübe Destillat klar übergeht, wird die Kühlung abgestellt und*

*weiter destilliert, bis Dampf aus dem Kühlrohr auszutreten beginnt. Als-
dann wird die Kühlung wieder angestellt und die Destillation noch weitere
5 Minuten lang fortgesetzt. Das Destillat wird mit 20 g Natriumchlorid
versetzt und mit 80 g Äther kräftig ausgeschüttelt (Scheidetrichter). Von der
abgehobenen Ätherschicht wird der Äther abdestilliert; das zurückbleibende
Kresol wird in aufrecht stehendem Kolben 40 Minuten lang bei 100° getrocknet und dann gewogen. Das Gewicht muß mindestens 9,5 g betragen.*

Kresolseifenlösung ist eine alkoholisch wässerige Lösung von Kresol-
kalium in Kaliseife. Schwefelsäure zersetzt diese Lösung in Fettsäure
und Kresol. Letzteres ist mit Wasserdämpfen flüchtig und wird durch
die Destillation mit Wasserdampf abgetrennt. Rundkolben und Kühler

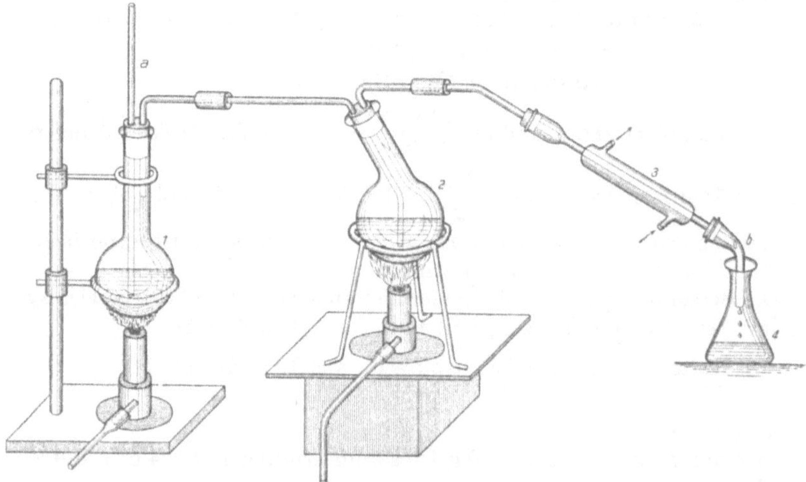

Fig. 29.   Wasserdampfdestillation.

werden mittels kniegebogener Glasröhren und Gummischlauch miteinander
verbunden. In dem zur Hälfte mit Wasser gefüllten Literkolben 1
reicht das Steigrohr *a* bis auf den Boden, ebenso das **abwärts** gebogene
Dampfzuleitungsrohr in dem 250 ccm fassenden Kolben 2, in dem sich
die Kresolseifenlösung befindet. Vorstoß *b* schützt vor Verlusten, wenn
das Destillat nicht gut gekühlt ist. Kolben 1 wird stark erhitzt, Kolben 2
nur mäßig, um Ansammlung größerer Mengen Kondensationswasser zu
verhüten. Das wässerige Destillat wird mit Kochsalz gesättigt. Das
Kresol läßt sich dann vollständig der wässerigen Lösung durch Äther entziehen. Wegen der Flüchtigkeit des Kresols darf nicht länger als 40 Minuten bei 100° getrocknet werden.

Beträgt der aus 20 g Kresolseifenlösung gewonnene Ätherrückstand
9,2 g, so enthält die Seife $\dfrac{9,2 \cdot 100}{20} = 46\%$ rohes Kresol.

7. Manna: Gehalt mindestens 75% Mannit.

Gehaltsbestimmung: Text des D. A. B. 5. *2 g Manna werden mit 2 ccm Wasser und 40 ccm Weingeist 1 Stunde lang am Rückflußkühler gekocht; die Mischung wird heiß durch ein Wattebäuschchen filtriert, dieses mit 10 ccm heißem Weingeist nachgewaschen und das alkoholische Filtrat eingedampft. Der Rückstand muß nach dem Trocknen bei 100° wenigstens 1,5 g betragen, was einem Mindestgehalt von 75% Mannit entspricht.*

Mannit ist ein sechswertiger Alkohol der Formel:

$$\begin{array}{c} CH_2\text{---}OH \\ | \\ CH\text{---}OH \\ | \\ CH\text{---}OH \\ | \\ CH\text{---}OH \\ | \\ CH\text{---}OH \\ | \\ CH_2\text{---}OH \end{array}$$

der im Gegensatz zu den in der Manna befindlichen Zuckerarten (Kohlehydraten) in Alkohol löslich ist; er bildet feine weiße Nadeln oder Prismen vom Schmelzpunkt 166° und ist optisch aktiv.

8. Pastilli Santonini: Gehalt einer Pastille annähernd 0,025 g Santonin.

Gehaltsbestimmung: Text des D. A. B. 5. *Werden 4 Santoninpastillen fein gepulvert und mit warmem Chloroform ausgezogen, so darf das Gewicht des beim Verdunsten des Chloroforms verbleibenden Rückstandes nicht weniger als 0,09 g und nicht mehr als 0,1 g betragen.*

Der hohe Preis des Santonins verleitet die Fabrikanten von Santoninzeltchen vielfach, den Gehalt zu verringern. Nun ist es aber leicht, Santonin durch andere, ebenfalls chloroformlösliche, harmlose aber billigere Substanzen zu ersetzen. Man wird in solchen Fällen wohl das richtige Gewicht des Rückstandes ermitteln, kann aber arg getäuscht werden, wenn man die isolierte Substanz nicht als Santonin identifiziert. Man erkennt Santonin an seinem Schmelzpunkt 170° in Verbindung mit der durch einen Tropfen Eisenchlorid in einer kochenden Lösung erzeugten Violettfärbung.

9. Rhizoma Rhei: Extraktgehalt mindestens 35%.

5 g feines Rhabarberpulver werden mit 50 ccm eines Gemisches von gleichen Teilen Weingeist und Wasser unter öfterem Umschütteln 24 Stunden lang stehen gelassen. Hierauf filtriert man 20 ccm der Flüssigkeit ab, dampft sie in einem gewogenen Schälchen ein und trocknet den Rückstand bei 105° bis zum gleichbleibenden Gewicht. Sein Gewicht muß mindestens 0,7 g betragen, was einem Extraktgehalt von mindestens 35% entspricht.

Angenommen, es werden aus 20 ccm Extraktionslösung (= 2 g Rhabarberwurzel) nur 0,62 g Extraktrückstand erhalten, so hat die Rhabarberwurzel einen Extraktgehalt von nur

$$\frac{0{,}62 \cdot 100}{2} = 31\%.$$

10. Sapo kalinus: Gehalt mindestens 40% Fettsäuren.

Bestimmung des Gehaltes der Fettsäuren: Text des D. A. B. 5. *Die Lösung von 5 g Kaliseife in 100 ccm heißem Wasser wird in einem Arzneiglase mit 10 ccm verdünnter Schwefelsäure versetzt und im Wasserbade so lange erwärmt, bis die ausgeschiedenen Fettsäuren klar auf der wässerigen Flüssigkeit schwimmen. Der erkalteten Flüssigkeit setzt man 50 ccm Petroleumbenzin zu, verschließt das Glas und bewegt es, bis die Fettsäuren in dem Petroleumbenzin gelöst sind. 25 ccm dieser Lösung (= 2,5 g Kaliseife) läßt man in einem Becherglase bei gelinder Wärme verdunsten und trocknet den Rückstand bis zum gleichbleibenden Gewicht bei einer 75° nicht übersteigenden Temperatur. Das Gewicht des Rückstandes muß mindestens 1 g betragen, was einem Mindestgehalt von etwa 40% Fettsäuren entspricht.*

Die Seifen des Handels werden oft „gefüllt", d. h. zur Erhöhung des Gewichts mit billigen Stoffen, wie Wasserglas, Chlorkalzium, auch mit Stärke versetzt. Solche Zusätze vermindern den Gehalt an Fettsäuren.

Schwefelsäure spaltet die Kaliseife in Alkalisulfat und Fettsäuren, die sich in Benzin leicht lösen. Von dieser Lösung mißt man mit einer Pipette 25 ccm ab.

Angenommen, der Rückstand von 25 ccm Benzinlösung betrage nur 0,89 g, so hat die Kaliseife einen Fettsäuregehalt von nur:

$$\frac{0,89 \cdot 100}{2,5} = 35,6\%.$$

11. Styrax crudus: Weingeistiger Extraktgehalt mindestens 65%.

10 g roher Storax geben mit dem gleichen Gewicht Weingeist eine graubraune trübe, nach dem Filtrieren klare, Lackmuspapier rötende Lösung. Beim Verdampfen des Weingeistes und Trocknen des Rückstandes bei 100° müssen mindestens 6,5 g einer in dünner Schicht durchsichtigen, halbflüssigen, braunen Masse hinterbleiben.

12. Tannalbin: Gehalt ungefähr 50% Gerbsäure.

Gehaltsbestimmung: Text des D. A. B. 5. *Werden 2 g Tannalbin mit 93 ccm Wasser von 40°, 7 ccm $^1/_{10}$ n-Salzsäure und 0,25 g Pepsin vermischt und ohne Umrühren 3 Stunden lang bei 40° stehen gelassen, so muß das Gewicht des unlöslich bleibenden Anteils, der auf einem gewogenen, zuvor bei 100° getrockneten Filter gesammelt und nach dreimaligem Auswaschen mit je 10 ccm Wasser bei 100° getrocknet und gewogen ist, mindestens 1 g betragen.*

Tannalbin wird durch Erhitzen von Eiweiß und Gerbsäure auf 120° gewonnen. Bei dieser Temperatur erleidet die Gerbsäure eine Umwandlung in eine schwer wasserlösliche Form. Wird durch salzsäurehaltige Pepsinlösung das Eiweiß gelöst, so bleibt die Gerbsäure zurück und kann abfiltriert werden. Etwa beigemengtes oder an Eiweiß nicht gebundenes Tannin geht in Lösung.

13. Theobrominum Natrium salicylicum: Gehalt annähernd 45% Theobromin.

Gehaltsbestimmung: Text des D. A. B. 5. *2 g Theobromin-Natriumsalizylat werden in einem Porzellanschälchen in 10 ccm Wasser unter gelindem Erwärmen gelöst; diese Lösung wird mit etwa 5 ccm oder so viel $^1/_{10}$ n-Salzsäure versetzt, daß Lackmuspapier kaum merklich gerötet wird. Hierauf wird 1 Tropfen verdünnte Ammoniakflüssigkeit (1 + 9) zugefügt und die jetzt sehr schwach alkalische Mischung nach gutem Umrühren 3 Stunden lang bei Zimmertemperatur stehen gelassen. Der entstandene Niederschlag wird sodann auf ein bei 100° getrocknetes und gewogenes Filter von 8 cm Durchmesser gebracht; Filter und Niederschlag werden viermal mit je 5 ccm kaltem Wasser gewaschen, der Niederschlag wird im Filter bei 100° getrocknet und gewogen; sein Gewicht muß mindestens 0,8 g betragen.*

Theobromin — 3,7-Dimethylxanthin — ist sowohl Säure wie Base, liefert also mit Basen und Säuren Salze. In wässrigen Alkalien, z. B. in Natronlauge, löst es sich unter Salzbildung auf zu:

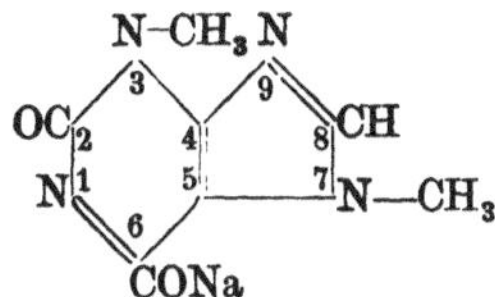

Diuretin wird durch Eindampfen äquivalenter Lösungen von Theobrominnatrium und Natriumsalizylat erhalten.

Säuert man eine Diuretinlösung mit Salzsäure vorsichtig bis zur ganz schwachen Reaktion auf Lackmus an, so wird nur Theobromin freigemacht, denn geringe Mengen freier Salizylsäure werden sich durch Lackmus zu erkennen geben. Neutralisiert man dann mit einem Tropfen Ammoniak, so wird die geringe Menge frei gewordener Salizylsäure wieder gebunden, nicht aber das Theobromin, das mit Ammoniak keine Salze bildet. Das ausgefällte Theobromin wird dann abfiltriert, getrocknet und gewogen.

Diuretin zieht leicht Feuchtigkeit an. Das kann die Ursache eines verminderten Theobromingehaltes werden. Eine Trockenbestimmung wird in solchen Fällen Aufklärung geben.

Angenommen, 1,864 g Diuretin hätten 0,836 g Theobromin geliefert, so beträgt der Theobromingehalt

$$\frac{0,836 \cdot 100}{1,864} = 44,8\%.$$

14. Tubera Jalapae: Harzgehalt mindestens 10%.

Gehaltsbestimmung: Text des D. A. B. 5. *5 g gepulverte Jalapenwurzel werden in einem Arzneiglase mit 50 ccm Weingeist übergossen und 24 Stunden lang unter häufigem Umschütteln bei etwa 30° stehen gelassen. 25 ccm der klaren Flüssigkeit (= 2,5 g Jalapenwurzel) werden durch Erwärmen auf dem Wasserbade vom Weingeist befreit; der Rückstand wird so lange mit warmem Wasser gewaschen, als dieses noch gefärbt abläuft. Das Harz, das den an Jalapenharz gestellten Anforderungen genügen muß, wird sodann im Dampfbade getrocknet. Sein Gewicht muß mindestens 0,25 g betragen, was einem Harzgehalt der Jalapenwurzel von mindestens 10% entspricht.*

Bereits extrahiertes Jalapenwurzelpulver des Handels wird durch einen geringeren Harzgehalt erkennbar sein. Nun kann aber solch ein Jalapenwurzelpulver durch entsprechende Zusätze anderer Harze, wie Kolophonium oder Guajakharzpulver auf den vorgeschriebenen Harzgehalt leicht gebracht werden, und man wird in solchen Fällen scheinbar den richtigen Harzgehalt finden. Um fremde Harze nachzuweisen, muß der Harzrückstand mit Äther ausgeschüttelt werden, dann nochmals getrocknet und gewogen werden. Fremde Harze werden von Äther herausgelöst.

e) Bestimmung des nach dem Extrahieren einer Substanz verbleibenden Rückstandes.

Die Ermittlung des Extraktionsrückstandes kommt nach dem Arzneibuch an 5 offizinellen Harzen zur Anwendung:

1. Benzoe . . . . Rückstand höchstens 5%
2. Catechu . . . . . „ „ 30%
3. Euphorbium . . . „ „ 50%
4. Galbanum . . . . „ „ 50%
5. Myrrha . . . . . „ „ 65%

In allen Fällen dient als Extraktionsmittel siedender Weingeist. Die feingepulverte Substanz (etwa 5—6 g genau gewogen) wird in einem mit Rückflußkühler versehenen Kölbchen mit 50—100 ccm Weingeist etwa 1—2 Stunden auf dem Wasserbade erwärmt. Der Kolbeninhalt wird heiß durch ein glattes, vorher gewogenes Filter gegossen, der Rückstand mit warmem Weingeist nachgewaschen und das Filter mit Rückstand bei 100° bis zur Gewichtskonstanz getrocknet. Nach dem Erkalten im Exsikkator wird gewogen.

Weit einfacher gestaltet sich die Extraktion im Soxhletapparat.

Die feingepulverte, gewogene Substanz wird in die gleichfalls gewogene Extraktionshülse geschüttet, mit so viel Alkohol übergossen, daß dieser in das Kölbchen abhebert und dann 3—5 Stunden

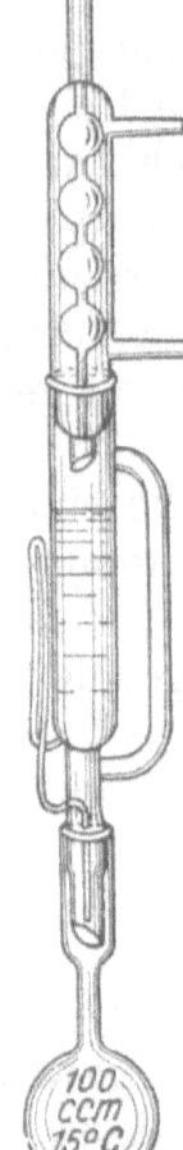

Fig. 30.
Soxhlet-Extraktionsapparat.

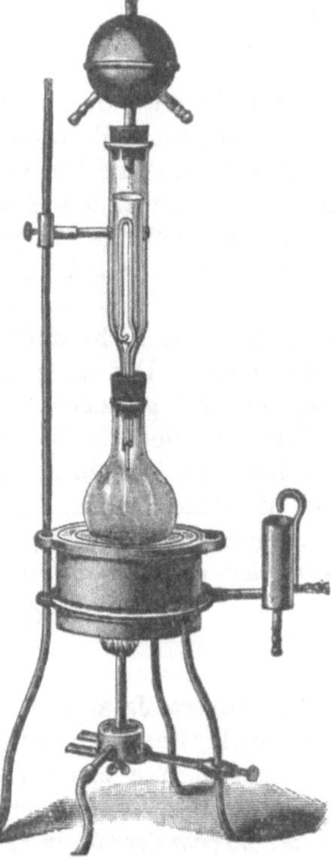

Fig. 31. Soxhlet-Extraktionsapparat mit Kugelkühler und konstantem Wasserbad.

auf einem gut siedenden Wasserbade extrahiert. Die bei 100° getrocknete Extraktionshülse mit Inhalt wird nach dem Erkalten im Exsikkator gewogen. Dabei ist zu beachten, daß der abhebernde Alkohol feste Substanz nicht mitreißt, was vermieden werden kann, wenn die Hülse 1—2 cm über den Hebelarm ragt. Die Extraktionshülsen sind im Handel zu haben.

3. Die volumenanalytische Methode.

Die volumenanalytische Methode läßt das Arzneibuch bei zwei ätherischen Ölen, dem Oleum Cinnamomi und dem Oleum Thymi anwenden. Sie besteht darin, daß der zu ermittelnde Bestandteil dieser Öle in eine wasserlösliche Verbindung übergeführt wird und nur das Volumen des übrigbleibenden Restes des Öls gemessen wird. Aus der Volumendifferenz berechnet sich der Gehalt des zu ermittelnden Bestandteils.

Man benutzt dazu Meßkölbchen mit Glasstöpsel von 50 ccm Inhalt, deren Hals für 5 ccm 45—50 Zehntelteilung trägt (siehe Fig. 32).

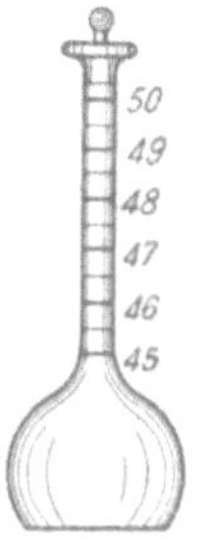

1. Oleum Cinnamomi: Gehalt 66—76% Zimtaldehyd.

Gehaltsbestimmung: Text des D. A. B. 5. *5 ccm Zimtöl werden mit 5 ccm Natriumbisulfitlösung versetzt und im Wasserbade unter häufigem Umschütteln erwärmt, bis die zunächst entstandene Ausscheidung wieder gelöst ist. Darauf fügt man allmählich weitere Mengen Bisulfitlösung hinzu und verfährt jedesmal in der beschriebenen Weise, bis die Gesamtmenge der Flüssigkeit 50 ccm beträgt, worauf man noch so lange erwärmt, bis alle festen Anteile gelöst sind und das obenaufschwimmende Öl vollkommen klar ist. Die Menge dieses Öls darf nicht mehr als 1,7 ccm und nicht weniger als 1,2 ccm betragen.*

Fig. 32.

Zimtöl besteht aus

1. 66—76% Zimtaldehyd
$$C_6H_5—CH = CH—COH.$$

2. Eugenol (Allylguajakol)
$$C_6H_3 \begin{cases} —CH_2—CH = CH_2 & (1) \\ —OCH_3 & (3) \\ —OH & (4) \end{cases}$$

3. Linalool, ein tertiärer Alkohol
$$\begin{matrix} CH_3 \\ CH_3 \end{matrix} {>} C = CH—CH_2—CH_2—C \begin{cases} CH_3 \\ OH \\ CH = CH_2 \end{cases}$$

4. Kohlenwasserstoffen unbekannter Konstitution.

Zimtöl ist in Wasser völlig unlöslich. Mit Bisulfitlösung
$$SO_2 \begin{cases} OH \\ Na \end{cases}$$

reagiert nur der Zimtaldehyd. Mit einem Mol. Bisulfit entsteht die in der Kälte in Wasser unlösliche, in der Wärme schwer lösliche Aldehydbisulfitdoppelverbindung der Formel

$$C_6H_5-CH = CH-C\underset{O-SO_2Na}{\overset{H}{<}}OH$$

Diese Verbindung nimmt noch ein weiteres Molekül Bisulfit auf, wodurch sie wasserlöslich wird.

$$C_6H_5-\underset{H}{\overset{}{C}}H-\underset{O-SO_2Na}{\overset{}{C}}H-C\overset{H}{<}\underset{O-SO_2Na}{OH}$$

Alle übrigen Bestandteile des Zimtöls bleiben unverändert und scheiden sich als Öl auf der Bisulfitlösung am Hals des Kölbchens ab.

Berechnung. Angenommen, es verbleiben von 5 ccm Zimtöl 1,5 ccm unlösliches Öl. Der Gehalt an Zimtaldehyd beträgt dann

$$100 - \left(\frac{1,5 \cdot 100}{5}\right) = 70\%.$$

2. Oleum Thymi: Gehalt mindestens 20% Thymol und Karvakrol.

Gehaltsbestimmung: Text des D. A. B. 5. *Schüttelt man 5 ccm Thymianöl mit einer Mischung von 10 ccm Natronlauge und 20 ccm Wasser kräftig durch und läßt so lange stehen, bis die Laugenschicht klar geworden ist, so darf die darauf schwimmende Ölschicht höchstens 4 ccm betragen, was einem Mindestgehalt von 20% Phenolen (Thymol und Karvakrol) entspricht.*

Thymianöl enthält neben Kohlenwasserstoffen und Terpenen unbekannter Konstitution etwa 20% eines Gemisches der beiden isomeren Kresole, Thymol und Karvakrol.

Isopropyl-ortho-Kresol
oder Karvakrol

Isopropyl-meta-Kresol
oder Thymol

Nur diese beiden Anteile des Thymianöls werden durch Natronlauge als Natronsalze wasserlöslich; alles andere bleibt wasserunlöslich.

Man nimmt die Bestimmung zweckmäßig in dem bei Zimtöl beschriebenen Kölbchen vor, muß dann aber mit Wasser bis auf 45 ccm auffüllen.

Berechnung. Angenommen, es verbleiben bei Anwendung von 5 ccm Thymianöl 3,8 ccm unlösliches Öl, so beträgt der Gehalt an Thymol und Karvakrol

$$100 - \left(\frac{3,8 \cdot 100}{5}\right) = 24\%.$$

Abkürzungen.

Mol.Gew.	= Molekulargewicht des den Gehalt des Präparates ausdrückenden Bestandteils.
S.G.	= Säuregrad.
S.Z.	= Säurezahl.
E.Z.	= Esterzahl.
V.Z.	= Verseifungszahl.
J.Z.	= Jodzahl.
Spez.Gew.	= Spezifisches Gewicht.
F.P.	= Fusionspunkt (Schmelzpunkt).
K.P.	= Kochpunkt (Siedepunkt).
E.P.	= Erstarrungspunkt.
Pol.W.	= Polarisationswinkel.
a	= absolute Drehung.
$[a]$	= spezifische Drehung.
V.R.	= Verbrennungsrückstand.
G.R.	= Glührückstand.
T.R.	= Trockenrückstand.
h.	= höchstens.
m.	= mindestens.
b.	= bis.
z.	= zwischen.
n. u.	= nicht unter.
L.	= Lösung.
n. d. A. m. A.	= nach dem Ausziehen mit Alkohol.

Vierter

Tabelle derjenigen Arzneimittel des D.A.B.5, für welche

Abkürzungen

Bezeichnung	Mol. Gew.	Vorgeschriebener Gehalt in Prozenten an	Chemische Prüfungs			
			1. S. G.	2. S. Z.	3. E. Z.	4. V. Z.
Acetanilidum	135,08	—	—	—	—	—
Acetum	60,03	6 Essigsäure	—	—	—	—
Acetum pyrolignosum crudum	60,03	6 Essigsäure	—	—	—	—
Acetum pyrolignosum rectificatum	60,03	5—5,4 Essigsäure	—	—	—	—
Acetum Scillae	60,03	4,4—5 Essigsäure	—	—	—	—
Acidum aceticum	60,03	96 Essigsäure	—	—	—	—
Acidum aceticum dilut.	60,03	30 Essigsäure	—	—	—	—
Acidum acetylo salicylic.	180,06	—	—	—	—	—
Acidum camphoricum	200,13	100 Kampfersäure	—	—	—	—
Acidum carbolicum	94,05	—	—	—	—	—
Acidum carbolicum liq.	94,05	87,8 Phenol	—	—	—	—
Acidum citricum	210,08	—	—	—	—	—
Acidum diaethylbarbituricum	184,12	—	—	—	—	—
Acidum formicicum	46,02	24-25 Ameisensäure	—	—	—	—
Acidum gallicum	188,06	—	—	—	—	—
Acidum hydrochloricum purum	36,47	24,8—25,2 Chlorwasserstoff	—	—	—	—
Acidum hydrochloricum crudum	36,47	12,4—12,6 Chlorwasserstoff	—	—	—	—
Acidum lacticum	90,05	ca. 75 Milchsäure + 15 Milchsäureanhydrid	—	—	—	—
Acidum nitricum purum	63,02	24,8—25,2 Salpetersäure	—	—	—	—
Acidum nitricum crudum	63,02	61—65 Salpetersäure	—	—	—	—
Acidum nitricum fumans	63,02	m. 86 Salpetersäure	—	—	—	—
Acidum phosphoricum	98,00	25 Phosphorsäure	—	—	—	—
Acidum salicylicum	138,05	—	—	—	—	—
Acidum sulfuricum	98,09	94—98 Schwefelsäure	—	—	—	—
Acidum sulfuricum crudum	98,09	m. 91 Schwefelsäure	—	—	—	—
Acidum sulfuricum dilutum	98,09	15,6—16,3 Schwefelsäure	—	—	—	—
Acidum tannicum	322	—	—	—	—	—
Acidum tartaricum	150,05	—	—	—	—	—
Acidum trichloraceticum	163,39	99,7 Trichloressigsäure	—	—	—	—
Adeps Lanae anhydricus	—	—	—	—	—	—
Adeps suillus	—	—	b. 2	—	—	—

Die Molekular-Gewichte beziehen sich auf die zu ermittelnden **Bestandteile**, wo solche

Teil.

Prüfungen mit ziffermäßigen Resultaten vorgeschrieben sind.

siehe S. 177.

methoden			Physikalische Prüfungsmethoden				
5. I. Z.	6. V. R. bzw. G. R. in %	7. T. R. in %	1. Spez. Gew.	2. F. P.	3. K. P.	4. E. P.	5. Pol. W.
—	—	—	—	113—114°	—	—	—
—	—	—	—	—	—	—	—
—	—	—	—	—	—	—	—
—	—	—	—	—	—	—	—
—	—	—	1,002—1,025	—	—	—	—
—	—	—	1,064	—	—	n.u. 9-5°	—
—	—	—	1,041	—	—	—	—
—	—	—	—	135°	—	—	—
—	h. 0,1	—	—	186°	—	—	$[\alpha]\,15\%_0$ $+ 47°\,35'$
—	—	—	—	—	178—182°	39—41°	—
—	—	—	1,068—1,071	—	—	—	—
—	h. 0,1	—	—	—	—	—	—
—	h. 0,1	—	—	190—191°	—	—	—
—	—	—	1,061—1,064	—	—	—	—
—	h. 0,1	—	—	—	—	—	—
—	—	—	1,126—1,127	—	—	—	—
—	—	—	1,061—1,063	—	—	—	—
—	—	—	1,210—1,220	—	—	—	—
—	—	—	1,149—1,152	—	—	—	—
—	—	—	1,380—1,400	—	—	—	—
—	—	—	1,486	—	—	—	—
—	—	—	1,153—1,155	—	—	—	—
—	h. 0,1	—	—	157°	—	—	—
—	—	—	1,836—1,841	—	—	—	—
—	—	—	1,825	—	—	—	—
—	—	—	1,109—1,114	—	—	—	—
—	h. 0,2	m. 88	—	—	—	—	—
—	h. 0,1	—	—	—	195°	—	—
—	0,0	—	—	ca. 55°	—	—	—
—	h. 0,1	—	—	—	—	—	—
44—66	—	—	—	36—46°	—	—	—

nicht angegeben, auf das Arzneimittel selbst.

Bezeichnung	Mol. Gew.	Vorgeschriebener Gehalt in Prozenten an	Chemische Prüfungs			
			1. S. G.	2. S. Z	3. E. Z.	4. V. Z.
Aether	74,08	—	—	—	—	—
Aether aceticus	88,06	—	—	—	—	—
Aether bromatus	108,96	—	—	—	—	—
Aether chloratus	64,50	—	—	—	—	—
Aethylmorphin hydro- chloricum	385,69	—	—	—	—	—
Agaricin	443,34	—	—	—	—	—
Alcohol absolutus	46,05	99,4—99,11 Alkohol	—	—	—	—
Ammonium bromatum	97,69	97,9 Ammonium- bromid	—	—	—	—
Amylenhydrat	88,10	—	—	—	—	—
Amylium nitrosum	117,10	—	—	—	—	—
Anaesthesin	165,10	—	—	—	—	—
Apomorphin hydrochlor.	303,61	—	—	—	—	—
Aqua amygdalarum	27,02	h. 0,02 freie Blau- säure 0,099—0,107 Blau- säure in Form von Benzaldehydzyan- hydrin	—	—	—	—
Aqua Calcariae	74,11	0,15—0,17 Kalzium- hydroxyd	—	—	—	—
Aqua chlorata	35,46	0,4—0,5 Chlor	—	—	—	—
Arecolinum hydrobro- micum	236,04	—	—	—	—	—
Argentum nitricum c. Kalio nitrico	169,89	32,3—33,1 Silber- nitrat	—	—	—	—
Argentum proteïnicum	107,88	m. 8 Silber	—	—	—	—
Atropinum sulfuricium	694,49	—	—	—	—	—
Balsamum Copaivae	—	—	—	—	—	—
Balsamum peruvianum	—	56 Zinnamein	—	—	—	—
Balsamum tolutanum	—	—	—	—	—	—
Benzaldehyd	106,05	—	—	—	—	—
Benzinum Petrolei	—	—	—	—	—	—
Benzoe	—	—	—	—	—	—
Bismutum nitricum	208	m. 42,1 Wismut	—	—	—	—
Bismutum subgallicum	208	m. 46,6 Wismut	—	—	—	—
Bismutum subnitricum	208	70,8—73,5 Wismut	—	—	—	—
Bismutum subsalicylic.	208	56,4 Wismut	—	—	—	—
Borax	202,2	52,5—54,5 $Na_2B_4O_7$	—	—	—	—
Bromoform	252,77	ca. 96 Bromoform	—	—	—	—
Bromum	79,92	—	—	—	—	—
Calcaria chlorata	35,46	25 aktives Chlor	—	—	—	—
Calcium phosphoricum	172,1	—	—	—	—	—
Camphora	152,13	—	—	—	—	—
Cantharides	—	0,8 Kantharidin	—	—	—	—
Carragheen	—	—	—	—	—	—

Die Molekular-Gewichte beziehen sich auf die zu ermittelnden Bestandteile, wo solche

| methoden | | | Physikalische Prüfungsmethoden | | | | |
5. I. Z.	6. V. R. bzw. G. R. in %	7. T. R. in %	1. Spez. Gew.	2. F. P.	3. K. P.	4. E. P.	5. Pol W
—	—	—	0,720	—	35°	—	—
—	—	—	0,902—0,906	—	74—77°	—	—
—	—	—	1,453—1,457	—	38—40°	—	—
—	—	—	—	—	12—12,5°	—	—
—	h. 0,1	m. 90,5	—	122—123°	—	—	—
—	h. 0,1	—	—	140°	—	—	—
—	—	—	0,796—0,797	—	78—79°	—	—
—	—	m. 99	—	—	—	—	—
—	—	—	0,815—0,820	—	99°—103°	—	—
—	—	—	0,875—0,885	—	95—97°	—	—
—	h. 0,1	—	—	90—91°	—	—	—
—	h. 0,1	—	—	—	—	—	—
—	—	—	0,970—0,980	—	—	—	—
—	—	—	—	—	—	—	—
—	h. 0,1	—	—	—	—	—	—
—	—	—	—	—	—	—	—
—	h. 0,1	m. 97,4	—	170—171°	—	—	—
—	—	—	0,98—0,99	—	—	—	—
—	—	—	1,145—1,158	—	—	—	—
—	—	—	—	—	—	—	—
—	—	—	1,046—1,050	—	177—179°	—	—
—	—	—	0,666—0,686	—	50—75°	—	—
—	h. 2	n. d. A. m. A. h. 5	—	—	—	—	—
—	—	—	—	—	—	—	—
—	—	—	—	—	—	—	—
—	—	—	—	—	—	—	—
—	—	—	2,829—2,833	—	90% bei 148—150°	+5°— +6°	—
—	—	—	3,1	—	—	—	—
—	m. 75—73,8	—	—	—	—	—	—
—	—	—	—	175—179°	—	—	[α] 20% + 44° 22'
—	—	—	—	—	—	—	—
—	h. 16	—	—	—	—	—	—

nicht angegeben, auf das Arzneimittel selbst.

Bezeichnung	Mol. Gew.	Vorgeschriebener Gehalt in Prozenten an	Chemische Prüfungs			
			1. S. G.	2. S. Z.	3. E. Z.	4. V. Z.
Catechu	—	—	—	—	—	—
Cera alba	—	—	—	18,7—22,4	74,8—76,7	—
Cera flava	—	—	—	18,7—24,3	72,9—76,7	—
Cerussa	207,1	78,9 Blei	—	—	—	—
Cetaceum	—	—	—	—	—	—
Charta sinapisata	99,12	in 100 qcm m. 0,0119 Senföl	—	—	—	—
Chininum ferro citricum	309 55,85	9—10 Chinin 21 Eisen	—	—	—	—
Chininum hydrochloricum	309	81,72 Chinin	—	—	—	—
Chininum sulfuricum	309	72,1 Chinin	—	—	—	—
Chininum tannicum	309	30—32 Chinin	—	—	—	—
Chloralum formamidatum	192,42	—	—	—	—	—
Chloralhydrat	165,40	—	—	—	—	—
Chloroform	119,39	99—99,4 Chloroform	—	—	—	—
Chrysarobin	—	—	—	—	—	—
Cocainum hydrochloricum	339,65	—	—	—	—	—
Codeinum phosphoricum	433,2	—	—	—	—	—
Coffein	212,14	—	—	—	—	—
Coffeinum Natrium salicylicum	212,14	43,8 Koffein	—	—	—	—
Collodium	—	—	—	—	—	—
Colophonium	—	—	—	151,5 bis 179,6	—	—
Cortex Granati	148	0,4 Alkaloide	—	—	—	—
Cortex Chinae	309	6,5 Alkaloide	—	—	—	—
Cresolum crudum	108,06	50 meta Kresol	—	—	—	—
Diacetylmorphin	405,66	—	—	—	—	—
Emplastrum Hydrargyri	200	20 Quecksilber	—	—	—	—
Eucain B	203,65	—	—	—	—	—
Euphorbium	—	—	—	—	—	—
Extractum Belladonnae	289,19	1,5 Hyoszyamin	—	—	—	—
Extractum Chinae aquos.	309	6,189 Alkaloide	—	—	—	—
Extractum Chinae fluidum	309	3,5 Alkaloide	—	—	—	—
Extractum Chinae spirituosum	309	12 Alkaloide	—	—	—	—
Extractum Ferri pomatum	55,85	5 Eisen	—	—	—	—
Extractum Granati	148	0,2 Alkaloide	—	—	—	—
Extractum Hydrastis	383,18	2,2 Hydrastin	—	—	—	—
Extractum Hyoscyami	289,19	0,5 Hyoszyamin	—	—	—	—

Die Molekular-Gewichte beziehen sich auf die zu ermittelnden Bestandteile, wo solche

methoden			Physikalische Prüfungsmethoden				
5	6.	7.	1.	2.	3.	4.	5.
I. Z.	V. R. bzw. G. R. in %	T. R. in %	Spez. Gew.	F. P.	K. P.	E. P.	Pol. W.
—	h. 6	n. d. A. m. A. h. 30	—	—	—	—	—
—	—	—	0,968—0,973	64—65°	—	—	—
—	—	—	0,960—0,970	63,5—64,5°	—	—	—
—	m. 85	—	—	—	—	—	—
—	—	—	0,940—0,945	45—54°	—	—	—
—	—	—	—	—	—	—	—
—	—	m. 90	—	—	—	—	—
—	h. 0,1	m. 90,9	—	—	—	—	—
—	h. 0,1	m. 83,8	—	—	—	—	—
—	h. 0.2	m. 90	—	—	—	—	—
—	h. 0,1	—	—	114—115°	—	—	—
—	h. 0,1	—	—	49—53°	—	—	—
—	0,0	—	1,485—1,489	—	60—62°	—	—
—	h. 0,25	—	—	—	—	—	—
—	h. 0,1	100	—	183°	—	—	—
—	—	91,5—98,9	—	234—235°	—	—	—
—	h. 0,1	—	—	—	—	—	—
—	—	m. 95	—	—	—	—	—
—	—	m. 4	—	—	—	—	—
—	—	—	—	—	—	—	—
—	—	—	—	—	—	—	—
—	—	—	—	—	—	—	—
—	—	—	—	—	92°/₀ zwischen 199—204°	—	—
—	h. 0,1	—	—	230°	—	—	—
—	—	—	—	—	—	—	—
—	h. 0,1	—	—	—	—	—	—
—	h. 10	n. d. A. m. A. h. 50	—	—	—	—	—
—	—	—	—	—	—	—	—
—	—	—	—	—	—	—	—
—	—	—	—	—	—	—	—
—	—	—	—	—	—	—	—
—	—	—	—	—	—	—	—
—	—	—	—	—	—	—	—
—	—	—	—	—	—	—	—
—	—	—	—	—	—	—	—

nicht angegeben, auf das Arzneimittel selbst,

Bezeichnung	Mol. Gew.	Vorgeschriebener Gehalt in Prozenten an	Chemische Prüfungs			
			1. S. G.	2. S. Z.	3. E. Z.	4. V. Z.
Extractum Opii	285,16	20 Morphin	—	—	—	—
Extractum Strychni	364	16 Strychin und Brucin	—	—	—	—
Ferrum carbonicum saccharatum	55,85	9,5—10 Eisen	—	—	—	—
Ferrum lacticum	287,98	m. 97,3 Ferrolaktat	—	—	—	—
Ferrum oxydatum sacch.	55,85	2,8—3,0 Eisen	—	—	—	—
Ferrum pulveratum	55,85	m. 97,8 Eisen	—	—	—	—
Ferrum reductum	55,85	m. 90 Eisen	—	—	—	—
Ferrum sulfuricum siccum	55,85	m. 30,2 Eisen	—	—	—	—
Folia Belladonnae	289,19	m. 0,3 Hyoszyamin	—	—	—	—
Folia Hyoscyami	289,19	m. 0,07 Hyoszyamin	—	—	—	—
Formaldehyd. solutum	30,02	35 Formaldehyd	—	—	—	—
Galbanum	—	—	—	—	—	—
Gelatina	—	—	—	—	—	—
Glycerin	92,06	—	—	—	—	—
Gossypium depur.	—	—	—	—	—	—
Guajacolum carbonicum	274,11	—	—	—	—	—
Gummi arabicum	—	—	—	—	—	—
Gutti	—	—	—	—	—	—
Hexamethylentetramin	140,14	—	—	—	—	—
Homatropinum hydrobromicum	356,11	—	—	—	—	—
Hydrargyrum oxydatum	216	—	—	—	—	—
Hydrargyrum salicylicum	336	ca. 92 Quecksilbersalizylat od. 54,7 Quecksilber	—	—	—	—
Hydrastininum hydrochloricum	225,57	—	—	—	—	—
Hydrogenium peroxydatum	34,06	m. 3 Wasserstoffsuperoxyd	—	—	—	—
Jodoform	393,77	—	—	—	—	—
Jodum	126,92	99 Jod	—	—	—	—
Kali causticum	56,11	85 Ätzkali	—	—	—	—
Kalium bicarbonicum	100,11	100 Kaliumbikarbonat	—	—	—	—
Kalium bromatum	119,02	98,7 Kaliumbromid	—	—	—	—
Kalium carbonicum	138,20	ca. 95 Kaliumkarbonat	—	—	—	—
Kalium carbonicum crudum	138,20	ca. 90 Kaliumkarbonat	—	—	—	—
Kreosotum	—	—	—	—	—	—
Lactylphenitidin	209,13	—	—	—	—	—
Liquor Aluminii acetici	162,2	7,3—8,3 basisches Aluminiumazetat	—	—	—	—

Die Molekular-Gewichte beziehen sich auf die zu ermittelnden Bestandteile, wo solche

methoden			Physikalische Prüfungsmethoden				
5. I. Z.	**6.** V. R. bzw. G. R. in %	**7.** T. R. in %	**1.** Spez. Gew.	**2.** F. P.	**3.** K. P.	**4.** E. P.	**5.** Pol. W.
—	—	—	—	—	—	—	—
—	—	—	—	—	—	—	—
—	—	—	—	—	—	—	—
—	—	—	—	—	—	—	—
—	—	—	—	—	—	—	—
—	—	—	—	—	—	—	—
—	—	—	—	—	—	—	—
—	—	—	—	—	—	—	—
—	—	—	—	—	—	—	—
—	—	—	1,079—1,081	—	—	—	—
—	h. 10	n. d. A. m. A. h. 50	—	—	—	—	—
—	h. 2	—	—	—	—	—	—
—	—	—	1,225—1,235	—	—	—	—
—	h. 0,3	—	—	—	—	—	—
—	h. 0,1	—	—	86—88°	—	—	—
—	h. 5	—	—	—	—	—	—
—	h. 1	—	—	—	—	—	—
—	h. 0,1	—	—	—	—	—	—
—	h. 0,1	—	—	214°	—	—	—
—	h. 0,1	—	—	—	—	—	—
—	—	—	—	—	—	—	—
—	h. 0,1	—	—	ca. 210°	—	—	—
—	—	—	—	—	—	—	—
—	h. 0,1	—	—	—	—	—	—
—	—	—	—	—	—	—	—
—	—	—	—	—	—	—	—
—	m. 69	—	—	—	—	—	—
—	—	—	—	—	—	—	—
—	—	—	—	—	—	—	—
—	—	—	—	—	—	—	—
—	—	—	n. u. 1,080	—	zwischen 200 u. 220°	u. —20°	—
—	h. 0,1	—	—	117—118°	—	—	—
—	—	—	1,044—1,048	—	—	—	—

nicht angegeben, auf das Arzneimittel selbst.

Bezeichnung	Mol. Gew.	Vorgeschriebener Gehalt in Prozenten	Chemische Prüfungs			
			1. S. G.	2. S. Z.	3. E. Z.	4. V. Z.
Liquor Aluminii acetico tartar.	—	45 Aluminiumaze-tikotartrat	—	—	—	—
Liquor Ammonii ani-satus	—	—	—	—	—	—
Liquor Ammonii caustici	17,03	9,94—10,0 Ammo-niak	—	—	—	—
Liquor Kresoli sapona-tus	108,06	50 meta-Kresol	—	—	—	—
Liquor Ferri albumi-nati	55,85	0,4 Eisen	—	—	—	—
Liquor Ferri oxychlo-rati	55,85	3,3—3,6 Eisen	—	—	—	—
Liquor Ferri sesquichlo-rati	55,85	10 Eisen	—	—	—	—
Liquor Kali causticus	56,11	15 Ätzkali	—	—	—	—
Liquor Kalii acetici	98,12	33,3 Kaliumazetat	—	—	—	—
Liquor Kalii arsenicosi	197,92	arsenige Säure	—	—	—	—
Liquor Kalii carbonici	138,20	33,3 Kaliumkarbonat	—	—	—	—
Liquor Natri caustici	40,01	51 Ätznatron	—	—	—	—
Liquor Natr. silicici	—	35 Natrium tri- und tetrasilikat	—	—	—	—
Liquor Plumbi subace-tici	—	—	—	—	—	—
Lithium carbonicum	74	99,2 Lithiumkarbo-nat	—	—	—	—
Magnesium carbonicum	24,32	24 Magnesium	—	—	—	—
Magnesium sulfuricum siccum	120,5 182	70 wasserfreies Ma-gnesiumsulfat	—	—	—	—
Manna		75 Mannit	—	—	—	—
Mentholum	156,16	—	—	—	—	—
Methylsulfonal	242,28		—	—	—	—
Mixtura oleosa balsa-mica	—		—	—	—	—
Morphinum hydrochlo-ricum	375,68	—	—	—	—	—
Myrrha	—	—	—	—	—	—
Naphthalin	128,06	—	—	—	—	—
Naphthol	144,06	—	—	—	—	—
Natrium acetyl arsany-licum	74,96	21,2—21,7 Arsen	—	—	—	—
Natrium arsanylicum	74,96	24,1—24,6 Arsen	—	—	—	—
Natrium bicarbonicum	84,01	98 Natriumbikarbo-nat	—	—	—	—
Natrium bromatum	102,92	94,3 Natriumbromid	—	—	—	—
Natrium carbonicum	106,16	37,1 wasserfreies Na-triumkarbonat	—	—	—	—
Natrium carbonicum crudum	106,16	35,8 wasserfreies Na-triumkarbonat	—	—	—	—

Die Molekular-Gewichte beziehen sich auf die zu ermittelnden Bestandteile, wo solche

| methoden | | | Physikalische Prüfungsmethoden | | | | |
5. I. Z.	6. V. R. bzw. G. R. in %	7. T. R. in %	1. Spez. Gew.	2. F. P.	3. K. P.	4. E. P.	5. Pol. W.
—	—	m. 44,8	1,260—1,263	—	—	—	—
—	—	—	0,866—0,870	—	—	—	—
—	—	—	0,959—0,960	—	—	—	—
—	—	—	1,038—1,041	—	—	—	—
—	—	—	0,986—0,990	—	—	—	—
—	—	—	1,043—1,047	—	—	—	—
—	—	—	1,280—1,282	—	—	—	—
—	—	—	1,138—1,140	—	—	—	—
—	—	—	1,176—1,186	—	—	—	—
—	—	—	—	—	—	—	—
—	—	—	1,334—1,338	—	—	—	—
—	—	—	1,168—1,172	—	—	—	—
—	—	—	1,300—1,400	—	—	—	—
—	—	—	1,235—1,240	—	—	—	—
—	—	—	—	—	—	—	—
—	m. 70	—	—	—	—	—	—
—	—	—	—	—	—	—	—
—	h. 3	m. 90	—	—	—	—	—
—	h. 0,1	—	—	44°	—	—	—
—	h. 0,1	—	—	76°	—	—	—
—	—	—	0,990—1,002	—	—	—	—
—	h. 0,1	m. 85,6	—	—	—	—	—
—	h. 7	n. d. A. m. A. h. 65	—	—	—	—	—
—	h. 0,1	—	—	80°	—	—	—
—	h. 0,1	—	—	122°	—	—	—
—	—	81,3—79,5	—	—	—	—	—
—	—	78,4—76,8	—	—	—	—	—
—	h. 63,8	—	—	—	—	—	—
—	—	—	—	—	—	—	—
—	—	—	—	—	—	—	—
—	—	—	—	—	—	—	—

nicht angegeben, auf das Arzneimittel selbst.

Bezeichnung	Mol. Gew.	Vorgeschriebener Gehalt in Prozenten	Chemische Prüfungs			
			1. S. G.	2. S. Z.	3. E. Z.	4. V. Z.
Natrium carbonicum siccum	106,16	74,2 wasserfreies Natriumkarbonat	—	—	—	—
Natrium jodatum	149,92	m. 95 Natriumjodid	—	—	—	—
Natr. sulfuricum siccum	—		—	—	—	—
Novocain	272,65	—	—	—	—	—
Oleum Amygdalarum	—	—	—	—	—	—
Oleum Anisi	—	—	—	—	—	—
Oleum Arachidis	—	—	—	—	—	188–196,6
Oleum Cacao	—	—	—	—	—	—
Oleum Calami	—	—	—	—	—	—
Oleum Carvi	—	—	—	—	—	—
Oleum Caryophyllorum	—	—	—	—	—	—
Oleum Cinnamomi	132,00	66—76 Zimtaldehyd	—	—	—	—
Oleum Citri	—	—	—	—	—	—
Oleum Crotonis	—	—	—	—	—	—
Oleum Foeniculi	—	—	—	—	—	—
Oleum Jecoris Aselli	—	—	—	—	—	184–196,6
Oleum Juniperi	—	—	—	—	—	—
Oleum Lavandulae	196,16	29,3 Linalylazetat	—	—	m. 48	187—195
Oleum Lini	—	—	—	—	—	—
Oleum Macidis	—	—	—	—	—	—
Oleum Menthae piperitae	—	—	—	—	—	—
Oleum Nucistae	—	—	—	—	—	—
Oleum Olivarum	—	—	—	—	--	—
Oleum Ricini	—	—	—	—	—	—
Oleum Rosae	—	—	—	—	—	—
Oleum Rosmarini	—	—	—	—	—	—
Oleum Santali	220,19	90 Santalol	—	—	—	—
Oleum Sesami	—	—	—	—	—	188—193
Oleum Sinapis	99,12	97 Allylsenföl	—	—	—	—
Oleum Terebinthinae	—	—	—	—	—	—
Oleum Terebintinae rectificatum	—	—	—	—	—	—
Oleum Thymi	150,11	20 Thymol und Karvakrol	—	—	—	—
Opium	285,16	m. 12 Morphin	—	—	—	—
Opium pulveratum	285,16	10 Morphin	—	—	—	—
Paraffinum liquidum	—	—	—	—	—	—
Paraffinum solidum	—	—	—	—	—	—
Paraldehyd	132,10	—	—	—	—	—
Pastilli Hydrargyri bichlorati	270,9	pro Pastille 50 Quecksilberchlorid	—	—	—	—
Pastilli Santonini	246,14	pro Pastille 0,025 Santonin	—	—	—	—
Phenacetin	177,10	—	—	—	—	—
Phenolphthaleïn	318,11	—	—	—	—	—
Phenylum salicylicum	214,08	—	—	—	—	—
Physostigminum salicylicum	413,25	—	—	—	—	—

Die Molekular-Gewichte beziehen sich auf die zu ermittelnden Bestandteile, wo solche

methoden			Physikalische Prüfungsmethoden				
5. I. Z.	6. V. R. bzw. G. R. in %	7. T. R. in %	1. Spez. Gew.	2. F. P.	3. K. P.	4. E. P.	5. Pol. W.
—	—	—	—	—	—	—	—
—	—	m. 95	—	—	—	—	—
—	m. 88,6	—	—	—	—	—	—
—	h. 0,1	—	—	156°	—	—	—
95—100	—	—	0,915—0,920	—	—	—	—
—	—	—	0,980—0,990	—	—	15—19°	α —2°
83—100	—	—	0,916—0,921	—	—	—	—
34—38	—	—	—	30—40°	—	—	—
—	—	—	0,960—0,970	—	—	—	α+(9—31°)
—	—	—	0,907—0,915	—	—	—	α+(70—80°)
—	—	—	1,044—1,070	—	—	—	α—(—12,5°)
—	—	—	1,023—1,040	—	—	—	α—(—1°)
—	—	—	0,857—0,861	—	—	—	α+(58—65°)
—	—	—	0,940—0,960	—	—	—	—
—	—	—	0,965—0,975	—	—	—	α+(12—24°)
155—175	—	—	0,924—0,932	—	—	—	—
—	—	—	0,860—0,880	—	—	—	—
—	—	—	0,882—0,895	—	—	—	α —(3—9°)
168—176	—	—	0,930—0,940	—	—	—	—
—	—	—	0,870—0,930	—	—	—	α +(7—30°)
—	—	—	0,900—0,910	—	—	—	α—(25—30°)
—	—	—	—	45—51°	—	—	—
80—88	—	—	0,915—0,918	—	—	—	—
—	—	—	0,950—0,970	—	—	—	—
—	—	—	0,849—0,863	—	—	—	α —(1—3°)
—	—	—	0,900—0,920	—	—	—	α—(16—20°)
—	—	—	0,973—0,985	—	—	—	—
103—112	—	—	0,921—0,924	—	—	—	—
—	—	—	1,022—1,025	—	—	—	—
—	—	—	0,860—0,877	—	155—165°	—	—
—	—	—	0,860—0,870	—	155—162°	—	α + (15 bis —40°)
—	—	—	m. 0,900	—	—	—	—
—	—	—	—	—	—	—	—
—	—	m. 92	—	—	—	—	—
—	—	—	0,885	—	n. u. 360°	—	—
—	—	—	—	68—72°	—	—	—
—	0,0	—	0,998—1,00	—	123—125°	+(6-7°)	—
—	—	—	—	—	—	—	—
—	—	—	—	—	—	—	—
—	—	—	—	134—135°	—	—	—
—	h. 0,1	—	—	260°	—	—	—
—	h. 0,1	—	—	ca. 42°	—	—	—
—	h. 0,1	100	—	ca. 180°	—	—	—

nicht angegeben, auf das Arzneimittel selbst.

Bezeichnung	Mol. Gew.	Vorgeschriebener Gehalt in Prozenten	Chemische Prüfungs			
			1. S. G.	2. S. Z.	3. E. Z.	4. V. Z.
Pilocarpinum hydrochloricum	244,62	—	—	—	—	—
Podophyllinum	—	—	—	—	—	—
Pulpa Tamarindorum depurata	—	9 Säure	—	—	—	—
Pyramidon	231,17	—	—	—	—	—
Pyrazolon phenyl-dimethylicum	188,12	—	—	—	—	—
Pyrazolon phenyl-dimethylicum salicylicum	326,17	—	—	—	—	—
Pyrogallol	126,05	—	—	—	—	—
Radix Ipecacuanha	496,37	m. 1,99 Emetin	—	—	—	—
Resorcin	110,05	—	—	—	—	—
Rhizoma Calami pulver.	—	—	—	—	—	—
Rhizoma Hydrastis	383,18	2,5 Hydrastin	—	—	—	—
Rhizoma Rhei	—	—	—	—	—	—
Saccharum	342,18	—	—	—	—	—
Saccharum Lactis	360,19	—	—	—	—	—
Santonin	246,14	—	—	—	—	—
Sapo kalinus	—	40 Fettsäuren	—	—	—	—
Scopolaminum hydrobromicum	438,15	—	—	—	—	—
Sebum ovile	—	—	nicht über 5	—	—	—
Semen Sinapis	99,12	0,7 Allylsenföl	—	—	—	—
Semen Strychni	364	2,5 Strychnin und Brucin	—	—	—	—
Sirupus Ferri jodati	309,69	5 Eisenjodür	—	—	—	—
Spiritus	46,05	87,35—85,80 Alkohol	—	—	—	—
Spiritus aethereus	—	—	—	—	—	—
Spiritus aethereus nitrosus	—	—	—	—	—	—
Spiritus Angelicae cps.	—	—	—	—	—	—
Spiritus camphoratus	—	—	—	—	—	—
Spiritus dilutus	46,05	61—60 Alkohol	—	—	—	—
Spiritus Formicarum	—	—	—	—	—	—
Spiritus Juniperi	—	—	—	—	—	—
Spiritus Lavandulae	—	—	—	—	—	—
Spiritus Melissae comp.	—	—	—	—	—	—
Spiritus Menthae piperitae	—	—	—	—	—	—
Spiritus saponatus	—	—	—	—	—	—
Spiritus sinapis	9 9,12	1,94 Allylsenföl	—	—	—	—
Stovaine	271,64	—	—	—	—	—
Strychninum nitricum	397,21	—	—	—	—	—
Styrax crudus	—	—	—	—	—	—

Die Molekular-Gewichte beziehen sich auf die zu ermittelnden Bestandteile, wo solche

methoden			Physikalische Prüfungsmethoden				
5. I. Z.	6. V. R. bzw. G. R. in %	7. T. R. in %	1. Spez. Gew.	2. F. P.	3. K. P.	4. E. P.	5. Pol. W.
—	h. 0,1	100	—	ca. 200°	—	—	—
—	h. 0,5	—	—	—	—	—	—
—	—	m. 60	—	—	—	—	—
—	h. 0,1	—	—	108°	—	—	—
—	h. 0,1	—	—	110—112°	—	—	—
—	h. 0,1	—	—	91—92°	—	—	—
—	h. 0,1	—	—	131—132°	—	—	—
—	—	—	—	—	—	—	—
—	—	—	—	110—111°	—	—	—
—	h. 6	—	—	—	—	—	—
—	—	—	—	—	—	—	—
—	h. 12	—	—	—	—	—	—
—	—	—	—	—	—	—	$[\alpha]$ 10% Lösung +66°49′
—	h. 0,25	—	—	—	—	—	—
—	h. 0,1	—	—	170°	—	—	—
—	—	—	—	—	—	—	—
—	h. 0,1	ca. 87,7	—	ca. 190°	—	—	$[\alpha]$ 50% Lösung —24°45′
33—42	—	—	—	45—50°	—	—	—
—	—	—	—	—	—	—	—
—	—	—	—	—	—	—	—
—	—	—	—	—	—	—	—
—	0.0	—	0,830—0,834	—	—	—	—
—	—	—	0,805—0,809	—	—	—	—
—	—	—	0,840—0,850	—	—	—	—
—	—	—	0,885—0,895	—	—	—	—
—	—	—	0,885—0,889	—	—	—	—
—	—	—	0,892—0,896	—	—	—	—
—	—	—	0,894—0,898	—	—	—	—
—	—	—	0,885—0,895	—	—	—	—
—	—	—	0,885—0,895	—	—	—	—
—	—	—	0,885—0,895	—	—	—	—
—	—	—	0,836—0,840	—	—	—	—
—	—	—	0,925—0,935	—	—	—	—
—	—	—	0,833—0,837	—	—	—	—
—	h. 0,1	—	—	175°	—	—	—
—	h. 0,1	100	—	—	—	—	—
—	—	n d. A.	—	—	—	—	—
—	—	m. A. m.65	—	—	—	—	—

nicht angegeben, auf das Arzneimittel selbst.

Bezeichnung	Mol. Gew.	Vorgeschriebener Gehalt in Prozenten	Chemische Prüfungs			
			1. S. G.	2. S. Z.	3. E. Z.	4. V. Z.
Styrax depuratus	—	—	—	—	—	—
Succus Liquiritiae	—	—	—	—	—	—
Succus Liquiritiae depur	—	—	—	—	—	—
Sulfonal	—	—	—	—	—	—
Sulfur depuratus	—	—	—	—	—	—
Sulfur praecipitatus	—	—	—	—	—	—
Sulfur sublimatus	—	—	—	—	—	—
Tannalbin	322	50 Gerbsäure	—	—	—	—
Tannigen	—	—	—	—	—	—
Tannoform			—	—	—	—
Tarturus stibiatus	332,3	99,7 Brechweinstein	—	—	—	—
Terpinhydrat	190,18	—	—	—	—	—
Theobrominum Natrium salicylicum	180,10	45 Theobromin	—	—	—	—
Theophyllin	198,12	—	—	—	—	—
Thymol	150,11	—	—	—	—	—
Tinctura Chinae	309	0,74 Alkaloide	—	—	—	—
Tinctura Chinae comp.	309	0,37 Alkaloide	—	—	—	—
Tinctura Jodi	126,92	9,4—10 Jod	—	—	—	—
Tinctura Ipecacuanha	496,37	0,194 Emetin	—	—	—	—
Tinctura Opii crocata	285,16	1 Morphin	—	—	—	—
Tinctura Opii simplex.	285,16	1 Morphin	—	—	—	—
Tinctura Strychni	364	0,25 Strychnin und Brucin	—	—	—	—
Tragacantha	—	—	—	—	—	—
Tropacocain hydrochloricum	281,63	—	—	—	—	—
Tubera Jalapae	—	10 Harze	—	—	—	—
Ungentum Hydrargyri album	251,46	10 Quecksilberpräzipitat	—	—	—	—
Unguentum Hydrargyri rubrum	216	10 Quecksilberoxyd	—	—	—	—
Unguentum Hydrargyri cinereum	200	30 Quecksilber	—	—	—	—
Vaselinum album	—	—	—	—	—	—
Vaselinum flavum	—	—	—	—	—	—
Veratrinum	—	—	—	—	—	—

Die Molekular-Gewichte beziehen sich auf die zu ermittelnden Bestandteile, wo solche

methoden			Physikalische Prüfungsmethoden				
5. I. Z.	2. V. R. bzw. G. R. in %	3. T. R. in %	1. Spez. Gew.	2. F. P.	3. K. P.	4. E. P.	5. Pol. W.
—	—	m. 90	—	—	—	—	—
—	5—11	m. 83	—	—	—	—	—
—	h. 11	m. 70	—	—	—	—	—
—	h. 0,1	—	—	125—126°	—	—	—
—	h. 1	—	—	—	—	—	—
—	h. 0,5	—	—	—	—	—	—
—	h. 1	—	—	—	—	—	—
—	h. 0,2	—	—	—	—	—	—
—	h. 0,1	—	—	—	—	—	—
—	h. 0,2	—	—	230°	—	—	—
—	—	—	—	—	—	—	—
—	h. 0,1	—	—	116°dann 102°	—	—	—
—	—	m. 90	—	—	—	—	—
—	h. 0,1	m. 90.9	—	264—265°	—	—	—
—	h. 0,1	—	—	—	—	49—50°.	—
—	—	—	—	—	—	—	—
—	—	—	—	—	—	—	—
—	—	—	0,902—0,906	—	—	—	—
—	—	—	—	—	—	—	—
—	—	—	—	—	—	—	—
—	—	—	—	—	—	—	—
—	—	—	—	—	—	—	—
—	h. 3,5	—	—	—	—	—	—
—	h. 0,1	—	—	281°	—	—	—
—	—	—	—	—	—	—	—
—	—	—	—	—	—	—	—
—	—	—	—	—	—	—	—
—	—	—	—	—	—	—	—
—	—	—	—	35—40°	—	—	—
—	—	—	—	35—40°	—	—	—
—	h. 0,1	—	—	—	—	—	—

nicht angegeben, auf das Arzneimittel selbst.

Sachregister.